GUÉRIR DE LA SHOAH

Nathalie Zajde

GUÉRIR DE LA SHOAH

Psychothérapie des survivants et de leurs descendants

Odile Jacob

15, rue Soufflot, 75005 Paris

ISBN : 978-2-7381-8778-9

www.odilejacob.fr

À la mémoire de mon grand-père Jankel Zajde,
qui a survécu à la Shoah et à l'après-guerre,
et pour Yom Tov,
« Comme le palmier,
il fleurira ».

C'est alors que vint Rabbi Israël Bal Shem. En plein cœur du XVIIIe siècle, il fit descendre les cieux sur la terre. Avec ses disciples, les Hassidim, il bannit l'âme de la mélancolie et révéla la joie d'être juif. Dieu n'est pas seulement le créateur des cieux et de la terre, Il est aussi Celui qui « a créé le plaisir et la joie »... Voici comment s'exprime un des plus grands penseurs hassidiques : « Quand nous parlons de la joie nécessaire, nous ne pensons pas seulement à la joie qu'on éprouve à accomplir les commandements, car seulement les âmes remarquables ont la faculté d'éprouver spontanément une telle joie ; et l'on ne peut demander à tous les juifs d'être remarquables. Ce à quoi nous pensons, c'est : être libéré de la tristesse. Un juif qui ne se réjouit pas d'être juif est ingrat envers le ciel ; il prouve par là qu'il n'a pas réussi à saisir ce que signifie « être juif ».

Abraham ESCHEL, *Les bâtisseurs du temps*,
1957, Les Éditions de Minuit, 1999, p. 63-64.

Certains chapitres de ce livre sont tirés d'articles parus dans des revues spécialisées qui ont été complètement ou en partie revus pour la présente publication. Il s'agit d'*Un mort pas disloqué*, paru dans Nathan et al., *Rituels de deuil, travail de deuil*, éd. La Pensée sauvage, Grenoble, 1995, p. 103-126. ; *Kaddish pour le père de Lili*, paru dans *Nouvelle Revue d'ethnopsychiatrie*, 31, 1999, p. 119-138, *Le dibbouke un mort ashkénaze ressuscité* paru dans *Ethnopsy, les mondes contemporains de la guérison*, n° 5, Les Empêcheurs de penser en rond, Le Seuil, Paris, p. 151-180.

Présentation et remerciements

J'ai débuté mes recherches sur la psychologie des survivants et des enfants de survivants de la Shoah en 1988. À l'époque, aucun enseignement, aucune formation psychologique en France ne traitait de cette question. Bien que de nombreux psy français aient été eux-mêmes personnellement concernés par la Shoah – en tant que survivants ou enfants de victimes – l'événement qui avait marqué d'une façon radicale le monde juif européen n'avait pas sa place dans les orientations des différents courants de pensée des professionnels français de la santé mentale, pour des raisons théoriques et souvent idéologiques. Encouragée par l'institution universitaire, et tout particulièrement par le professeur Tobie Nathan et son équipe, j'ai mis en place, dans l'UFR de psychologie de l'université de Paris-VIII Saint-Denis, dès 1990, les premiers groupes de parole de survivants et d'enfants de survivants de la Shoah en France.

L'équipe d'ethnopsychiatrie de l'université de Paris-VIII, constituée de psychologues formés dans les universités françaises, originaires des DOM-TOM, de différents pays d'Afrique, d'Asie et bien sûr d'Europe, soigne depuis plus de vingt ans des patients venus « d'ailleurs ». C'est au contact de ces représentants d'autres univers culturels que j'ai pu approcher « les miens », que j'ai pu explorer en profondeur la psychologie des survivants et de leur famille. Je me suis intéressée aux survivants de la Shoah et à leurs enfants, avant tout, je crois, parce que je suis moi-même une « enfant » de survivants. Une idée entièrement fausse, mais malheureusement encore fort répandue dans les sciences humaines, prétend que le chercheur ne peut fournir de travail convenable s'il s'intéresse à un sujet qui le touche de trop près. Certains prétendent encore que la recherche exigerait une distance nécessaire, garantie de « neutralité », d'« objectivité », conditions de la « scientificité ». En réalité, cette idée s'oppose au bon sens et sous couvert de scientificité, je crains qu'elle ne desserve la tâche à réaliser : plus nous sommes éloignés de ceux dont nous parlons et moins nos discours nous engagent. Au contraire, plus nous sommes près de nos sujets, plus ils sont nos semblables, et plus c'est toute notre existence qui est en jeu dans nos résultats scientifiques. En outre, d'un simple point de vue méthodologique, il est sûrement plus aisé d'accéder aux sujets et à la variété des données les concernant lorsqu'on les connaît, lorsqu'on partage leur monde, lorsqu'on connaît leurs sources, enfin, lorsqu'on est facilement « identifiable » et « contrôlable » par eux.

Tout au long du travail clinique avec les familles de survivants, je n'ai cessé de viser deux grands axes : isoler la nature du traumatisme et proposer des solutions thérapeutiques adaptées aux victimes de la Shoah. L'expérience des groupes de parole fut d'une richesse insoupçonnée ; si elle m'a permis de saisir ce dont souffrent les victimes et les enfants de survivants, elle m'a surtout donné l'occasion d'explorer des nouvelles hypothèses thérapeutiques. Ce sont ces expériences cliniques et ces nouvelles propositions thérapeutiques élaborées durant plus de quinze années au sein de l'équipe du Centre universitaire Georges-Devereux dont je rends compte dans le présent ouvrage. Celui-ci fait suite à un premier travail publié en 1993 [1] qui présentait les bases de la recherche.

La première partie de ce livre *La Shoah : un événement public* suivi de *Le retour des survivants*, est une introduction générale dans laquelle je rappelle la place qu'a prise la

Shoah dans notre société – plus particulièrement dans les sciences humaines – et les interrogations qui ont été laissées en suspens. La deuxième partie *Soigner les survivants et leurs enfants, Les groupes de parole de survivants et de descendants de victimes, Devenir juif* et *Le bannissement de la mélancolie* présente de manière détaillée et commentée les différents types de travail clinique et de recherche effectués au Centre Georges-Devereux avec les survivants et leurs descendants ; la troisième partie *Revue critique des théories psy de la Shoah*, expose de manière critique et analytique les plus marquantes propositions psychodynamiques sur la Shoah publiées depuis Bettelheim jusqu'à nos jours.

L'exploration de l'univers du traumatisme de la Shoah, de sa transmission et de sa guérison est une œuvre collective, et je veux remercier ici tous ceux qui l'ont rendue possible : mon mari, le professeur Tobie Nathan, le premier « survivant » à m'avoir montré le chemin ; Catherine Grandsard, maître de conférences en psychologie clinique à l'université de Paris-VIII, codirectrice du Centre Georges-Devereux, qui anime les groupes de parole à mes côtés depuis de longues années, qui me suit autant qu'elle me guide dans la recherche ; Jean-Jacques Kowalski, médecin de PMI, qui a longtemps filmé les séances nous permettant ainsi de disposer d'un matériel fiable pour l'analyse des données ; le professeur Peter David, les psychologues Emmanuel Ohniguian et Céline Adrey pour leur fructueuse implication dans cette recherche ; Émilie Hermant, psychologue, chercheuse-née, responsable administrative du Centre Georges-Devereux, pour son enthousiasme et son soutien constants, ainsi que toute l'équipe du Centre Georges-Devereux[2] et, bien sûr, tous les membres des groupes de parole, tous les survivants et enfants de victimes qui se sont révélés de précieux partenaires dans le combat que je mène depuis tant d'années contre les effets destructeurs de la Shoah. Enfin, j'évoque dans ce livre des survivants qui, à l'heure où il paraît, sont décédés – que leurs noms restent à jamais vivants !

Première partie

LA SHOAH : UN ÉVÉNEMENT PUBLIC

Au lendemain de la guerre, les survivants et ceux qui avaient découvert les camps nazis en les libérant ont tenu à mobiliser l'attention du reste du monde sur l'immensité de l'horreur. L'événement fut tel qu'il intéressa l'Occident dans sa globalité. Le génocide a été sondé par les Juifs, les non-Juifs, les historiens, les sociologues, les juristes, les philosophes, les artistes, les psychiatres, les religieux et les politiques. Néanmoins il a connu des vagues d'intérêt inégales. À la suite des procès de Nuremberg (1945-1946) largement médiatisés, dans les années qui suivirent la fin de la guerre, un nombre important de témoignages ont été édités [1], quelques films ont été projetés [2] et la première œuvre d'histoire de référence sur le génocide fut publiée [3]. La psychiatrie, quant à elle, s'est penchée tardivement sur les conséquences psychopathologiques [4] de la déportation et a isolé un syndrome (*survival syndrom* [5]) qui a contribué à la création d'un statut juridique et à l'obtention de réparations financières pour les survivants des camps nazis [6]. Le procès Eichman en 1961 fut un événement marquant pour les survivants. Il dura plusieurs mois et, répercuté dans le monde entier, il fut l'occasion pour les Juifs de juger, selon les procédures internationalement admises, l'un de leurs plus monstrueux bourreaux encore en vie. Puis, au milieu des années 1960, les productions sur le sujet se sont taries, comme si le monde avait tourné la page.

Quand la génération des enfants de survivants parvint à l'âge adulte, quand ceux qui étaient nés juste après la guerre dans les familles juives rescapées furent en âge de fonder à leur tour une famille, certains d'entre eux se sentirent profondément préoccupés par l'expérience de survie de leurs parents [7]. À partir de la fin des années 1970, le génocide juif attira à nouveau l'attention. Il devint peu à peu un noyau fédérateur de questionnements, de recherches, d'enquêtes, de rassemblements et d'échanges au niveau international. S. Klarsfeld créa son association des « Fils et Filles de déportés juifs de France » et fit paraître en 1978 le *Mémorial de la déportation des Juifs de France* [8]. Des maisons d'édition firent reparaître des ouvrages publiés dans les années 1950 qui jusque-là n'intéressaient plus aucun éditeur. On assista à un engouement international pour les livres de Primo Levi et Elie Wiesel. On vit la production de films de fiction et de documentaires destinés au grand public faire l'unanimité des critiques : la série télévisée américaine *Holocaust* (1979), au cinéma, *Shoah* de Lanzman (1979), La *Liste de Schindler* de Spielberg (1993). Afin de préserver la mémoire et dans un but pédagogique, d'anciens déportés furent invités dans les écoles, dans des établissements publics, dans les émissions de radio et de télévision pour témoigner de leurs expériences. Des associations de survivants, des associations juives et des collectifs qui luttent contre le racisme et l'antisémitisme ont organisé des voyages à Auschwitz et dans d'autres camps de concentration de manière à informer la jeune génération.

On se mit à instituer un peu partout dans le monde des commémorations (laïques ou religieuses) en souvenir des déportations [9]. Des institutions étatiques ou religieuses qui avaient collaboré activement à la destruction des Juifs d'Europe présentèrent des demandes publiques de pardon [10].

En 1991 fut créée l'association internationale des Enfants Cachés pendant la guerre qui regroupe aujourd'hui plus de 1 000 personnes. D'autres associations de ce type ont vu le jour depuis. Des personnes, en âge d'être grands-parents, se mirent à évoquer en groupe leur vécu d'enfants juifs pendant la guerre. La plupart n'en avaient jamais parlé jusqu'alors.

Au milieu des années 1990 des réseaux de recueil de témoignages se constituèrent – souvent à l'initiative d'historiens, de psychanalystes et de psychologues essentiellement nord-américains [11]. Des travaux universitaires sur les survivants et sur leurs enfants [12] virent le jour, ainsi que des enseignements spécialisés en facultés [13]. Des colloques internationaux réunissant des professionnels du monde entier interrogèrent la Shoah et ses conséquences. Certains psychologues et psychanalystes créèrent des dispositifs thérapeutiques spécialisés surtout sur le mode de groupes de parole [14]. En Israël, l'association AMCHA, centre spécialisé dans la psychothérapie des survivants et de leur famille, ouvrit ses portes en 1987.

En 1994, le producteur et réalisateur Steven Spielberg créa une fondation pour la mémoire vidéoscopique de la Shoah. Celle-ci a pour mission d'interviewer en vidéo dans le monde entier TOUS les Juifs rescapés de la Shoah encore vivants ainsi que toute personne pouvant témoigner de leur persécution. Le but de cette fondation est de constituer des archives qui seront ensuite mises à disposition des universités, des bibliothèques, des musées et des réalisations multimédias. La fondation dispose de moyens exceptionnels pour réaliser son projet [15].

Depuis le début des années 1990 des survivants, des descendants de victimes se sont regroupés en « partie civile », en association, et ont entamé des procédures soit dans le cadre de jugements d'anciens nazis et d'anciens collaborateurs, soit afin d'obtenir le remboursement des biens ayant appartenu à leurs familles spoliées durant la guerre [16]. Des entreprises allemandes renommées, toujours en activité, ont été visées, ainsi que des établissements suisses et français. Les associations juives essentiellement américaines se sont constituées afin d'être entendues. En France, les procès de Klaus Barbie et de Maurice Papon [17] furent extrêmement médiatisés. Ces procès ont ravivé le souvenir des événements à l'échelle nationale et internationale. Suite au discours du président Jacques Chirac [18] sur la responsabilité de l'État français dans la persécution des Juifs en France pendant la guerre, les archives ont été ouvertes et une commission d'étude des spoliations des biens juifs par l'État français (la commission Mattéoli) a rendu son rapport : 8,8 milliards de francs (1,3 milliard d'euros) avaient été volés aux Juifs sous le gouvernement de Vichy. Le gouvernement de Lionel Jospin a créé différentes commissions chargées de rendre aux ayants droit l'argent qui n'avait jamais été remboursé, d'assurer une rente aux orphelins, et de constituer une Fondation de la Mémoire avec les sommes restant en déshérence. En Pologne, l'État a commencé à rendre aux survivants juifs polonais émigrés leurs maisons et leurs terrains. Des Polonais ont créé une permanence téléphonique anonyme pour ceux qui découvrent qu'ils sont en réalité des orphelins juifs adoptés par des chrétiens pendant la guerre, ou bien des Juifs dont les parents se sont convertis au christianisme à cause de la Shoah et qui révèlent sur leur lit de mort la vérité à leurs enfants.

À la suite d'un long silence qui a duré plus d'une génération, toutes ces manifestations, tous ces nouveaux événements ont conduit une bonne partie des familles de Juifs survivants à s'impliquer de manière visible dans des réseaux d'action et de réflexion sur la Shoah. En d'autres termes, il s'agit d'une série d'événements sociaux et culturels qui ont contribué à réintroduire l'événement Shoah dans différents champs de l'existence des familles juives d'origine européenne – juridique, politique, économique et culturel. Les familles de survivants, interpellées par ces actions et ces discours, montrent à nouveau un intérêt pour ce qui leur est arrivé pendant la Seconde Guerre mondiale. La Shoah est devenue aujourd'hui un « centre de gravité » qui induit chez les survivants et leurs descendants une recherche, une tentative de redéfinition de soi. Car en s'engageant dans tous ces mouvements juridiques et sociaux, en participant à ces manifestations publiques, les survivants et leurs familles soutiennent qu'il s'est passé durant la Seconde Guerre mondiale un événement qui a déterminé leur être actuel. Cette affirmation se manifeste à travers des actions concrètes et ne reste pas une simple abstraction. Elle peut prendre plusieurs formes : participer à des débats publics, créer et cotiser dans des associations, être présent lors d'érection de monuments, entamer des procédures juridiques, chercher à impliquer des personnages politiques, témoigner, prendre part à des groupes de parole, voire même entreprendre des psychothérapies spécifiques. L'événement Shoah crée simultanément une disparité de tendances ; il engendre des débats, des controverses, des programmes différents et parfois contradictoires [19]. Il semble qu'aujourd'hui, soixante ans après les événements, le génocide engendre de nouveaux agencements. Il génère du mouvement, des affiliations – des survivants ou descendants de survivants se reconnaissent une nouvelle appartenance, de nouvelles revendications. La Shoah, aujourd'hui, n'est pas uniquement l'affaire des survivants mais concerne tout autant les seconde et troisième générations. Tous ces phénomènes semblent s'expliquer par la nature même de la Shoah : un événement dont on ignore encore le sens – un événement à « construire » à partir des faits qu'il produit. Après un si long silence – qu'on a d'ailleurs souvent reproché aux survivants, qui eux-mêmes s'en défendaient en rétorquant que nul ne voulait les croire ni les comprendre – la Shoah est devenue un événement qui fait parler et agir. Il est devenu ce qu'il avait toujours été en réalité : un fait public qui concerne des groupes et qui influence des institutions et non une problématique subjective et secrète.

CHAPITRE PREMIER

Le retour des survivants

Le « survivant » comme catégorie psychologique et psychopathologique a fait son apparition dans la littérature psychiatrique des années 1960 [1]. Le « syndrome du survivant », tableau clinique établissant la liste des différents symptômes [2] dont souffraient les survivants des camps de concentration et d'extermination nazis, eut plusieurs raisons d'être : d'une part, en se dotant d'une entité nosographique nouvelle, on voulait pouvoir penser et traiter les conséquences psychopathologiques présentes chez ceux qui avaient survécu à une expérience inouïe et terrifiante ; il s'agissait, d'autre part, de créer un consensus international afin que les anciens internés acquièrent un statut de victimes donnant droit à une prise en charge médicale et à des réparations financières [3].

Le syndrome du survivant, l'intrusion de la modernité

Selon la logique du syndrome du survivant, les rescapés des camps étaient malades à cause de ce qu'ils avaient vécu en camps, en raison de ce que leur avaient infligé les nazis. Bien que cela paraisse aujourd'hui une évidence, il est bon de rappeler qu'à l'occasion des expertises psychiatriques des survivants dans le cadre des demandes de réparation, il y eut débat entre les tenants du syndrome du survivant (essentiellement les psychiatres américains et d'Europe du Nord) et certains psychiatres allemands [4] – qui cherchaient sans doute à dédouaner le régime nazi auquel ils avaient appartenu. Ces derniers défendirent l'idée – au demeurant recevable d'un certain point de vue [5] – qu'il était impossible de prouver que les survivants souffraient à cause des camps et suggérèrent que les anciens internés qui présentaient au sortir des camps une psychopathologie avérée avaient été en réalité déjà malades avant leur internement. Cette position, au fond équivalente à celle prônée par la psychanalyse pure et dure, s'opposait à l'idée d'un syndrome directement et uniquement causé par une expérience réelle et récente. En effet, d'après cette nouvelle catégorie psychiatrique, les souffrances des survivants n'étaient pas dues à un quelconque complexe d'Œdipe mal résolu ni à une mauvaise constitution neurophysiologique, mais bel et bien au vécu objectif imposé par des agresseurs conscients de leurs actes et doués d'une intention destructrice. Autrement dit, les humains, même à l'âge adulte, pouvaient, à l'occasion de certaines expériences spécifiques et repérables, connaître une radicale et durable transformation de leur état et de leur être. Selon cette approche, la pathologie des survivants était une réponse congruente à ce qu'avaient cherché les bourreaux : la déflagration psychique et physique des victimes. Avec le syndrome du survivant, la psychopathologie quittait le domaine de l'intime et du privé pour rentrer dans la sphère publique. Ainsi, comprendre et soigner les survivants obligeaient à s'intéresser de près à ce qui les avait rendus tels, c'est-à-dire à un régime politique totalitaire contemporain, à des innovations technologiques mises au service de la destruction de groupes humains, à des théories modernes. En d'autres termes, avec le syndrome du survivant, la modernité faisait son entrée dans la psychiatrie. Les psychiatres et les psychologues devaient désormais chercher dans les spécificités du monde contemporain les causes des maladies de leurs patients. Le pendant à ce bouleversement fut la participation active de la psychiatrie à l'espace public. Désormais, les concepts psychiatriques allaient être partout déterminants : dans l'action sociale, dans les décisions juridiques, dans les prises de position géopolitiques, dans l'aide au développement international et même dans les avancées technologiques [6]. C'est pour lutter contre le traumatisme psychique et ses conséquences psychopathologiques que des organismes gouvernementaux et non gouvernementaux soutiennent des actions humanitaires, interviennent dans les conflits à l'étranger, construisent des dispositifs éducatifs, administratifs et sanitaires, prennent des décisions de justice dans des tribunaux *ad hoc*, édifient des lois ayant valeur pour l'ensemble des nations. Ainsi, pour conserver ce rôle capital dans les actions et politiques sociales acquis grâce au syndrome du survivant, la psychiatrie et la psychologie étudient désormais sérieusement ce que les sociétés actuelles sont en train de vivre et de produire.

Un génocide invisible

On n'a pas cessé de répéter que la terrible agression des nazis contre les Juifs pendant la Seconde Guerre mondiale s'est faite de manière cachée du reste du monde, et on a eu raison. À part les internés en camps d'extermination, les décideurs d'une telle entreprise et les agents directement impliqués, pratiquement personne ne se doutait de la nature ni de l'ampleur de ce qui se tramait derrière les barbelés des camps d'extermination nazis. La destruction des Juifs d'Europe fut une entreprise clandestine, élaborée en privé par quelques dirigeants puissants [7]. Ce génocide devait, à la manière des pactes diaboliques, rester absolument secret pour se réaliser. Son dévoilement aurait mis en danger *ipso facto* son exécution. Le caractère occulte du génocide constitue un rouage fondamental dans la destruction des Juifs par les nazis. Ainsi, le peuple juif a-t-il été anéanti secrètement par la désintégration systématique de toutes ses composantes. Les nazis et leurs alliés ont assassiné les personnes, ont brisé les liens de solidarité, ont détruit les cohésions familiales, ont isolé les individus. Ils ont fait disparaître leurs corps, leurs biens et leurs objets. En outre, d'une manière qu'il nous reste encore à élucider, les assassins nazis n'ont pas cessé, des années après la fin des internements et parfois à des milliers de kilomètres de l'emplacement des camps, d'agir sur leurs victimes dans les secrets de leurs nuits. Les survivants ont continué à souffrir atrocement et de manière quasi incompréhensible. Tous sont « retournés » la nuit, dans leurs cauchemars, en camp d'extermination ; ils se sont régulièrement retrouvés face à leurs bourreaux qui les persécutaient alors que les camps avaient disparu depuis longtemps. Quelquefois en plein jour, à cause d'une parole, d'un ton de voix, d'un objet anodin, ou même de la couleur du ciel, les survivants se sont vus projetés dans une des scènes d'horreur auxquelles ils avaient survécu plusieurs années auparavant. Ils ne pouvaient alors que constater l'évidence : leurs bourreaux nazis n'étaient pas morts ; toujours actifs, ils continuaient, de manière occulte, à les détruire et à les isoler du reste du monde. À part sans doute les auteurs du mal ayant échappé à la peine de mort, les psychiatres en charge des victimes et les familles des survivants, nul ne se doutait que l'entreprise nazie poursuivait son œuvre de destruction des Juifs d'Europe longtemps après la fin de la guerre.

Le procès des invisibles

Dans le cadre des demandes de réparations, en identifiant une origine de la pathologie, un agent agressif – ici, les nazis et l'univers concentrationnaire qu'ils avaient mis en place – la psychiatrie et la psychologie empruntaient de fait à la logique accusatrice propre à la démarche juridique. Si elles avaient poursuivi dans cette voie, elles se seraient sans aucun doute dotées des moyens de produire une réelle thérapeutique. En examinant par le menu les camps de concentration et d'extermination, en interrogeant leur logique, en étudiant minutieusement leur fonctionnement, on serait parvenu à révéler les intentions qu'ils servaient et à les confronter aux « intentions » des victimes. Ainsi, il aurait fallu s'intéresser non pas aux nazis, en tant qu'hommes, mais au « moteur » qu'ils servaient. Or, lors des procès de Nuremberg [8] ou bien durant le procès d'Eichman [9], on a cherché à faire avouer leur responsabilité aux accusés, les convaincre de l'immoralité absolue de leurs actes. Ce qu'il est resté de ces procès dans la conscience collective, c'est l'impossibilité de comprendre comment une telle barbarie avait pu naître. Il semble que le jugement d'un tel événement aurait dû consister en l'exploration sérieuse et approfondie de la question suivante : pourquoi avez-vous cherché à exterminer tous les Juifs ? Quels sont vos motifs ? Car en créant les conditions d'une véritable accusation, en convoquant sur une scène contradictoire le *véritable agent soupçonné*, et non des motivations humaines déjà répertoriées, on aurait mis au jour les forces invisibles, les « êtres » et les théories ayant animé les agresseurs visibles (les nazis) et l'on aurait confronté ces « forces » à celles présentes malgré tout chez les victimes, contre lesquelles les bourreaux nazis s'étaient justement acharnés. En d'autres termes, au lieu de réaliser des procès « banals » contre les nazis – parce que en réalité, et quoi qu'on en ait dit, ce n'est pas le mal qui fut banal [10], *mais bien la façon de le juger* ! – on aurait d'une part cherché pour quelle raison essentielle les bourreaux nazis tenaient absolument à exterminer les Juifs, à quelle force supérieure invisible ils étaient soumis, quel service ils réalisaient là et envers « qui », envers quel « propriétaire [11] », quelle divinité... L'on aurait également pu, chemin faisant, identifier quelle autre force, quelle autre divinité était animée d'une intention inverse : faire survivre les Juifs absolument, faire perdurer ce peuple. Ce procès aurait été celui de la confrontation des forces antagonistes existantes dont les groupes d'humains distincts étaient les représentants, mais cette fois-ci dans le monde visible, dans la société civile, aux yeux de toute l'humanité et l'on aurait ainsi pu assister à un autre combat entre les parties en présence. Dans ce procès, on aurait examiné, avec le plus grand sérieux – à la hauteur de leur gravité et sans les dénigrer *a priori* – les enjeux et les intentions à l'origine du système concentrationnaire et exterminateur nazi. On aurait remis en débat les certitudes des nazis, on leur aurait opposé des arguments adaptés. « Faut-il que les Juifs disparaissent ? » ; « Les nazis ont-ils servi une cause qui mérite d'être perpétuée ? » ; « Cette cause au contraire doit-elle être radicalement combattue ? ». On peut imaginer que cette confrontation aurait finalement donné lieu à un verdict accompagné de mesures adéquates, un ensemble de décisions et d'actions marquant l'aboutissement d'une période et d'un conflit et le début d'une ère nouvelle pour tous les acteurs concernés.

Prendre la Shoah au sérieux

Ce faisant, on aurait pris au sérieux l'intention des agresseurs au lieu de la dénigrer à l'aide d'une morale fragile – ce qui fut, à mon avis, l'une des principales entraves à la mise en place de dispositifs de guérison des survivants. Car ignorer l'intention réelle des nazis aboutissait en fait à l'élimination de l'entité visée dans la persécution antisémite, c'est-à-dire les Juifs. À part quelques rares auteurs [12], la majorité des chercheurs – historiens, philosophes, sociologues, ou encore psychologues [13] – qui ont traité de la Shoah partaient du principe que vouloir éliminer le peuple juif est une absurdité et/ou une déviance socio-psychopathique. Or comment traiter d'un phénomène si on ne lui fait pas crédit d'une logique et d'une raison d'être, si on ne le prend pas au sérieux, ne serait-ce que le temps de l'investigation ? La plupart des auteurs ont cherché à comprendre à quoi *renvoyait* l'acte génocidaire, en quoi il était une *représentation* d'un autre phénomène, d'un autre processus. Nul n'a jugé bon de le considérer pour lui-même. Ainsi, chacun s'est-il attaché à démontrer que le génocide antisémite de la Seconde Guerre mondiale était *l'expression* ou la *conséquence* d'autre chose : la paupérisation, un phénomène de masse, la bureaucratie moderne, l'ignorance, l'analphabétisme, la misère sociale et psychologique, l'envie, la jalousie, l'angoisse, la « projection », la folie, la perversion, etc. [14]. Entre les approches marxistes, existentialistes ou freudiennes, les auteurs n'ont utilisé la Shoah que pour illustrer des concepts en vogue dans leur discipline ou les objets de leur attachement idéologique [15]. Tous ont voulu faire entrer la Shoah dans une problématique universelle [16]. Ces différentes approches intéressent-elles les Juifs survivants ? J'utilise le verbe « intéresser » au sens que lui donne Stengers [17] : les conclusions des chercheurs sur la Shoah modifient-elles l'existence des victimes ? C'est à cette seule condition qu'elles pourraient éventuellement être validées. Dès lors qu'elles concernent essentiellement les chercheurs et leur carrière et non les survivants et leur famille, elles apparaissent infondées, pis encore : malvenues ou parfois même toxiques.

La pathologie traumatique est la manifestation d'une métamorphose non aboutie

Les survivants de massacres, les survivants des tortures, les survivants des camps disent tous : comment est-ce possible d'avoir vécu une telle expérience, et de continuer à vivre après ? Les survivants des camps nazis se demandent comment il est possible d'avoir vu sa femme, son mari, ses enfants rentrer dans une chambre à gaz et d'être vivant malgré tout ? Comment est-il possible d'avoir dormi parmi les cadavres, d'avoir été quasiment mort et de vivre pourtant ? Qui suis-je pour avoir vécu une telle chose ? Que suis-je devenu ? La reviviscence régulière des scènes traumatiques et la longévité du vécu anxiogène dont souffrent les survivants constituent une donnée de première importance qui nous indique que les survivants sont des sujets qui ont changé et qui cherchent sans cesse comment exister dans leur nouvel être. En effet, les survivants ne peuvent plus vivre comme s'ils ne l'étaient pas, comme s'ils n'avaient pas été transformés par leur terrible expérience ; mais en réalité, ils n'ont pas complètement changé de nature, et c'est sans doute le motif de leurs nouvelles souffrances. Leur mal-être perdure tant qu'ils ne sont pas transformés totalement, tant que leur existence consiste à essayer de vivre comme avant – comme s'ils n'avaient pas vu ce qu'ils ont vu, comme s'ils n'avaient pas souffert ce qu'ils ont souffert, comme s'ils ne savaient pas ce qu'ils savent. Les survivants de traumatismes portent en eux la marque d'un début de métamorphose qui, si elle n'est pas complétée par une thérapie de nature initiatique [18], les fige à jamais dans une existence répétitive où tout est connu d'avance, où il n'y a plus de place pour la créativité, la surprise et l'innovation. C'est ainsi que la plupart des survivants s'ennuient, trouvent le monde dans lequel ils sont revenus trop simple, infantile. Ils le trouvent surtout pauvre, au vu de ce à quoi ils ont eu douloureusement accès durant leur expérience traumatique. Ils restent en attente d'une réponse de la part du « monde normal » – une réponse à la hauteur de ce qu'ils ont « découvert ». On peut comprendre dès lors la persistance des symptômes comme une demande inflexible de compléter la métamorphose entamée. Ainsi, le syndrome du survivant, le fameux PTSD [19], équivaut à une injonction faite aux thérapeutes de comprendre le devenir du survivant et d'aider à sa réalisation.

Le trauma, la maladie de la modernité

Au vu des plaintes des personnes souffrant de névrose traumatique, ce qui caractérise l'événement à l'origine d'une pathologie psychique traumatique, c'est qu'il échappe à toute interprétation. Tant que l'événement reste insondable et incompréhensible, les patients restent suspendus et figés. Un événement qui fait trauma exige un décryptage pour lui-même. L'événement fait trauma parce qu'il surprend et bouleverse à la fois l'organisation psychique et l'organisation sociale ordinairement capables d'interpréter et de métaboliser les expériences vécues. L'expérience qui fait trauma est par conséquent nouvelle ; elle n'a pas encore été pensée. Le traumatisme psychique implique toujours une innovation (technologique, sociale, écologique, etc.). Le traumatisme psychologique est toujours lié à des modifications importantes qui touchent à la fois des individus et leur groupe. Ainsi, le trauma transforme le patient – souvent jusque-là un quidam – en un témoin vivant de ce qui est en train d'advenir mais qui n'est pas encore visible. Il est le signe qu'il est en train de se produire quelque chose de nouveau qui vient bouleverser l'équilibre actuel. Le malade est comme une plaque photographique sur laquelle s'inscrit un élément important du futur immédiat ; le traumatisé est un individu dont l'âme est tragiquement porteuse d'une question en train d'émerger et pour laquelle son groupe social n'a pas encore trouvé de solution, qu'il n'a peut-être même pas encore identifiée. De ce fait, les thérapeutes qui prennent en charge les traumatisés sont placés à l'avant-garde ; ils sont mis en demeure par leurs patients de s'intéresser de près aux événements actuels et d'interroger d'éventuelles solutions aux problèmes des lendemains immédiats. Autant dire que le traumatisme édifie les patients en précurseurs, en « annonciateurs » et obligent les thérapeutes à être des inventeurs, des chercheurs, des savants des sciences sociales et humaines. Ainsi, les psychothérapeutes confrontés aux patients traumatisés sont ceux-là mêmes qui doivent trouver par quoi leur société sera animée demain, par quels nouveaux éléments elle sera activée mais aussi mise en risque. Guérir un traumatisé s'accompagne toujours d'une pensée innovante concernant le monde dans lequel évolue le patient, dans lequel il évoluera demain. Soigner un traumatisé c'est participer au monde à venir.

De quelle modernité étaient porteurs les survivants ?

D'OÙ VENAIENT LES SURVIVANTS ?

Les survivants juifs des camps de concentration et d'extermination nazis sont majoritairement originaires d'Europe. Le monde juif européen de la première moitié du XXe siècle est double. D'une part, issu du mouvement de la *Haskala* (« les lumières ») du XVIIIe siècle, il tend vers la laïcisation et l'assimilation aux sociétés et cultures *goyim* (non juives) ; d'autre part, il développe les mouvements traditionalistes d'inspiration mystique ou cabalistique, essentiellement apparus entre le XVIIe et le XIXe siècle. En d'autres termes, l'enjeu de la pérennité du peuple juif d'avant la Shoah est travaillé par deux forces antagonistes : imiter les nations parmi lesquelles il évolue/renforcer ses spécificités et défendre ses frontières. La question de la survie du peuple juif et cette double orientation (aller vers les *goyim*/s'en distinguer le plus possible) ne sont en réalité pas nouvelles, loin de là. Elles constituent un fait récurrent depuis plusieurs milliers d'années et sont même une constante du récit biblique[20]. Les Juifs, comme nombre de peuples nomades vivant chez les autres peuples, incluent dans leur définition même le fait de se distinguer des autres. Le peuple juif n'a cessé de se penser à la fois par lui-même, en référence à sa divinité mais également au regard des autres peuples et des autres dieux. Ce faisant, il a justement toujours été soumis à la tentation de se confondre avec ceux dont il prétendait se différencier. Ce qui en revanche est propre au peuple juif d'Europe de la fin du XIXe siècle, c'est l'émergence de la divinité comme question centrale. En effet, ces Juifs influencés par les pensées des élites des pays occidentaux s'engagent, quasi « religieusement » pour certains, dans des rassemblements athées essentiellement communistes et socialistes. Alors que d'autres s'impliquent fanatiquement dans les mouvements messianiques. Les premiers défendent ardemment l'idée que l'entrée du peuple juif dans la modernité ne peut se réaliser qu'en rompant définitivement avec la divinité, les seconds ne cessent de clamer que le peuple juif ne survivra que s'il s'exhorte à faire advenir le messie – son messie ! Dans tous les cas, finis les temps anciens de la multitude des juiveries dont l'activité intellectuelle principale consistait dans le déchiffrage subtil des intentions et des raisons divines, dans l'étude inventive de la Torah et dans la recherche constante de nouvelles modalités d'interprétation. Les Juifs ne sont plus animés que par une seule question : la réalité ou non de Dieu. En d'autres termes, les Juifs du XIXe et du début du XXe siècle ne se définissent plus par l'intérêt qu'ils portent à leur créateur, mais uniquement à partir de la possibilité de le convoquer.

Dans quelle société sont-ils revenus ?

Tous les survivants l'ont dit ou écrit [21], et Primo Levi [22] en est sans doute le porte-parole le plus émouvant : le retour des internés fut un nouveau traumatisme. L'accueil [23] qui leur fut réservé ne sut répondre à leurs besoins vitaux : celui de les réintroduire dans le monde « normal ». Ils n'étaient plus les mêmes ; tout en eux avait été modifié : leurs corps, leur appareil digestif, leur système hormonal, leur rythme de sommeil, leur activité onirique, leur perception, leurs réflexes, leurs langues, leurs convictions, leurs pensées, etc. En revenant dans la société des humains, à leur grande déception – bien que certains l'aient anticipé [24] – ils ont reçu deux types d'accueil : ils furent traités soit en complets étrangers, soit en familiers inchangés. Dans les deux cas, il s'agissait d'une réaction totalement inadaptée et les survivants ont tous souffert de ne jamais être totalement « revenus ».

Quelques questions de survivants restées en suspens

Tous les survivants juifs des camps nazis ont prononcé cette phrase :

« *Nous n'étions plus des hommes ; nous étions pires que des animaux ; nous avons été déshumanisés.* »

Je propose de prendre cet énoncé au sérieux et de nous interroger avec les survivants. S'ils n'étaient plus des hommes, qu'étaient devenus les survivants ? En quoi avaient-ils été métamorphosés ? Partant du principe qu'il n'existe pas d'« humain en soi », d'« humain universel » (quand bien même certains souhaiteraient ardemment que leur définition de l'humain prenne valeur universelle) mais uniquement des humains « culturellement » définis, je propose de rappeler quels « humains » étaient les survivants avant l'internement ; puis, afin de comprendre quels « inhumains » ils sont devenus,

– étant donné qu'ici aussi, il n'existe pas d'« inhumain en soi », mais uniquement des « inhumains » également culturellement déterminés – il nous faudra reconstituer les circonstances réelles qui ont fait d'eux des « non-humains ».

DES HUMAINS JUIFS

Les internés, avant d'être réduits à l'inhumanité, étaient des humains juifs. Un humain juif peut évidemment être défini de toutes sortes de façons, mais ici, pour la démonstration, et dans une perspective non polémique, je retiendrai une définition minimaliste. Un humain juif est, au fond, défini par les nombreux commandements édictés dans la Torah. Ces commandements constituent les bases toujours actuelles de l'éthique, du juridique et du religieux propres à l'être et à l'univers juifs. Quelles que fussent leurs options existentielles – religieux, athées, communistes, révolutionnaires –, leur statut social et professionnel – ouvriers, bourgeois, intellectuels, rabbins, chefs de communauté, paysans ou mendiants –, les Juifs qui ont été déportés en camps de concentration ou d'extermination nazis – depuis la plus lointaine province polonaise ou depuis le XVIe arrondissement de Paris – embrassaient en majorité, consciemment ou inconsciemment, volontairement ou involontairement une définition juive de l'humain et de son existence sociale. Les déportés étaient pour la plupart intimement convaincus du bien-fondé des plus connus des 613 commandements de la loi juive :

> Tu n'auras pas d'autres dieux devant moi... ; ... Honore ton père et ta mère... ; Tu ne commettras pas d'homicide ; Tu ne commettras pas l'adultère ; Tu ne voleras pas ; Ne rends point contre ton prochain un faux témoignage ; Ne convoite pas la maison de ton prochain ; Ne convoite pas la femme de ton prochain, son esclave ni sa servante, son bœuf ni son âne, ni rien de ce qui est à ton prochain. Exode, XX, 3-14 (édition de E. Munk).

En outre, ils étaient acquis à la logique de son système juridique :

> Si des hommes se querellent et que l'un frappe son semblable avec une pierre ou avec le poing, sans qu'il meure, mais qu'il soit forcé de s'aliter ; s'il se relève et qu'il marche au-dehors avec appui, celui qui a frappé sera absous. Mais il paiera son chômage et il le fera guérir. Exode, XXI, 20 (édition de E. Munk).

> Si des hommes se battent et ont heurté une femme enceinte et la font avorter sans autre malheur, il sera condamné : selon ce que lui imposera l'époux de cette femme, et il paiera par les juges. Et si un malheur s'ensuit, tu donneras vie pour vie ; œil pour œil, dent pour dent, main pour main, pied pour pied ; brûlure pour brûlure, blessure pour blessure, contusion pour contusion. Exode, XXI, 22 (édition de E. Munk).

En d'autres termes, les Juifs persécutés étaient porteurs des concepts et des logiques psychologiques inscrits dans la Torah. Qu'ils les aient rejetés ou non, qu'ils les aient bien connus ou non, c'est à partir d'eux qu'ils se définissaient. Comme pour la majorité des Juifs, les principes juifs de la Bible ont constitué la pierre angulaire à partir de laquelle les victimes juives déchiffraient le monde.

DES NON-HUMAINS JUIFS

De leur propre point de vue, selon leurs propres dires, les déportés sont devenus « inhumains » car ils ont été contraints à :

- participer au meurtre de leurs semblables ; ils ont été transformés de force en « meurtriers » ;
- côtoyer des corps morts, parfois, durant des semaines ;
- dormir parmi les cadavres ;
- brûler des corps juifs au lieu de les enterrer ;
- ingurgiter des substances non rituellement comestibles ;
- avoir des relations sexuelles « perverses » ;
- contracter les pires maladies ;
- voler et frapper leurs propres parents ;
- etc.

Toutes ces actions sont en réalité déjà répertoriées dans la Torah [25]. Ces expériences sont connues pour leur capacité à modifier radicalement et de façon quasi indélébile ceux qui les vivent. La tradition prétend qu'elles sont à l'origine de la prolifération sauvage de nouveaux êtres, des *shédim*, des sortes de démons, produisant du désordre et de la négativité dans le monde [26]. Ainsi, les personnes ayant été mêlées d'aussi près à des situations si inhumaines ne peuvent en sortir indemnes et sont forcément « possédées » par cette inhumanité. Dans la tradition juive, le traitement de ce type de désordre implique généralement l'exclusion partielle ou définitive du sujet malade. Dans certains cas, quand le guérisseur juge que rien ne peut sauver l'humain ayant été si tragiquement transformé, il arrive que la communauté décide de sa mise à mort. Ce sont les notions de *transmission* et de *contagion* qui sous-tendent ce type d'interventions. On pense ici – et la psychologie du traumatisme partage totalement cette théorie – qu'un individu rendu malade dans de telles circonstances, n'est jamais seul en jeu, mais que son entourage, sa famille, son groupe social sont susceptibles d'être atteints eux aussi par le mal dont il souffre. Autrement dit, les désordres dus aux situations extrêmes qui métamorphosent l'individu font de lui un être néfaste malgré lui, amené, quelles que soient ses intentions et sa volonté propres, à transmettre son mal à ceux qui l'entourent. Par conséquent, agir sur lui, agir contre ce qui le détruit, c'est aussi soigner sa famille et sa communauté. Les procédures de rattrapage consistent en des actions spécifiques qu'on pourrait qualifier de guérison ou plus précisément de « réparation [27] ». Ces interventions ne sont pas figées ni automatiquement efficaces. En tant que procédures techniques, elles demandent à être adaptées à la particularité de chaque cas. Elles donnent lieu à des variantes, exigent de la part des thérapeutes une inventivité toujours renouvelée.

On peut légitimement se demander si les survivants ont bénéficié de telles procédures. Si c'est le cas, comment ces procédures ont-elles été modifiées afin de soigner la psychopathologie des survivants ? Ont-elles agi de manière satisfaisante ? Je n'ai malheureusement rencontré aucun survivant qui m'ait fait part de ce type de soin. Il n'existe pas, à ma connaissance, de texte relatant des tentatives de rattrapage de cette nature appliquées aux survivants.

AVOIR SURVÉCU RELÈVE DU MIRACLE

Les survivants disent tous qu'ils ne savent pas comment ils ont échappé à la mort. Ils affirment tous qu'ils sont des « miraculés ». Or, aucun d'eux ne parvient à expliquer le phénomène du miracle et la plupart n'y « croient » pas. Bien qu'au fond ces expressions rendent exactement compte de la réalité qu'ils ont vécue, ils ont du mal à les prendre au sérieux. En cela, ils partagent de façon malheureuse la position de tous ceux qui les ont accueillis au sortir des camps : les assistantes sociales dévouées qui les ont pris en charge [28], les médecins courageux et les psychiatres persévérants [29] qui les ont soignés, les administratifs qui leur ont procuré leurs nouveaux papiers d'identité, les avocats qui ont défendu leur dossier. Comment parler de « miracle » quand on est communiste ? Comment parler d'une intervention surnaturelle dans le monde laïque des années d'après-guerre, dans ce monde qui vous a libéré des camps nazis et qui vous prend en charge ? Comment parler de Dieu dans la société contemporaine avec autant de sérieux et de raison que lorsqu'on parle de la libération du prolétariat ou de la vie des bactéries ? Le vœu dissimulé dans les souffrances des survivants c'est qu'on ne parle pas uniquement des non-humains biologiques ou électriques, mais qu'on aborde aussi intelligemment les non-humains « culturels », « ethniques » – ceux là même qui avaient été fabriqués dans les « laboratoires nazis » qu'étaient les camps de concentration et d'extermination. Les survivants auraient voulu qu'on explique pourquoi le peuple juif avait été ainsi soumis à l'omniprésence de la mort ; ils auraient profondément souhaité qu'on interroge l'intention de sa divinité, autant à travers les souffrances des déportés juifs qu'à travers leur survie. Pour comprendre les survivants juifs, il aurait fallu étudier avec sérieux les questions qui ne les quittaient pas, il aurait fallu déchiffrer avec eux les interventions divines dans le monde actuel des humains. À travers la psychopathologie des survivants et sa thérapeutique, la Shoah nous révèle deux questions de la modernité. L'une s'adresse au monde occidental, au monde d'origine chrétienne désormais devenu athée, l'autre au monde juif.

Les survivants nous enjoignent de penser la divinité dans la modernité

LA QUESTION AU MONDE OCCIDENTAL

Les survivants sont sortis des camps mis en place par une des sociétés les plus avancées scientifiquement, en proclamant qu'ils étaient des miraculés. Ils nous ont ainsi montré que notre monde était capable d'accueillir simultanément les forces imposées par les sciences et les techniques et celles imposées par les non-humains, les monstres et les dieux. Les survivants nous invitent à réfléchir à cette « nouvelle alliance », celle des dieux avec les sciences. Le temps n'est plus où l'on opposait raison, connaissance d'un côté et divinités, invisibles de l'autre. Le monde contemporain nous montre que les dieux, les non-humains sont tout aussi intelligents, actifs et intéressants que des êtres scientifiques. Il nous reste donc à les respecter, c'est-à-dire à les connaître autant que nous respectons et connaissons les invisibles de nos laboratoires.

LA QUESTION AU MONDE JUIF

Beaucoup de survivants de la Shoah ont prétendu que seuls pouvaient les comprendre les survivants ayant vécu la même expérience qu'eux. Cette croyance peut sembler légitime au regard du caractère extraordinaire de leur vécu. Elle a, en outre, été entretenue par l'absence d'intérêt réel que le reste du monde leur a porté. Mais cette pensée est problématique. En effet, si cette croyance devait s'avérer fondée, si nul autre qu'un déporté de la Shoah ne pouvait comprendre un déporté de la Shoah, alors il faudrait en conclure que la

Shoah ne concerne pas le monde juif. Car les Juifs ont pour tradition de penser et de commenter ce qui leur arrive, à eux personnellement ou à leur peuple, au temps présent, ou dans le passé. Ainsi, tous les Juifs sont susceptibles de penser et de commenter la sortie d'Égypte, Hanoucca, Pourim, l'Inquisition, etc. Ils le peuvent parce que ce sont des événements qui concernent les Juifs en tant que peuple et que chaque Juif est représentant de son peuple. Ainsi, en principe, ce qui advient à un Juif advient au peuple juif de même que ce qui advient au peuple juif advient à chaque Juif.

Les Juifs survivants athées et leurs descendants n'ont cessé de dire que la Shoah avait offert la preuve de la non-existence de Dieu.

« *Des enfants innocents sont morts ; des pieux, des sages sont morts brûlés, des vieillards, des malades ont été sauvagement assassinés ; si Dieu existait, il n'aurait pas permis cela.* »

Outre que l'argument est proprement absurde – chacun sait que la Bible est truffée de menaces et de réalisations divines terrifiantes – on pourrait l'inverser :

« *La Shoah est tellement inconcevable que seule une divinité peut en être l'auteur.* »

Mais cet aphorisme ne reflète en rien la pensée réelle des survivants et des descendants de victimes juifs. En effet, les Juifs survivants, les descendants de victimes et de survivants que j'ai rencontrés se posent tous la même question : quelle était l'*intention* du Dieu des Juifs au moment de la Shoah [30] ? Aucun, à condition de prendre le temps d'en discuter, ne cache d'ailleurs sa colère contre lui. Certains m'ont même confié qu'ils rêvaient en secret d'un procès où l'on verrait le Dieu des Juifs sur le banc des accusés et les survivants en nombre en face de lui pour l'incriminer et le dénoncer. Bien que cette idée puisse sembler quasi délirante, elle appartient en réalité à la tradition cabalistique et n'est en rien une pensée idiosyncrasique des survivants ou de leurs enfants. Le problème que soulève ce type de proposition me semble particulièrement intéressant en tant qu'il questionne directement les conditions d'une telle convocation juridique. Il s'agit, au fond, d'un début de réponse adaptée au questionnement induit par un tel événement.

LES JUIFS ET LEUR DIEU

Il est bon de rappeler que la relation des Juifs avec leur Dieu n'est pas de l'ordre de la croyance, mais relève de la consubstantialité. En effet, les Juifs en tant que peuple sont nés et continuent à exister par l'alliance qu'ils acceptent avec leur Dieu. Sans Dieu, dont la réalité est une question qui n'intéresse que fort peu le monde juif, le peuple juif n'a aucune existence particulière. Ce peuple n'existe qu'en tant qu'il se distingue des autres peuples par la relation spécifique qu'il entretient avec son Dieu et par la singularité de ce dernier. C'est par l'alliance qu'il a conclue, c'est-à-dire par l'acceptation du texte, la Torah, que le peuple juif est ce qu'il est. C'est parce qu'il a accepté cette alliance, c'est-à-dire ce texte, qu'il est le peuple juif. On a coutume de dire que le lien qui unit le peuple juif à sa divinité est de même nature qu'une union matrimoniale – avec tous ses avantages et ses inconvénients, avec ses infidélités, ses pulsions au divorce, ses passages à l'acte, ses joies et ses souffrances. Ainsi, pour les Juifs, ce n'est jamais l'existence de Dieu qui est discutée, qui intéresse les humains, qui excite leur intelligence, mais c'est l'alliance avec la divinité et ses implications qui posent question, et qui se trouvent régulièrement remises en cause.

Quelle était l'intention de Dieu au moment de la Shoah ? Que voulait-il des Juifs ?

Certes, jusqu'à ce jour, force est de constater qu'aucun Juif n'a su proposer une réponse originale et acceptable par tous. Mais, à tout le moins, en se posant cette question ouvertement, les Juifs survivants s'attaquent frontalement à leur traumatisme. Rien ne sert de se demander : « pourquoi s'est-on acharné à m'assassiner ? » – question évidemment absurde, puisqu'on ne s'est attaqué à lui que pour autant qu'il était juif ! Les survivants et les descendants de victimes se demandent en vérité : « Pourquoi a-t-on voulu **nous** assassiner, **nous** les Juifs ? Pourquoi sommes-nous restés vivants, **nous** des survivants juifs ? » Ce faisant, ils retranscrivent de manière plus fidèle la réalité : ce sont les individus en tant qu'appartenant à un groupe ethnique, le peuple juif, qui était visé et non des sujets isolés. Ils interrogent alors véritablement l'intention de l'agresseur. En outre, en formulant une question qui concerne un collectif et qui convoque les pensées et les pratiques élaborées par lui au cours de millénaires, les survivants et les descendants de victimes interpellent l'espace susceptible de leur répondre.

La Shoah est une terrible contrainte faite aux Juifs à renouer avec leur divinité. Après avoir pensé que l'avenir du peuple juif dépendait de l'abandon de sa relation avec sa divinité, la Shoah vient au contraire imposer à ce peuple plusieurs fois millénaire, récemment devenu étrangement athée, un intérêt plus marqué pour son Dieu. Renouer avec leur divinité équivaut pour les Juifs à renouer avec l'intelligence. Car être en lien avec sa divinité signifie pour un Juif de savoir l'interroger. Un Juif aimant son Dieu est un Juif qui étudie, qui réfléchit et qui tient pour essentielle sa capacité à créer de nouvelles propositions et de dialoguer avec son texte. Un homme juif est avant tout un homme qui s'intéresse au Dieu des Juifs, à ses intentions ; qui chaque jour, devant chaque événement nouveau, cherche des moyens originaux de le déchiffrer. Le Dieu des Juifs est exigeant, parfois généreux, souvent terrible, mais avant tout intéressant, énigmatique et source de concepts. La perplexité qu'éprouvent les Juifs au sortir de la Shoah est un ébahissement devant l'exigence d'intelligence !

Les manifestations d'indignation des survivants et des descendants de victimes en réaction aux propos tenus par les penseurs religieux au sujet de la Shoah nous indiquent la nécessité de trouver une autre manière, à la fois nouvelle et « juive », d'interroger la divinité, de lire son texte.

Aujourd'hui, après la Shoah, après la disparition systématique de l'ensemble des communautés juives de la diaspora, à la suite de la création de l'État d'Israël, à moins d'innover en matière d'interprétation, les Juifs sont peut-être voués à disparaître. Ils sont voués à ne plus rien comprendre, et surtout à ne plus savoir comment vivre entre eux et avec les autres nations. Pour l'instant, et c'est justement le fondement des reproches des survivants et des enfants de victimes de la Shoah, les Juifs ne font que répéter les pensées déjà produites, ils ne font plus advenir le monde juif, ils ne font désormais que le réciter, que l'ânonner. Ce faisant, ils ne parviennent pas à créer les conditions d'une véritable interprétation des derniers grands événements qui ont déterminé la vie du peuple – ceux-là mêmes qui ont fait penser que le peuple juif pouvait ne plus exister, qu'il était une nouvelle fois confronté à sa propre destruction.

Si être vivant c'est constamment créer de l'existence, redéfinir le vivant, et si l'existence juive est déterminée par l'innovation en matière d'interprétation de la Torah, alors la Shoah est un traumatisme qui contraint les Juifs à renaître en tant que peuple de l'interprétation du Texte. Autrement dit, il est temps aujourd'hui, pour la communauté des chercheurs et des penseurs, de prendre au sérieux la menace adressée aux Juifs lors de la Shoah : « Si vous cessez d'être intéressants à mes yeux, si vous n'assumez plus le rôle d'interlocuteur privilégié qui vous a valu votre élection, alors il ne me reste plus qu'à vous laisser disparaître... »

Deuxième partie

SOIGNER LES SURVIVANTS ET LEURS ENFANTS

J'entends par survivant de la Shoah :

> Toute personne juive ayant vécu dans un pays où les menaces et les persécutions antisémites du nazisme pendant la Seconde Guerre mondiale étaient effectives – quels que soient par ailleurs son âge au moment de la guerre et les circonstances de sa survie – et ayant survécu.

J'entends par descendant de victime de la Shoah :

> Toute personne ayant dans sa famille, à une, deux ou trois générations précédentes, au moins un parent juif qui a connu la persécution antisémite du nazisme – qu'il y ait ou non survécu.

Ces définitions m'ont été inspirées à la fois par les faits et par les théories antisémites – le projet nazi d'élimination de la totalité du peuple juif et son application [1] – et par les propos tenus par les sujets de la recherche. Pour eux, être restés vivants, mais aussi être nés après la guerre demeurent une énigme, parfois un miracle...

La recherche sur les conséquences psychologiques des persécutions nazies auprès des survivants de la Shoah et des descendants de victimes [2] se situe dans l'ensemble des recherches menées au Centre Georges-Devereux de l'université de Paris-VIII Saint-Denis sur les psychothérapies du traumatisme [3]. L'équipe d'ethnopsychiatrie de l'université de Paris-VIII a reçu, depuis 1988, 340 survivants et descendants de victimes de la Shoah en groupes de parole, en consultation individuelle et familiale et en entretien psycho-historique [4].

Les enfants de survivants de la Shoah [5] réclament que l'on considère spécifiquement leurs souffrances [6]. Ils le font aujourd'hui de plus en plus, et ce, depuis que les professionnels de la santé mentale eux-mêmes – psychologues, psychiatres, travailleurs sociaux – leur en ont fait miroiter l'idée. Les secondes générations apprécient que leur soient soumis les résultats des travaux des cliniciens. Les exigences des descendants de survivants constituent donc une réponse réelle de la part de la population concernée aux propositions psychologiques ayant émergé depuis plus d'une vingtaine d'années. Autrement dit, les intuitions des psy ont rencontré un accueil positif dans la population des usagers [7].

CHAPITRE II

Les groupes de parole de survivants et de descendants de victimes de la Shoah

J'ai initié des groupes de parole d'enfants de survivants afin de découvrir si les terribles événements vécus par le peuple juif au cours de la Seconde Guerre mondiale avaient eu une quelconque incidence psychologique et psychopathologique sur ses descendants ; et si c'était le cas, de proposer aux survivants et aux descendants de victimes de participer à l'élaboration de dispositifs psychothérapiques adaptés. Pour ce faire, je me suis penchée sur les événements de la manière la plus précise possible ainsi que sur la population qui les avait subis – les Juifs d'Europe. Bien sûr, je savais qu'ils n'étaient pas les seuls à avoir vécu la persécution nazie, mais l'originalité de ma démarche consistait à étudier l'événement non pas de manière générale mais en tant qu'il avait atteint une population précise ; en d'autres termes, à appréhender la persécution nazie à partir de ce qu'elle avait induit dans un collectif donné. Au fond, cette approche, du point de vue du sens commun, pouvait paraître banale, puisque la persécution des Juifs par les nazis était largement connue et reconnue, et qu'elle avait même été spécifiquement nommée : « le Génocide », « l'Holocauste » ou encore « la

Shoah ». Cela peut paraître absurde, mais aborder cette spécificité dans le champ des sciences humaines, et particulièrement en psychologie s'est révélé une innovation. En effet, la plupart des études dans ce domaine cherchent à comprendre la persécution en soi et d'une manière universelle ; elles cherchent à saisir la nature et le fonctionnement du système totalitaire meurtrier mis en place par le régime nazi mais ne considèrent pas l'identité des groupes impliqués dans les processus comme la pierre angulaire.

Bien que des auteurs tels que L. Poliakov – un des plus grands historiens de l'antisémitisme – aient toujours maintenu que la barbarie nazie était unique en son genre et qu'on ne pouvait la comparer à aucune autre forme de barbarie étatique, en raison justement de l'ethnocide contre le peuple juif, l'argument n'a pas empêché les comparaisons. Ce faisant, la recherche de l'intelligibilité des phénomènes a tendu vers une généralisation au détriment des analyses spécifiques.

Généralement, les études et réflexions sur la Shoah cherchent à rendre compte des motifs qui ont animé des « humains » ayant commis une telle horreur, de même qu'elles cherchent à comprendre quelles conséquences les persécutions nazies ont eues sur les « humains » qui les ont subies [1]. Comme si les sciences humaines, après le nazisme, après la Shoah ne pouvaient plus, au risque de se voir taxer de racisme, penser les hommes avec leurs groupes, leurs collectifs, leurs frontières, qu'elles soient territoriales, culturelles, religieuses, linguistiques ou politiques [2]. Or ce que les sciences humaines n'acceptent plus de se donner à penser – les collectifs : les Allemands, les nazis, les communistes, les Tsiganes, les Juifs, les Russes, les homosexuels, les Témoins de Jéhovah – les sujets impliqués directement dans l'événement, quant à eux, n'ont cessé d'y faire référence [3]. L'approche, qu'elle soit historique, sociologique ou psychologique a toujours tendu vers une définition généraliste alors que les événements ont précisément toujours été portés par des individus appartenant à des groupes distincts, aux motifs spécifiques, parfois antagonistes, pouvant même aller jusqu'à s'ignorer mutuellement – ces groupes disposant chacun d'une théorie explicative qui lui est propre[4]. Étant donné qu'il ne peut exister de théorie ni de professionnel jouissant d'un statut d'extraterritorialité, vouloir comprendre la Shoah d'une manière générale, c'est forcément la comprendre à partir d'un point de vue, tout en en excluant tous les autres. Quand, en sciences humaines, on parle de « l'homme », il semble que ce ne soit jamais d'un Juif hassid de Pologne ou d'un Manouche d'Alsace... En d'autres termes, la plupart des approches en sciences humaines s'interdisent de rencontrer sur un mode égalitaire et non pas forcément symétrique les savoirs existants et diversifiés. En outre, imposer une compréhension universelle ne laisse pas sans poser un véritable problème éthique puisque c'est nier les intérêts et les pensées spécifiques des groupes dont on prétend parler. S'empêcher de penser l'horreur nazie à partir des pensées et des intérêts des groupes et des minorités, les nier en tant qu'éléments réels, ne pas leur donner la parole dans le champ des sciences humaines reviennent, en quelque sorte, à poursuivre l'entreprise nazie qui déniait au groupe juif le droit à l'opinion. Pour ce qui me concerne, j'ai choisi d'explorer et de mettre en regard les vécus, les devenirs et les interprétations de *chacun* des collectifs impliqués même si ce fut à leur corps défendant, dans l'entreprise nazie.

Réunir des descendants de victimes de la Shoah

Aujourd'hui, depuis qu'ont été instituées les commémorations des déportations, depuis les reconnaissances publiques, depuis les discours officiels, depuis l'existence des associations, l'entité « enfants de survivants » n'est plus une inconnue – elle peut même être une revendication – mais à l'époque où j'ai débuté la recherche (1988), il s'agissait, en France, d'un énoncé totalement nouveau. Proposer à des sujets de témoigner parce qu'ils étaient « enfants de survivants » fut une expérience singulière car peu d'entre eux s'étaient jusqu'alors « pensés » ainsi. Je devrais plutôt dire que peu avaient été « pensés » ainsi. Ma proposition fut pour certains l'occasion d'une véritable prise de conscience ; comme si l'on mettait des mots sur ce qu'ils avaient toujours pressenti sans jamais l'avoir partagé avec quiconque. Certains m'avouèrent qu'en lisant l'annonce que j'avais placée dans la presse [5], ils s'écrièrent : « Mais oui, c'est moi ça ! je suis un enfant de survivant ! »

Dans le cadre de mes premières recherches sur les conséquences psychologiques de la Shoah sur la seconde génération, j'avais interviewé plus d'une quarantaine de personnes [6]. Ces interviews, ces longs entretiens psychohistoriques [7], enregistrés au magnétophone, avaient pour but de recueillir les informations les plus précises sur la vie de l'interviewé, son parcours personnel, ainsi que sur l'histoire de sa famille pendant et après la Shoah. Au cours de l'entretien ou parfois à la fin, nombreux sont ceux, comme Marc Jarowsky [8], qui me dirent :

> *Marc Jarowsky* : Vous connaissez d'autres gens comme moi, qui font les mêmes cauchemars, qui ont les mêmes angoisses ?
> *Psychologue* : Oui.
> *Marc Jarowsky* : J'aimerais bien les rencontrer.

J'ai donc voulu approfondir les connaissances recueillies lors des entretiens psychohistoriques et soumettre à un groupe, placé en position de me contredire [9], des hypothèses sur la psychologie des descendants de victimes de la Shoah. J'ai également souhaité répondre à l'attente que j'avais fait naître chez ceux qui avaient accepté de participer aux entretiens de recherche : rencontrer d'autres personnes potentiellement semblables. Car de toutes les souffrances, de toutes les pathologies dont sont victimes les enfants de survivants, je dois avouer que je n'ai pu identifier à ce jour qu'un seul invariant : se penser unique, seul au monde – un *singleton*. Certes, on pourrait dire que c'est ce qui caractérise bon nombre de personnes qui souffrent et qui n'ont pas rencontré l'apaisement dans leurs diverses tentatives thérapeutiques. Pour les enfants de victimes de la Shoah, comme c'est le cas, me semble-t-il pour tout autre individu, se penser seul au monde signifie qu'ils n'ont pas encore rencontré un univers capable de les penser, de leur répondre, un univers qui leur corresponde. Face à des personnes qui se disent à ce point isolées psychologiquement, les cliniciens sont mis en demeure de chercher avec les sujets des nouveaux dispositifs, des nouveaux concepts capables de les accueillir. Quand les enfants de victimes de la Shoah, au cours des entretiens, ont émis le désir de rencontrer « les autres », ils ont implicitement signifié qu'il pouvait exister une pensée partagée par d'autres, capable de les inclure et de les comprendre – lors des entretiens ils ont tous exprimé leur tristesse devant l'absence criante d'un *monde commun*.

La recherche d'un monde commun

Marc Jarowsky est l'un des premiers participants des groupes de parole d'enfants de survivants [10].

Marc Jarowsky est le fils unique de deux survivants de la Shoah. Son père, juif polonais, adolescent au moment de la guerre, a pu s'échapper du ghetto de Varsovie tandis que toute sa famille était déportée et finalement exterminée à Treblinka. Une fois hors du ghetto, Karol Jarowsky, le père de Marc, est entré dans l'armée de résistance polonaise avec laquelle il a combattu jusqu'à la fin de la guerre. La mère de Marc, d'origine lituanienne, a survécu à plus de dix camps de concentration différents, a vu ses sœurs et sa mère mourir devant elle ; elle est aussi la seule survivante. Karol et Anna Jarowsky font partie de la minorité des Juifs survivants qui sont restés vivre en Pologne après la guerre. Ils ont émigré en France en 1957 et Marc est né en 1962 à Paris. Pendant l'entretien, alors que Marc me parle de son père qui est un homme célèbre dans son milieu professionnel, qu'il évoque longuement sa mère, à laquelle il est très attaché mais qui, de par ses troubles psychiques liés à son terrible vécu de persécution, est sans doute, d'après Marc et son psychanalyste, à l'origine de ses propres angoisses, je lui dis :

> *Psychologue* : « Dites-moi, Karol Jarowsky, c'est un faux nom, n'est-ce pas ? Votre père ne s'appelle pas comme ça ? Comment s'appelle-t-il en vérité ?
> *Marc montre un signe d'étonnement mêlé de satisfaction.*
> *Marc Jarowsky* : Effectivement, mon père s'appelle de son vrai nom Moïshé Zylbersztein, mais il a changé de nom et s'est fait appeler Karol Jarowsky quand il s'est enfui du ghetto et a rejoint l'armée de résistance polonaise où l'antisémitisme était très fort. Il m'a raconté qu'un jour, un des résistants l'a regardé et lui a demandé : « Dis donc toi, tu ne serais pas juif par hasard ? » Il a répondu en traitant l'autre de fou, mais en vérité, il a eu très peur ! Par la suite, il a gardé ce nom d'emprunt. Mais comment avez-vous pu le deviner alors que moi je ne l'ai appris que quelques années auparavant ? Je sentais bien qu'il y avait quelque chose, mais je ne savais pas dire ce que c'était, et puis, en voulant aller inscrire les noms des parents morts pendant la Shoah à Yad Vashem [11], c'est là que j'ai fini par connaître le vrai nom de ma famille paternelle, mon vrai nom au fond. Mais dites-moi, vous, comment avez-vous su, comme ça, sans qu'on se connaisse ?

Je l'ai su parce que je m'intéresse aux noms et prénoms juifs polonais. J'ai appris quelle importance primordiale ont les prénoms chez les Juifs. Comment ils sont hérités et quelle force ils possèdent. Comment les prénoms sont fondamentaux dans certains moments de l'existence comme la naissance, le mariage, la maladie et l'enterrement. J'ai appris que chez les Juifs, *le nom c'est la personne* [12]. Je m'intéresse également aux noms et prénoms chrétiens polonais ; je cherche leur signification, leur étymologie. Je cherche aussi à comprendre selon quelles logiques les noms sont transformés dans les changements d'identité ; grâce au travail clinique avec les populations immigrées, j'ai appris qu'il n'était pas rare qu'au cours du voyage, pour de sérieuses raisons, on change de nom, on change de date de naissance, on change d'identité et que parfois, les enfants nés dans le pays d'accueil ne sont pas au courant de la véritable identité des parents. Il n'y a que les compatriotes adultes, les personnes qui appartiennent au même monde, qui savent et qui souvent se taisent. Je considère que cela fait partie de mon travail de psychologue, de m'intéresser de près au monde des patients, à leur parcours, aux processus de changement et de transformation qu'ils ont connus. Moïshé Zylbersztein est un nom typiquement juif polonais ; Karol Jarowksy est un nom typiquement chrétien polonais. N'importe quel Polonais ou Juif de Pologne le sait ! Dans le monde commun des Juifs polonais, tout le monde sait qu'un Juif qui dit s'appeler Karol Jarowsky a forcément changé son nom ; tout le monde sait qu'il possède un nom juif caché. Mais, à la fin des années 1980 à Paris, le monde des Juifs polonais n'existe plus depuis la guerre et c'est pour cette raison que Marc a pu vivre une vingtaine d'années sans jamais rencontrer personne susceptible de s'étonner de son identité. Marc se montre heureux que nous ayons, l'espace d'un instant, partagé un peu de cet univers commun qu'il connaît mal ; il veut rencontrer d'autres enfants de survivants, afin de recréer, ensemble, une parcelle du *yiddishkeit* – le temps de guérir des plaies des Juifs polonais restés en vie [13].

La mise en place des groupes de parole

Des groupes annuels ont été mis en place à l'Université. Ils se déroulent huit fois dans l'année et réunissent en moyenne dix participants chaque année ; chaque séance dure environ trois heures. Les groupes sont animés par deux cliniciens chercheurs. Afin de satisfaire une double exigence, à la fois éthique et scientifique [14], les séances sont intégralement filmées en vidéo et les cassettes sont conservées sous clef à l'Université. Une trace objective et complète des échanges ayant eu cours lors des groupes de parole constitue une garantie tant pour les participants que pour les chercheurs ; les participants peuvent s'y référer au cas où ils souhaiteraient remettre en cause l'animation ou le fonctionnement des groupes de parole ; les psychologues chercheurs disposent ici d'un matériel fiable pour la recherche et savent en outre que ce matériel, dans lequel est gravée sans coupure leur façon de travailler, est susceptible d'être examiné par des collègues. Autrement dit, les chercheurs ne sont jamais livrés à eux-mêmes en face de participants isolés, mais travaillent en quelque sorte « sous surveillance ».

La participation à ces groupes est totalement gratuite. Chaque année, des personnes au courant de l'existence de ces groupes demandent à y participer. Chaque participant rencontre au préalable l'un des deux animateurs du groupe dans le cadre d'un entretien psychohistorique [15]. Cet entretien est systématique avant toute participation au groupe. L'entretien psychohistorique est l'occasion de faire connaissance, de recueillir des données précieuses sur la vie des Juifs en Europe avant, pendant et après la Guerre. En aucune façon ces entretiens ne servent à choisir les participants ; aucune sélection n'est faite. À la différence de ce qui se pratique pour les groupes de psychologie clinique habituels, aucun critère psychologique ou psychopathologique n'est pris en compte dans la mise en place des groupes de parole. Les classifications psychiatriques et psychodynamiques en l'occurrence ne présentent qu'un intérêt informatif. Elles ne sont plus, dans un tel contexte de recherche, la référence obligée. La seule indication pour participer à ces groupes est celle d'avoir au moins un parent juif ayant connu la Shoah. Ces groupes accueillent donc toute personne se reconnaissant dans l'énoncé « enfant de victimes de la Shoah ». Ainsi, dans ces groupes, se réunissent des névrosés, des psychotiques, des *borderline* mais aussi des personnes « normales ». L'entretien psychohistorique est également l'occasion de s'assurer auprès des participants que leurs psychothérapeutes sont tenus au courant de leur démarche. La participation au groupe de parole n'est jamais une alternative au suivi thérapeutique des participants – de quelque nature qu'il soit.

Dans ces groupes, sont accueillis des intellectuels, des ouvriers et des artisans, des bourgeois et des fonctionnaires, des religieux et des communistes, des jeunes et des moins jeunes, des Parisiens et des provinciaux, des Français et des étrangers – certains font même le voyage une fois par mois depuis la Suisse, la Belgique, ou encore Israël. En d'autres termes, ces groupes accueillent des personnes qui tant du point de vue psychologique que du point de vue socio-économique sont hétérogènes. À ce jour [16], 90 personnes se sont inscrites aux groupes de parole, et 80 ont suivi un groupe du début à la fin [17]. Avant leur participation au groupe de parole, les participants signent un protocole d'accord dans lequel sont stipulées les conditions d'utilisation des données recueillies lors des séances de groupes.

La recherche en psychologie clinique

On peut se demander si la prise en charge au sein des groupes n'est pas contradictoire avec le souci de conduire une recherche. Il est vrai que mener un groupe tout en l'observant et en s'observant demande une attention permanente, renvoie à une exigence constante, et nécessite un dispositif adapté. Mais cela est parfaitement possible à condition de respecter la règle suivante : ne jamais être seul avec le ou les sujets ; travailler sous « surveillance », c'est-à-dire dans des conditions qui permettent d'être interrogé et contredit par les patients et par les collègues. De plus, l'expérience révèle que de telles conditions de prise en charge offrent des chances de réussite plus élevées. En effet, il apparaît qu'en matière d'efficacité thérapeutique, plus un psychothérapeute surprend son patient, plus il innove et plus il a de chances d'induire des modifications visibles chez ce dernier. En revanche, plus le patient connaît par avance la théorie de son thérapeute, plus il sait comment se déroulera la séance et quelles seront les paroles échangées et moins il sera amené à modifier les pensées et les convictions sur lui-même et sur le monde avec lesquelles il s'est inscrit dans le processus thérapeutique. Autrement dit, faire participer les personnes en souffrance psychologique à un dispositif dans lequel les cliniciens se donnent les moyens d'innover en matière de psychothérapie et où ils invitent les sujets à contribuer démocratiquement et activement à cette innovation, laisse plus de chances à l'avènement de réels effets thérapeutiques.

Dans ces groupes, que cherche-t-on ?

Ce qui réunit à la fois les chercheurs et les participants, c'est avant tout le désir de découvrir *ensemble* la thérapeutique adéquate pour guérir les maux dont souffrent les enfants de survivants.

Ces groupes réunissent donc des survivants et des descendants de victimes de la Shoah prêts à participer à la recherche sur des techniques de prises en charge psychologique appropriées. Le groupe de parole est un dispositif clinique de recherche au sens où, bien que se voulant thérapeutique, il n'impose jamais à ses participants une technique thérapeutique *a priori* mais se met à l'écoute des propositions des usagers. Il s'agit, dans un tel dispositif, d'inverser l'habitude selon laquelle ce sont les patients qui se plient aux exigences et aux règles des thérapeutes. Ici, c'est le cadre clinique qui se soumet aux exigences des participants afin de satisfaire les attendus : l'émergence de nouvelles données psychologiques et thérapeutiques.

Le dispositif de recherche

Un tel espace de recherche en clinique est réalisable si et seulement si on y introduit ce que Tobie Nathan appelle un *élément perturbateur*[18]. Il peut s'agir d'un être, d'un fonctionnement, d'une institution, d'« une force[19] », enfin tout élément qui impose aux cliniciens une modification dans leur façon d'agir et leur théorisation. Un « ingrédient » qui vient obligatoirement les déloger de leur place de connaisseur *a priori* du fonctionnement psychique des sujets. L'élément perturbateur est ce qui contraint le clinicien à ne plus penser son patient *a priori* et par conséquent à faire de nouvelles propositions tant théoriques que pratiques. Les cliniciens chercheurs sont toujours en quête de cet « empêcheur de penser en rond », de cet agent actif, de ce transfuge qui saura les surprendre sur leur propre territoire et qui les enrichira, eux et leur sujet. Un dispositif de recherche, à la différence d'un dispositif clinique courant est ce qui permet d'accueillir ce type d'élément perturbateur.

Quel est l'élément perturbateur introduit dans les groupes de parole de survivants et d'enfants de survivants de la Shoah ayant contraint les cliniciens chercheurs à renoncer à leurs habitudes ? Quel est cet élément qui les a déséquilibrés ?

Le « groupe juif » : un élément qui introduit de la perturbation en psychologie clinique

Habituellement, les groupes en psychologie clinique, y compris les groupes dits « de recherche » – tels que les groupes d'alcooliques, d'anorexiques, de toxicomanes, de psychotiques ou de personnes souffrant de TOC – réunissent des sujets qui sont définis uniquement par la discipline qui les convoque. En effet, les humains ne sont identifiés comme anorexiques ou psychotiques que dans le champ de la psychiatrie et par les professionnels de ce champ. Ailleurs – dans leur famille, leur milieu professionnel, leur quartier, leurs clubs, leur café, etc. – ces mêmes humains sont appréhendés et qualifiés de façon autre et n'ont, le plus souvent, rien de commun qui leur vaut d'être réunis ; le niveau socioculturel, la religion, l'obédience politique, la langue maternelle, le parcours intellectuel ou professionnel, en d'autres termes ce par quoi généralement les sujets se définissent ne sont, dans ces groupes psychologiques ou psychiatriques, pas pris en compte de manière pertinente pour la recherche. On s'attend donc, dans ce type de groupe, à recueillir des informations préconçues par la matrice conceptuelle qui les soustend. Il en est tout autrement dans les groupes de parole de survivants et d'enfants de victimes juives de la Shoah qui ont permis d'introduire un véritable « moteur de recherche » au sein du dispositif clinique universitaire. En effet, cela a été rendu possible car le dispositif destiné aux survivants et aux enfants de survivants de la Shoah a convoqué une entité non psychologique ou psychiatrique au sein du dispositif en y « invitant » le *groupe juif*. L'« élément juif », parce qu'il renvoie à un groupe culturel spécifique, diversifié, existant en dehors de la psychologie et en dehors de l'Université ; parce qu'il détient ses institutions, ses *théories psychologiques* et ses thérapeutes propres ; parce qu'il possède ses objets et ses causes, est un « être » capable d'instaurer la perturbation nécessaire à l'avancée scientifique en psychologie.

Quelques éléments juifs perturbateurs

Le calendrier, une association d'anciens déportés, un châle de prière, le statut du mariage chez les Juifs.

Le calendrier juif

SHABBAT

La première année (1991) de la mise en place des groupes de parole nous avions prévu, par convenance pour ceux qui travaillaient mais aussi pour bénéficier du calme qui règne dans l'Université le week-end, de nous réunir le samedi après-midi – nous avions obtenu l'usage d'une salle dans l'UFR de psychologie de l'Université ce jour-là.

Shlomo Finker est entré en contact avec moi car il était particulièrement intéressé par ma recherche dont il avait entendu parler par un ami. Shlomo est né à Paris en 1963 d'une famille originaire de Tchécoslovaquie ; il est le fils aîné de deux survivants des camps de concentration nazis immigrés en France au lendemain de la guerre. Shlomo a été élevé dans l'athéisme et le communisme, qui, d'après lui, étaient « les deux composantes de la religion familiale ». Schlomo a connu un parcours difficile tant du point de vue personnel que professionnel – il a suivi trois psychothérapies différentes ; il a été hospitalisé en psychiatrie à plusieurs reprises à la suite de décompensations psychotiques, il n'a pas pu mener à bien ses études, et a changé plusieurs fois de métier. Shlomo est finalement devenu religieux ; il a retrouvé un prénom juif, s'impliquant de plus en plus dans une communauté orthodoxe qui rencontre ces dernières années un réel succès auprès de la jeune génération juive française. Shlomo souhaite vivement participer au groupe de parole, mais il me prévient qu'il est *Shomer Shabbat*, et qu'il ne pourra faire partie du groupe puisque celui-ci se déroule le samedi. *Shomer Shabbat* signifie en hébreu « gardien du shabbat » ; cette expression en usage dans le langage courant des milieux initiés désigne une personne religieuse, respectant scrupuleusement les commandements attachés au *Shabbat*, dernier jour de la création du monde, dernier jour de la semaine – ce qui implique des règles strictes relatives au repos, au déplacement des personnes et des objets.

Dans le souci de ne rejeter personne dans notre dispositif de recherche, nous avons, l'année suivante, changé de jour de réunion et c'est ainsi que nous avons pris l'habitude de nous réunir le dimanche. Le *Shabbat* a donc fait intrusion dans le dispositif de recherche. Afin de pouvoir accueillir les Juifs religieux dans la recherche, afin de ne pas les exclure du travail clinique, nous avons, en quelque sorte, « introduit » le *Shabbat* dans le dispositif et ce faisant, c'est le cadre psychologique qui a été contraint de se plier à l'une des spécificités du groupe juif – ici, son calendrier. Les psychologues ont dû considérer avec sérieux un élément, qu'ils ne savaient encore nommer dans la langue psychologique, une « chose », un « jour » de la semaine juive, dans leur théorisation puisque celui-ci venait de modifier leur cadre. Qu'était ce *Shabbat*, que la psychologie devait forcément prendre en considération puisque certains survivants et enfants de survivants – même minoritaires – en faisaient un agent d'influence dans leur vie et dans le dispositif mis en place ? Une fois contraints à nous intéresser à lui, nous nous devions de commencer à le penser, à l'intégrer en tant qu'objet de recherche ; nous allions devoir le « présenter » à nos collègues. *Shabbat* en réalité est une « chose » qui a donné lieu à une multitude de commentaires et d'interprétations, essentiellement en hébreu. *Shabbat* domine toutes les fêtes du calendrier juif, c'est lui – je devrais dire c'est elle, puisque *Shabbat* est un être sexué, c'est un être féminin, une reine *Malka*, une fiancée *Cala* – qui a la priorité sur tous les autres jours de l'année. C'est ce jour qu'on se doit d'honorer et respecter plus que tout autre jour. *Shabbat* est le 4e commandement des dix premiers commandements que Dieu dicta à Moïse lors de la sortie d'Égypte.

> Souviens-toi du jour du *Shabbat* pour le sanctifier. Durant six jours tu travailleras, et tu auras fait tout ton travail ; et le septième jour, c'est le *Shabbat* pour l'Éternel ton Dieu : tu ne feras aucun travail, toi, ton fils et ta fille, ton esclave mâle ou femelle, ton bétail, et l'étranger qui est dans tes murs. Car en six jours l'Éternel a fait le ciel, la terre, la mer et tout ce qu'ils renferment, et il s'est reposé le septième jour ; c'est pourquoi l'Éternel a béni le jour du *Shabbat* et l'a sanctifié. Exode, XX, 8 (traduction, E. Munk).

Shabbat, en tant que « chose », en tant qu'« être » actif sur le fonctionnement psychique des Juifs mérite que la psychologie lui confère un statut, c'est-à-dire qu'elle le considère digne d'exploration sérieuse et rationnelle.

> J'appelle « chose », cet être à la nature imprécise et qui « cause », au sens de « qui produit ce que j'observe ». Mais je veux être plus précis. « Chose » est cet être qui capture qui s'en approche. Non pas l'explication que je dois chercher à une suite d'événements car dans ce cas, ce sont les événements qui « causent », non pas la théorie scientifique que je construis, car dans ce cas, c'est moi qui « cause ». Non ! L'être qui est à l'origine et dont je ne peux plus me défaire. Ce qui, une fois établi son origine ne peut être chassé pour être remplacé par une intentionnalité humaine. Qu'est-ce qui rend Roméo amoureux fou ? Est-ce l'intention de Juliette ? Certes non ! Sa beauté, sa grâce, son esprit, son appartenance à la famille ennemie ? Encore moins ! « Quelque chose » en Juliette

(au travers de Juliette) cause l'amour de Roméo. Les Grecs anciens pourraient dire « c'est Aphrodite qui rend Roméo amoureux de Juliette ». Dans ce cas, Aphrodite, le désir amoureux, est une chose. Adonis, le parfum, tel que l'envisageaient les Grecs anciens est aussi une chose. Encore plus démonstratif : la langue est une chose – typiquement ce qui « cause » ; et ce dernier exemple nous apprend une caractéristique des choses : elles sont le produit d'une fabrication, toujours œuvre d'un collectif. Les plantes hallucinogènes telles qu'elles ont été découvertes/construites par les Amérindiens sont une chose. Et là, nous pouvons sourire : « les choses ont une âme » – ou du moins une intentionnalité. La chose cause et les humains produisent des objets pour incarner et se saisir de la chose [20].

PESSAH

À la fin de la 3e réunion du groupe E, Hélène Finkelstajn, une participante juive orthodoxe, en psychanalyse depuis plusieurs années, nous prévient qu'elle ne pourra pas assister à la prochaine réunion du groupe qui a lieu quelques jours avant *Pessah* en raison de l'énorme travail qui l'attend pour préparer sa maison pour la fête. En effet, la fête de *Pessah* donne lieu à de grands préparatifs dans la maison et dans la cuisine qui demandent au moins une semaine de travail.

Pessah – « Pâque » en français – est l'une des fêtes les plus importantes du calendrier juif. Elle correspond à la période qui marque le début du printemps [21]. La fête de *Pessah* dure une semaine entière. Elle commémore la libération des Juifs, esclaves des Égyptiens, pendant quatre cents ans. La semaine de *Pessah* débute par un dîner en famille (le *seder*) – qui peut durer toute la nuit – dîner au cours duquel les Juifs doivent évoquer leur libération. Les convives ont chacun un livre devant eux, la *Haggadah* de *Pessah* (le récit de *Pessah*). Ils prient, bénissent leur Dieu, lisent à haute voix le récit de la sortie d'Égypte, interrogent et commentent les paroles des anciens sur les conditions qui leur ont permis de devenir un peuple libre – c'est-à-dire : libre d'honorer son propre Dieu et libre de transmettre à ses propres enfants. Lors du *Seder*, les Juifs sont assis autour d'une table sur laquelle sont disposés du vin et des mets spécifiques, dont le pain azyme (*matza*), que chacun doit manger – ces aliments donnent également lieu à commentaires et à prières. Tout au long du repas, chacun doit lire à haute voix un passage de la *Haggadah*. Tous cherchent à interroger et à produire des commentaires originaux. La soirée se déroule en lisant, en bénissant Dieu et en commentant l'événement fondateur du peuple juif. L'attribut le plus fréquent de Dieu est « celui qui a libéré son peuple de l'esclavage, qui l'a fait sortir d'Égypte ». Le 1er commandement y fait d'ailleurs mention : « Je suis l'Éternel ton Dieu qui t'a fait sortir d'Égypte, d'une maison d'esclaves. » Exode, XX, 2.

Pessah marque un temps fondamental où la distinction entre le peuple juif et les autres peuples est rappelée et mise en scène. Le *seder* doit, en principe, n'accueillir que des Juifs – la sortie d'Égypte, la libération des Juifs est marquée par une série de plaies destinées à meurtrir les Égyptiens afin qu'ils acceptent de libérer les Juifs. Bien que vivant sur le même sol que les Égyptiens, les Juifs, parce que juifs et marquant ouvertement leur différence, furent totalement épargnés par les plaies. *Pessah* est donc la commémoration de la distinction qu'opère Dieu entre les Juifs et les *goyim*. *Pessah* dure une semaine entière et correspond au passage des Juifs dans le désert (quarante ans) avant leur arrivée en Canaan – sur la terre que Dieu leur a promise. Avant la semaine de *Pessah*, la maîtresse de maison aura veillé à vider la maison de toute substance contenant de la levure, afin de rappeler les conditions d'expulsion-libération. *Pessah* est interprétée par certains comme un temps de « purification », de « délimitation » au cours duquel les Juifs, quelle que soit l'époque à laquelle ils vivent, se doivent de se souvenir qu'ils ont été esclaves et qu'ils ont été libérés de l'esclavage en se reconnaissant un Dieu différent de tous les autres. *Pessah* est un temps au cours duquel ils réactualisent leur lien avec leur Dieu et veillent à se défaire des habitudes, des objets, des substances et des pensées qu'ils auraient pu contracter en vivant dans un univers non juif. *Pessah* est donc à la fois une commémoration et une sorte de « réinitialisation » de la distinction. *Pessah* est par conséquent un dispositif anhistorique de discrimination, fonctionnant chaque année à date fixe ; une espèce de machine à rejudaïser les Juifs.

KIPPUR

Nul ne considère que l'absence d'Hélène Finkelstajn à la prochaine réunion du groupe à cause de la fête de *Pessah* n'est un problème et mérite discussion. En revanche, c'est le psychanalyste d'Hélène Finkelstajn qui ne semble pas comprendre la situation. Hélène se plaint au groupe de sa réaction. Il est juif, ashkénaze comme elle et ses parents sont des survivants de la Shoah – il ne le lui a jamais dit mais elle l'a deviné. Elle se doute même qu'il a, tout comme elle, de mauvaises relations avec ses parents et leur statut de survivants ! Il existe entre Hélène et son psychanalyste un litige qu'elle souhaiterait élucider dans le groupe. Le psychanalyste d'Hélène Finkelstajn exige qu'elle règle la séance qu'elle a manquée à l'occasion de *Kippur* dernier. Hélène est très en colère et refuse de payer. Ce conflit donne régulièrement lieu à des disputes entre elle et son thérapeute.

Kippur (Grand Pardon) jour d'extrême contrition qui dure vingt-cinq heures, est un des temps forts de l'année juive. Ce jour-là (10 du mois de *Tichri*), il est interdit de manger, de boire, de fumer, de travailler, de se laver, de faire l'amour, d'écrire, de se déplacer en moyen de transport, etc.[22]. Les Juifs religieux passent habituellement la totalité de la journée à la synagogue.

Le comportement du psychanalyste Hélène Finkelstajn vis-à-vis du paiement de la séance manquée est strictement conforme aux règles psychanalytiques de l'école à laquelle il appartient, « chaque séance manquée est due ». Dans ce conflit, s'expriment en réalité deux propositions. D'une part, celui de la psychanalyse, pour laquelle il n'existe pas de contrainte objective ou extérieure au fonctionnement psychique du sujet. Quand certaines réalités surgissent au sein du cadre psychanalytique, elles doivent immédiatement être traduites en termes psychanalytiques et interprétées. Autrement dit, *Kippur* n'est intéressant pour le psychanalyste qu'en tant qu'il active le fonctionnement psychique d'Hélène Finkelstajn – son hystérie, ses mécanismes de défense, sa manière de vouloir « attaquer le cadre », etc. Mais Hélène Finkelstajn ne l'entend pas de cette manière, ou plutôt, son monde ne peut accepter d'être ainsi évacué de la scène thérapeutique. Son monde, c'est-à-dire son mari, ses enfants, son groupe social, ses parents, ses ancêtres, son Dieu et son calendrier qui se dit vieux de plus de 5 756 années. Certes, Hélène Finkelstajn rencontre quelques difficultés avec ses proches, y compris dans sa communauté, mais l'invitation à changer de monde et de temporalité inscrite au fond dans la proposition du psychanalyste « il faut payer la séance manquée » rencontre chez elle une forte résistance. Ici, ce sont deux mondes qui s'affrontent et non deux individus. Le malentendu provient du fait qu'Hélène Finkelstajn pense qu'étant donné les origines familiales et socioculturelles de son psychanalyste, ce dernier sera à même de respecter certaines particularités juives – dont les jours importants du calendrier qu'il connaît nécessairement, même s'il ne les respecte pas. Or le psychanalyste est avant tout adepte, dans son travail, de la théorie freudienne qui refuse aux lois juives – comme à toute contrainte extérieure au cadre psychanalytique – la possibilité d'échapper à l'interprétation.

Lorsque Hélène Finkelstajn nous apprend que son père a continué à jeûner en camp de concentration ; lorsqu'elle nous explique que sa mère, de son côté, a abandonné le jeûne de *Kippur* à cause de l'existence des camps ; lorsqu'elle nous dit qu'elle ne pourra venir durant la semaine de *Pessah*, nous sommes amenés à reconnaître que ces jours sont plus que des dates. Ce sont de véritables « êtres » actifs dans la vie des Juifs. Que sont *Kippur, Pessah, Shabbat* pour un psychologue ? Pour répondre à cette question, il faut commencer par se donner les moyens de les « accueillir » ; c'est très précisément ce que permet le dispositif de recherche sur les groupes de parole de survivants et d'enfants de victimes de la Shoah.

Une association d'anciens déportés d'Auschwitz

Jacques Groszman, né en France en 1948, divorcé et père de deux grands enfants, est le fils aîné d'une famille de Juifs polonais déportés de Drancy à Auschwitz, et dont seuls le père et le grand-père sont revenus. Il est heureux de participer au groupe de parole de l'année 1992-1993. Il a effectué plusieurs psychothérapies, s'est inscrit dans différents groupes de méditation transcendantale et de relaxation, mais se plaint toujours de « certaines souffrances psychosomatiques » et surtout des difficiles relations qu'il entretient avec son père avec lequel il travaille et qu'il qualifie de véritable tyran. Le père de Jacques, apprenant que son fils s'apprête à participer au groupe de parole à l'université, me téléphone pour m'expliquer, sur un ton extrêmement sévère, que son fils a autre chose à faire que de participer à ce type de réunion, que c'est lui qui a été déporté et non Jacques, et que d'ailleurs il a besoin de lui le dimanche pour participer aux réunions d'une Association de déportés d'Auschwitz, dont il est le président. Par ce coup de téléphone, le père de Jacques a en quelque sorte fait irruption au sein du groupe pour nous prévenir qu'il nous fallait prendre en compte la génération des survivants et surtout les espaces associatifs et communautaires réels qu'elle avait su créer. C'est comme s'il nous disait : « si vous voulez soigner mon fils, il ne faut pas que cela soit au détriment du devenir de notre association d'anciens déportés ». Plus tard, avec d'autres membres du groupe de parole de l'Université, Jacques créa, à la demande expresse des déportés de l'association de son père, une association d'enfants de déportés ayant pour mission de transmettre la mémoire et de réfléchir à des implications sociales et politiques d'une telle union. Les rencontres organisées par cette nouvelle association et l'ancienne ont été des événements notoires dans la vie de leurs membres. Certains « parents survivants », qui n'avaient jamais pu témoigner, ont donné des conférences devant les « enfants ». Des débats ont eu lieu entre les deux générations. Je ne peux m'empêcher de penser que le père de Jacques m'avait indiqué d'emblée que le travail clinique avec la seconde génération allait fortement impliquer une dimension communautaire que la psychologie ne pourrait éviter de conceptualiser. En outre, des conférences ont été organisées afin d'entendre les chercheurs de l'Université. C'est ainsi que j'ai été invitée à exposer mes travaux devant un public concerné au premier chef par mes résultats, en mesure de me critiquer, de me contredire, en position de me contraindre à modifier ma trajectoire de chercheur. Cet aspect de la recherche, cette garantie convoquée dans la recherche même est, me semble-t-il, un point crucial dans l'avancée des travaux en psychologie : il s'agit de la constitution des sujets ou des patients en groupes de pression qui disposent d'un véritable pouvoir d'influence dans la recherche.

Un objet juif, le thalit

Macha Oïstrak est née en France en 1950. Ses parents sont issus de la bourgeoisie intellectuelle et cultivée juive russe qui a dû s'enfuir au moment de la révolution de 1917. Une bourgeoisie qui se sentait avant tout russe, qui parlait le russe et le français, qui défendait l'âme russe et ne se sentait rien de commun avec les juiveries traditionnelles de la région comme celles de Lituanie ou de Pologne. Dans la famille de Macha on lisait beaucoup, on écrivait, on jouait de la musique et on apprenait les langues étrangères. Macha ne sait pas remonter au-delà de deux générations, comme si sa famille n'avait jamais été autre chose que russe et bourgeoise... et quelque peu juive sur les bords. Les parents de Macha ont élevé leurs enfants dans la crainte d'être découverts en tant que juifs et tels des marranes des temps modernes, leur judaïsme leur a suggéré plus de honte que de bonheur. Macha souffre de n'avoir pas accompli toutes les prouesses que son être supérieurement doué était voué à réaliser. Comme le reste de sa fratrie, elle n'a pas fondé de famille et pense que ses erreurs existentielles sont intrinsèquement liées à la « névrose » de ses parents. Comme bon nombre d'enfants de survivants juifs influencés par leur expérience psychanalytique, Macha ne peut s'empêcher d'accuser ses parents. Elle considère aujourd'hui que c'est justement grâce à sa psychanalyse qu'elle est parvenue à se libérer de leur « emprise ». Macha est très attachée à ses origines ; elle se sent à la fois russe et juive bien que très étrangère aux « choses juives » ; elle ne rejette pas ouvertement son judaïsme mais elle est ignorante en la matière et se dit avant tout « universaliste » et « humaniste ».

À l'une des séances du groupe de parole auquel Macha a participé, elle a demandé comment elle devait procéder pour se débarasser d'une chose que ses parents lui avaient donnée sans lui demander son avis et qu'elle ne supportait pas d'avoir chez elle. Il s'agit d'un châle de prière ayant appartenu à un grand-oncle de Russie, transmis à ses parents par une cousine et dont nul, apparemment, ne voulait dans la famille. Macha sentait bien qu'il ne fallait pas le jeter mais ne savait comment s'en défaire.

> *Psychologue* : Un châle, tu veux dire un châle de prière, avec les franges – les *tsitsit* ? Un *thalit*, tu veux dire ?
> *Macha Oïstrak* : Oui, ça doit être ça... Je n'y connais rien, mais ce que je sais, c'est que je n'en veux pas chez moi et je n'ose pas le mettre à la poubelle.

Une réflexion s'est alors engagée dans le groupe au sujet du châle. Qu'est-ce qu'un tel objet ? À quoi sert-il ? Quoi faire avec ? Comment se défaire de celui-ci en particulier ? Certains participants ignorent totalement que chaque homme juif, d'après la tradition, possède un châle qu'il acquiert généralement à sa *bar-mitsva*, dont il se couvre pour prier, qu'il porte à son mariage, qu'il utilise aussi pour bénir ses enfants et sa femme à certaines occasions, enfin, avec lequel on l'enterre.

Macha ne sait pas au juste ce qu'est un *thalit*, mais elle sait qu'elle ne peut s'en défaire comme elle le ferait de n'importe quel objet sans valeur. Macha ressent à la fois une gêne, quasi une colère vis-à-vis de cet objet. Elle ne comprend pas ce que cet objet fait dans sa maison, pourquoi on le lui a confié, pourquoi personne n'a voulu le garder. Un châle est une chose qui appartient à l'univers des hommes juifs ; de plus, celui qui en fut le propriétaire aurait dû être enterré dedans ! A-t-il été enterré selon la tradition ? Est-il mort pendant la guerre ou bien ses survivants ont-ils renoncé au rituel juif ? La colère de Macha est au fond justifiée : la présence de ce châle chez elle révèle que la vie juive de la famille Oïstrak est perturbée et Macha fait partie de ceux qui doivent trouver une solution pour cesser de subir cette perturbation.

Macha a raison de ne pas pouvoir jeter le fameux châle. Non pas pour des raisons personnelles, ni même familiales, mais pour des motifs qui sont intrinsèquement liés à l'objet lui-même. Quand un tel objet est en bon état et qu'on souhaite s'en défaire, on peut le donner à un Juif nécessiteux.

Mais quand il est abîmé, quand il ne peut plus servir, on doit le traiter autrement. Macha est ici confrontée à une question sur laquelle les Juifs, dans la tradition, se sont déjà penchés : le devenir et le traitement des textes et des objets sacrés abîmés. Ces objets et ces textes, étant donné leur utilisation, peuvent être considérés à l'égal de machines actives, agissant sur la vie des personnes et du groupe juif. Ces « machines » sont entretenues mais vieillissent et finissent par ne plus rendre le service pour lequel elles sont conçues. La tradition juive a prévu un traitement qui permet à ces « machines » d'être transformées de telle sorte que leur force de travail soit recyclée. Ainsi, on devrait en toute logique traiter le châle abîmé comme les vieux textes pieux trop usés qu'on enterre dans des cimetières juifs pour objets et textes sacrés, la *ghéniza*. Dans ces cimetières sont enterrés les *thorot*, les écritures des *mézouzot* ou encore des *téfilin*.

Comment la psychologie clinique doit-elle considérer les objets, les choses matérielles évoquées lors de séances de psychothérapie, lors de réunions de groupe de sujets où seule la parole est de mise ? La consigne dans les groupes de parole – s'il en est une – se résume à l'échange de paroles. Non pas que les participants ne peuvent faire autre chose s'ils le souhaitent, mais la proposition initiale stipule que des personnes vont se réunir 8 fois dans l'année pour *parler* ensemble. Ces paroles seront enregistrées et soumises à l'analyse des spécialistes du discours que sont les psychologues cliniciens de l'Université. C'est *a priori* à partir du discours des sujets que le savoir sur les victimes et les enfants de victimes devra se construire.

Nous avons pourtant vu apparaître des éléments qui ne sont pas de la parole. Si les participants des groupes de parole parlent des objets et des questions, voire même du trouble que certains leur provoquent, c'est bien que nous leur en avons offert la possibilité. L'apparition des objets comme êtres d'influence s'est imposée comme une nouvelle perturbation ; les objets juifs *réclamaient* d'être traités. Non pas interprétés, non pas abordés comme des substituts de parole, non pas conçus comme des symboles, mais convoqués par la parole partagée ayant pour thème central le devenir des familles juives survivantes de la Shoah. Ces objets juifs se sont imposés tels de véritables êtres exigeant un traitement adapté et spécifique.

Nous avons découvert que ces objets juifs demandent à être appréhendés comme des êtres vivants doués d'intention inhérente à leur « identité », et capables d'influence sur les personnes. Il nous fallait alors comprendre de quoi sont constitués ces objets afin de *leur* répondre de manière congruente. Convoquer le groupe juif dans un dispositif de psychologie clinique nous a conduit à accueillir les objets juifs. Ici, c'est le *thalit* d'un Juif russe décédé qui s'est « présenté ».

THALIT

> « Châle rectangulaire à franges que l'on porte pendant certaines prières, conformément au commandement des "franges" (*Tsitsit*, Nombres 15, 38)... La bénédiction récitée lors du don du *tallit* est la suivante : *hitattef betsitsit*, "... qui nous a commandé de nous entourer du *tsitsit*". Après la bénédiction, la personne doit s'entourer complètement du *tallit*, se couvrant la tête, et rester ainsi "le temps qu'il faut pour marcher la distance de quatre coudées" (un peu moins de deux mètres), à ce moment seulement, elle peut disposer le *tallit* autour de ses épaules... En général on porte le *tallit* à chaque office du matin et à chaque office supplémentaire, sauf pour *Ticha be av* [jour de la destruction du Temple] où l'on met le *tallit* pour l'office de l'après-midi au lieu de celui du matin. À *Yom Kippur*, on met le *tallit* pendant les cinq prières. Les jours où l'on porte les *téfilin* (phylactères) on met le *tallit* avant de mettre les *téfilin*. Lorsque les prêtres montent pour bénir le peuple, ils portent le *tallit* sur la tête et les mains parce que, dit-on, la Présence divine est sur leurs mains quand ils prononcent la bénédiction sacerdotale... Idéalement le *tallit* doit être en laine, mais d'autres matières comme la soie peuvent également être utilisées ; les franges doivent être en laine ou du même tissu que le vêtement. Chacun des quatre coins du *tallit* doit avoir une frange constituée de quatre fils redoublés, soit huit en tout. Ces fils sont noués d'une manière distincte, avec un fil plus long que les autres enroulé autour des sept autres et ensuite noué deux fois. On a coutume de faire un nœud double suivi de sept, huit, onze et treize enroulements, soit cinq nœuds doubles au total [23]... »

Ainsi, dans ce cadre, progresser dans le savoir de la psychologie, de la psychopathologie et de la psychothérapie des victimes et des descendants de victimes de la Shoah, c'est aussi avancer dans la compréhension, le maniement et le traitement des objets juifs leur appartenant. Le groupe s'est révélé perturbateur car il a contraint les psychologues à inclure dans leur préoccupation de nouveaux êtres : des choses matérielles, des objets manufacturés possédant une fonction et une efficacité spécifiques, exigeant un traitement et donc une connaissance poussée. Ces objets ont conduit les psychologues cliniciens à investiguer leurs lieux de conception, de fabrication et leurs lieux d'utilisation. Ils ont forcé les psychologues à pénétrer un monde où ces objets ont une existence, où ils « causent[24] ». Autrement dit, la perturbation a modifié la question de départ : nous sommes passés de « Comment la psychologie clinique doit-elle considérer ces objets ? » à « Qu'est-ce que la psychologie clinique recommande pour leur traitement ? »

Le groupe n'étant pas assez connaisseur dans le domaine, nous avons suggéré à Macha qu'elle s'adresse à une personne qualifiée.

> *Psychologue* : Le mieux c'est que tu te renseignes auprès d'un rabbin.
> *Macha Oïstrak* : Mais je n'en connais pas !

Le mariage

Monique Grinzspun a une quarantaine d'années. Elle est la fille de deux survivants de la Shoah, d'origine juive polonaise. Ses deux parents étaient cachés en France pendant la guerre. Ils font partie des rares survivants de leur famille, restée majoritairement en Pologne. Sa mère a survécu cachée dans une église, en province, où elle était bonne à tout faire du curé. À la fin de la guerre, elle se disait chrétienne. Monique, tout comme ses frères et sœurs, n'a appris qu'à l'adolescence qu'elle était juive. Ses parents, d'après l'incohérence de leur attitude, semblent avoir conservé une énorme terreur, comme si la guerre ne s'était jamais arrêtée. Ils ont inscrit leurs enfants au catéchisme, leur ont fait faire leur communion catholique ; ils leur ont fait croire qu'ils étaient chrétiens, mais arrivés à l'âge du mariage, ils les ont exhortés d'épouser des Juifs. Monique est mère d'un garçon, aujourd'hui âgé d'une vingtaine d'années. Elle est en psychanalyse depuis longtemps. Elle fait part au groupe de son malaise car elle ne supporte plus son célibat mais se désespère de ne jamais pouvoir rencontrer un homme. Tout en présentant son problème aux autres participants, elle accompagne, comme c'est souvent le cas pour ceux qui sont en psychothérapie, ses propos de la théorie ou de l'explication de son thérapeute. Elle avoue ainsi que sa psychanalyste lui a fait comprendre que tant qu'elle serait aussi névrosée, son problème resterait intact. En d'autres termes, si Monique Grinzspun ne parvient pas à rencontrer un compagnon, si elle reste seule, si aucun homme ne lui convient, c'est qu'elle est psychologiquement défaillante. Les questions qui touchent au célibat sont suffisamment graves et redondantes – pour ainsi dire fondamentales – dans les groupes de parole d'enfants de survivants de la Shoah pour mériter qu'on s'y attarde sérieusement. Ici, à l'occasion des propos de Monique, nous débattons de la théorie psychanalytique ainsi que du statut du célibat et du mariage dans la tradition juive. Et ce faisant, la relation causale « seule parce que névrosée » se trouve inversée. Du point de vue de la pensée juive, Monique serait comprise comme souffrante *parce que* célibataire. C'est son célibat qui serait indentifié comme la cause de son malheur et non pas elle (sa névrose) comme cause de son célibat. En effet, dans la tradition juive, être un homme ou une femme non marié, non en couple, est considéré comme étant une situation très dangereuse, instable, difficile, qui rend malade, et même fou. C'est une des raisons pour lesquelles les Juifs portent autant d'importance au mariage, et même qu'ils considèrent que d'organiser une rencontre, de marier un homme et une femme constituent un commandement, un devoir, une *mitsva*. Quiconque aide un Juif ou une Juive à se marier participe à la création du monde. Il parfait les êtres puisque ceux-ci sont conçus par deux, et cherchent, tout au long de leur existence, à rencontrer le double afin d'exister pleinement. L'alliance du mariage est, dans une telle perspective, une action qui complète la naissance et l'existence humaine. Ainsi, *a contrario*, une femme ou un homme célibataire sont des êtres qui ne sont que la moitié d'eux-mêmes. Cette théorie, à la fois culturelle et psychologique enrichit la réflexion sur la souffrance dont se plaignent la plupart des célibataires juifs des groupes de parole.

> *Monique Grinzspun* : Et comment on fait pour rencontrer sa moitié ?

Peu de temps après cet échange, Monique Grinzspun, sur les recommandations d'un membre du groupe de parole, s'est rendue chez un rabbin guérisseur très connu, descendant d'une grande lignée de rabbins marocains, installé dans un quartier nord de Paris et très fréquenté par une population extrêmement variée qui vient chercher chez lui soutien et guérison. En tant que rabbin miraculeux, on dit de lui qu'il « voit » et, ce faisant, qu'il a la capacité d'influencer les personnes qui le consultent. La démarche de Monique Grinzspun, on s'en doute, a par la suite donné lieu à discussions et commentaires au sein du groupe.

Quelle thérapeutique spécifique pour les Juifs ayant une souffrance due aux événements de *persécution antisémite* de la Seconde Guerre mondiale ? Ainsi, au lieu de mépriser et de rejeter toute influence du monde extérieur dans le déroulement du groupe psychologique mis en place à l'Université – comme c'est généralement le cas dans les groupes cliniques y compris les groupes de recherche [24] – au lieu de nous priver de l'univers juif dans notre démarche en psychologie clinique, nous l'avons au contraire « convoqué » afin qu'il vienne nous informer, nous *perturber* et nous aider à penser et à soigner des sujets juifs survivants et descendants de victimes de la Shoah.

Dans ces groupes, les chercheurs cliniciens n'imposent aucune règle de fonctionnement aux participants. Afin d'être à l'écoute de tout ce qui peut advenir et enrichir les données concernant les problématiques liées à la Shoah, aucune règle – implicite ou explicite – n'est proposée du type : « les sujets n'ont pas le droit de se voir en dehors, » « tout doit être rapporté au groupe », « les animateurs ne doivent pas répondre aux invitations à parler d'eux mais ne doivent qu'interpréter la dynamique de groupe », etc. Ces règles, communément admises dans les groupes de psychologie clinique psychanalytique, ayant pour but de « purifier » le dispositif, en font au contraire des espaces où sont insufflés d'emblée des concepts et des théories spécifiques. Les groupes psychanalytiques ou psychodynamiques sont la plupart du temps des groupes de formation aux théories ; les sujets en sortent initiés. En revanche, dans les groupes de parole de victimes et de descendants de victimes de la Shoah de l'Université, les animateurs ne proposent aucune théorie psychologique précise aux participants – ils connaissent, pour les avoir étudiées et mises en pratique, la plupart des théories existantes. Ils choisissent pourtant de ne recourir à aucune théorie psychologique unique pour interpréter ce qui se déroule dans le groupe.

CHAPITRE III

Qui sont les participants ?

Les participants sont informés de l'existence des groupes de parole par la lecture d'articles et de livres, par l'annonce placée dans la presse française (*L'Arche* et *Libération*), par des amis, par leur médecin, leur psychiatre, leur psychothérapeute ou encore leur assistante sociale ou éducateur qui sont au courant du travail que nous menons à l'Université.

Pourquoi viennent-ils au groupe de parole ?

Ils souhaitent participer à ces groupes pour rencontrer des semblables, pour discuter avec des personnes ayant un héritage historique identique au leur. Jusqu'à leur venue au groupe, nombreux sont ceux qui se pensaient seuls dans leur cas.

Beaucoup viennent au groupe de parole car ils espèrent y trouver des solutions à des problèmes psychologiques non résolus malgré les prises en charge souvent multiples – psychiatriques, psychothérapiques, psychanalytiques, *new age*, bio-énergétiques, relaxation, dynamique de groupe, etc.

Certains viennent au groupe de parole pour rencontrer des Juifs. En effet, certains, principalement à cause de choix éducatifs parentaux, n'ont jamais fréquenté de Juifs – voire même en ont été éloignés. Aujourd'hui, sans doute en raison de la parole publique sur la Shoah, en raison des faits géopolitiques mais aussi d'événements dans leur vie personnelle, des changements dans leur vie familiale et amoureuse, ils sont désireux de « retourner aux sources », ou simplement de rencontrer des personnes parce qu'elles sont juives et de découvrir ainsi le monde juif.

Enfin, presque tous sont fortement intéressés à prendre une part active à une recherche en psychologie les concernant.

Quelques chiffres [1]

Sur les 80 personnes ayant participé aux groupes de parole dans leur ensemble, les deux tiers, 67,5 %, sont des femmes, les hommes représentent un tiers, 33,5 %.

DATE DE NAISSANCE

La majeure partie (60 %) des participants sont nés entre 1946 et 1956. Ce sont les plus représentatifs de ceux qu'on appelle la « deuxième génération ». Souvent, leurs parents se sont mariés au lendemain de la guerre, ils sont donc les premiers de la nouvelle génération post-Shoah, ceux dont certains parents disent qu'ils sont « la revanche des Juifs face à Hitler ». Ils ont été élevés par des parents survivants. Ils avaient une vingtaine d'années en 1968. Une bonne partie d'entre eux ont été séduits par les différents mouvements politiques et sociaux de l'époque, et certains s'y sont impliqués de manière forte. Ils ont pris au sérieux les nouvelles théories sociologiques et psychologiques et nombreux sont ceux qui ont débuté les cures psy en atteignant la trentaine – souvent en devenant des parents eux-mêmes. Encore aujourd'hui – à leur arrivée au groupe de parole – beaucoup sont convaincus du bien-fondé de ces théories psychosociales. Autrement dit, les propositions politiques et théoriques des années 1960 ont fonctionné pour la génération des enfants de survivants ashkénazes de l'Holocauste participant au groupe de parole, comme une espèce de vaccin, une sorte de substance chimique, qui ne les a jamais quittés. Ces propositions et ces mouvements estudiantins ont été en quelque sorte pour cette génération une initiation qui leur a dessiné leur avenir psychologique et social. Il est intéressant de noter que le fait d'être ashkénaze, le fait d'appartenir à une famille de survivants de la Shoah, le fait d'être issu d'un univers qui avait totalement disparu n'aient jamais été des éléments pertinents lors de toutes ces années de réflexion, de révolution et de mise en place de la société de demain.

Une minorité (20 %) des participants est constituée de survivants, nés entre 1936 et 1945, qui étaient enfants pendant la guerre. Ce sont ceux qu'on appelle aujourd'hui « les enfants cachés ». Ils se sont fait connaître en tant que tels depuis peu, depuis que des associations et des événements internationaux leur donnent la parole. Jusqu'à récemment, ils disaient qu'ils ne se sentaient pas le droit de parler ouvertement de leur souffrance parce qu'ils la jugeaient infime au regard de celle qu'avaient connue leurs parents déportés mais aussi parce que leur plainte n'était accueillie par aucune oreille bienveillante et compréhensive.

Enfin, un troisième groupe, minoritaire lui aussi (20 %), est constitué de sujets qui sont nettement plus jeunes. Ils sont nés entre 1957 et 1968 et la plupart d'entre eux sont les enfants d'« enfants cachés ». Leur présence au groupe de parole de survivants et de descendants de survivants indique que le travail de recherche sur la transmission du traumatisme de la Shoah touche à présent les jeunes générations. Certains ont à peine connu leurs grands-parents survivants mais se sentent profondément concernés par la Shoah.

80 % des participants sont nés en France. Ce qui signifie que les propos et les pensées des membres des groupes de parole de survivants et de descendants de victimes de la Shoah du Centre Georges-Devereux doivent être analysés à

partir d'un contexte culturel et institutionnel majoritairement français.

ORIGINE DES PARENTS

Les participants à ces groupes de parole sont tous juifs ou issus d'un mariage « mixte » judéo-chrétien [2] descendants de victimes de la Shoah, et/ou survivants eux-mêmes [3] – adultes survivants et enfants cachés pendant la guerre. Ils sont majoritairement d'origine ashkénaze – nés de parents d'Europe occidentale, centrale et orientale – élevés en France, quelques-uns sont nés en Belgique, en Suisse, en Israël, d'autres en Europe centrale ; certains ont vécu ou vivent encore aux États-Unis ou en Israël.

77,5 % des participants sont nés de parents nés à l'étranger, c'est dire que la grande majorité des participants sont les premiers de leur famille en termes de génération à être français. Ceux-là sont les premiers dans l'histoire de leur famille à avoir la langue française comme langue maternelle – bien qu'en réalité ils aient tous parlé ou entendu une autre langue que le français avant leur rentrée à l'école. Autrement dit, les enfants de survivants de la Shoah qui participent au groupe de parole sont également des enfants de migrants dans leur grande majorité ; mais ces enfants de migrants ont une spécificité : ils sont issus d'un monde disparu. Ce sont, en quelque sorte, des descendants de migrants dont le lien aux origines culturelles et géographiques familiales est définitivement rompu. Chez les descendants de victimes de la Shoah, aucun retour aux origines n'est possible – seule une existence dans un nouvel univers, différent de celui qu'ont connu les parents, est réalisable.

La majorité des parents sont juifs polonais : 62,5 % dont la langue maternelle est le yiddish ; les autres sont juifs grecs : 5 % parlant à l'origine le ladino ; Juifs hongrois : 5 % parlant le hongrois ; Juifs lituaniens : 2,5 % ; Juifs autrichiens : 2,5 % parlant l'allemand ; juifs tchèques : 2,5 % parlant le tchèque ; Juifs allemands : 5 % parlant l'allemand ;

juifs anglais : 2,5 %; juifs égyptiens : 2,5 % parlant le français. 10 % des parents sont des « Israélites », c'est-à-dire des Juifs français, essentiellement originaires de l'est de la France.

22,5 % des participants sont issus de couples mixtes judéo-chrétiens.

LES EXPÉRIENCES TRAUMATIQUES DES PARENTS

Les parents juifs [4] ont tous été victimes des persécutions antisémites de la Seconde Guerre mondiale. Ils ont été soit déportés en camps de concentration ou d'extermination, soit cachés. Ils ont tous traversé des vécus de frayeur [5] ayant laissé des traces psychologiques plus de cinquante ans après les événements. En outre, pour un grand nombre des participants à ces groupes de parole, la majeure partie des familles sont décédées dans la Shoah. Cette donnée est concordante avec l'origine majoritairement étrangère des parents provenant de pays ou de villes où l'extermination des Juifs fut massive. Toutes ces informations sont de première importance. En effet, les sujets qui participent aux groupes de parole se disent porteurs ou témoins non seulement du vécu terrible de leurs parents mais également de celui des personnes de leur famille qu'ils n'ont jamais connues.

45 % des participants ont un ou deux parents qui ont été déportés en camp de concentration ; tous les autres parents étaient cachés et 5 % ont eu un père interné en tant que prisonnier de guerre.

PSYCHOPATHOLOGIE DES PARTICIPANTS

Selon les critères psychiatriques, aucun invariant sémiologique ne peut être isolé chez les participants – précisons qu'un tout petit nombre ne revendique aucune souffrance psychique et n'a jamais consulté de thérapeute. Cette donnée (la non-pertinence des données psychopathologiques) coïncide avec celles présentées dans des recherches sur la psychopathologie des descendants de survivants [6]. Néanmoins, dans ces groupes, nous portons une attention au diagnostic psychopathologique dans la mesure où les participants ont majoritairement consulté des professionnels de la santé mentale qui leur ont d'une manière ou d'une autre transmis leur diagnostic. Ainsi, le ou les qualificatifs psychologiques ou psychiatriques les concernant, quand bien même ils ne constituent absolument pas une butée, doivent être appréhendés comme des contenus de pensée faisant partie de la réflexion sur la psychologie et la psychothérapie des survivants et des descendants de survivants de la Shoah. Le diagnostic psy est un des éléments avec lesquels les enfants cachés et les descendants de victimes de la Shoah se pensent.

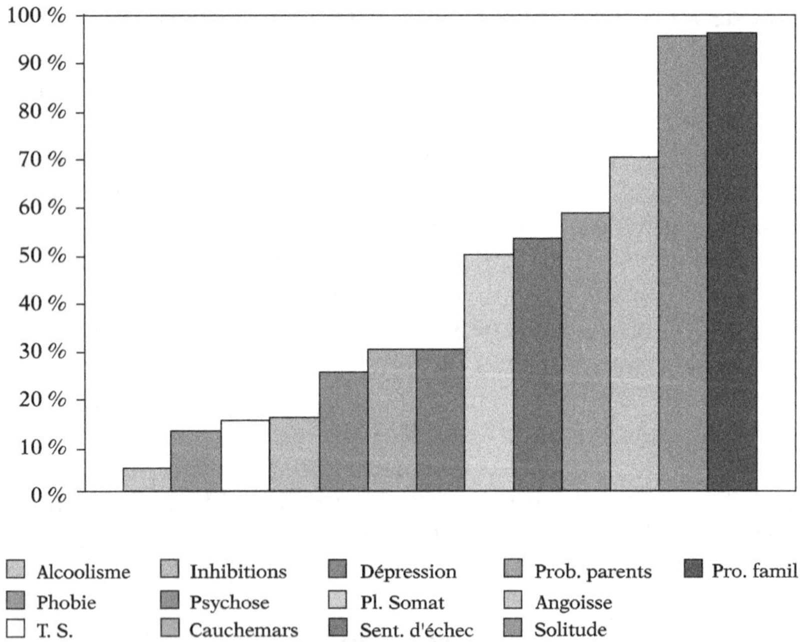

Alcoolisme : 5 %, Phobies (agoraphobie, claustrophobie, phobie sociale, zoophobie, etc.) : 12,5 % ; Tentative de suicide : 15 % ; Inhibitions : 15 % ; Psychose : 25 % ; Cauchemars : 30 % ; Dépression : 30 % ; Plaintes somatiques, malaise : 50 % ; Sentiment d'échec, d'existence ratée : 52,5 % ; Problèmes relationnels avec les parents : 57,5 % ; Angoisse : 70 % ; Sentiment de solitude profonde et d'être incompris : 95 % ; Problèmes familiaux : 95 %.

Les pathologies les plus courantes sont : la névrose phobique, les troubles obsessionnels compulsifs, la névrose d'angoisse, la psychose maniaco-dépressive ou troubles bipolaires, les dépressions majeures, les décompensations psychosomatiques, l'alcoolisme ou les comportements addictifs.

SUIVI

La majeure partie des participants aux groupes de parole sont suivis ou ont été suivis en psychothérapie (82,5 %) – soit en psychanalyse stricte, soit dans une cure d'inspiration psychanalytique. Certains ont suivi plusieurs types de thérapie différents en fonction des courants et des mouvements dans le domaine. 15 % des participants sont suivis ou ont été suivis en psychiatrie. Enfin, 5 % vont bien, viennent par intérêt pour le thème de recherche mais ne se plaignent d'aucun trouble. La majorité a recours à des psychothropes (antidépresseurs, anxiolytiques, antipsychotiques) soit de manière régulière et prescrite, soit ponctuellement et par automédication. Notons qu'en cela, ils ne présentent pas non plus de particularisme.

RELIGION ET CULTURE JUIVES

Étant pour le plus grand nombre issus de familles immigrées ayant abandonné les pratiques religieuses, les participants sont majoritairement de gauche et athées, et très attachés aux institutions et aux valeurs de la République. Ils sont plus ou moins sionistes et n'ont, pour la plupart, reçu aucune éducation juive.

Le pourcentage de participants dont les parents sont pratiquants, c'est-à-dire qui respectent le *Shabbat* et la *cacherout*, n'est que de 2,5 % ; en revanche, le pourcentage de parents des participants qui sont issus de familles pratiquantes (*shomer shabbat* et *cacherout*) à la génération précédente est de 75 % ; en d'autres termes, en une génération, ces familles ont connu un bouleversement radical – allant même dans le sens d'une opposition – de leur mode de vie et de pensée. Ce changement peut être assumé volontairement

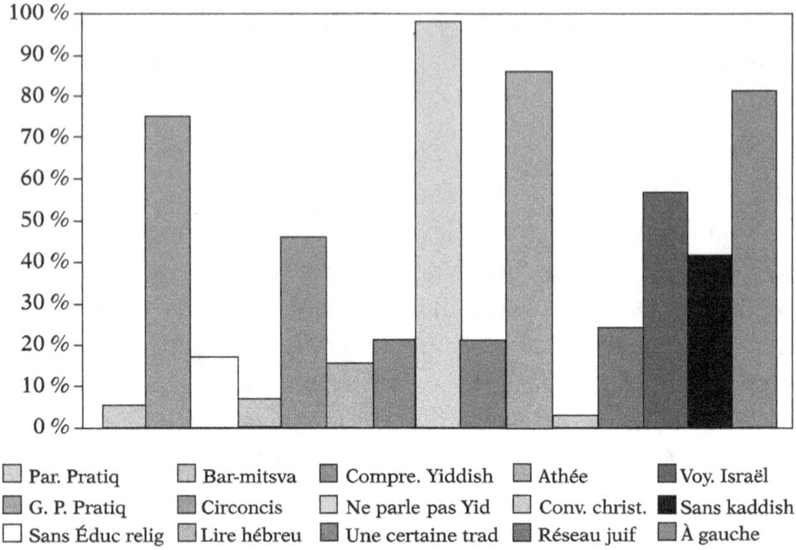

par des parents survivants marxistes convaincus et même militants, mais la plupart du temps, il s'agit d'une réalité éducative « naturelle ». En effet, dans un univers non juif, dans les institutions républicaines au calendrier chrétien, les parents survivants se trouvent incapables de transmettre la vie juive à leurs enfants.

Le pourcentage des participants n'ayant reçu aucune éducation religieuse est de 80 %. Le pourcentage des participants masculins ayant fait leur *bar-mitsva* est de 7 % ; cette donnée est concomitante avec l'absence d'éducation religieuse. En effet, la *bar-mitsva*, en tant que cérémonie d'initiation marquant l'entrée du jeune homme juif dans la communauté des hommes juifs sachant lire et prier en hébreu, nécessite que la famille du jeune garçon soit reliée à une communauté religieuse capable de l'accueillir et de le préparer à son initiation. Or, la plupart des familles des participants à ces groupes de parole ne revendiquent aucune appartenance à une communauté religieuse, active et vivante. Quand les parents des participants sont en lien avec des Juifs – souvent de même origine qu'eux – ils ne mêlent que très rarement leurs enfants à leurs réunions car ils pensent, avec une certaine raison, que leur patrimoine culturel et religieux spécifique ne peut trouver en France après la Shoah les conditions de sa transmission à la génération suivante. Le pourcentage des participants masculins ayant été circoncis est de 46 % ; cette donnée contredit en apparence la précédente, mais en réalité, la circoncision constitue le dernier acte que les Juifs abandonnent quand ils quittent définitivement leur judaïsme [7].

Le pourcentage des participants sachant lire l'hébreu est de 15 % – la majeure partie a acquis ce savoir depuis peu. Ce chiffre coïncide avec la déjudaïsation des familles survivantes de la Shoah représentées dans les groupes de parole.

Le pourcentage de ceux qui comprennent le yiddish est de 20 % ; le pourcentage de ceux qui ne le parlent pas est de 97,5 % ; autrement dit, ils sont la première génération à voir disparaître cette langue. On peut, à juste titre, faire l'hypothèse que ce phénomène – être de ceux qui sont vivants au moment où la langue de la famille et des ancêtres, vieille de plusieurs centaines d'années, disparaît – est un élément important et constitutif de la psychologie des participants au groupe de parole.

Le pourcentage de ceux qui maintiennent une certaine tradition (ce qui signifie, en France, connaître la date des fêtes juives et marquer le moment, sachant que notre calendrier est chrétien) est de 20 %. Le pourcentage de ceux qui se disent athées est de 85 %. Le pourcentage de convertis au christianisme est 2,5 %. Le pourcentage de ceux qui sont inscrits dans un réseau juif, quel qu'il soit (associatif, caritatif, synagogal ou culturel) est de 22,5 %. Le pourcentage de ceux qui ont effectué au moins un voyage en Israël est de 55 %. L'attachement à Israël marque un lien profond avec la judaïté tout en permettant au sujet, s'il le souhaite, de revendiquer un total éloignement vis-à-vis de la religion.

Le pourcentage de ceux qui ont enterré le ou les parents morts sans rituel juif, sans *kaddish* (sur ceux ayant au moins un parent – père ou mère – décédé) est de 40 %.

Enfin, le pourcentage de ceux qui se disent politiquement à gauche est de 80 %.

MARIAGE ET FILIATION

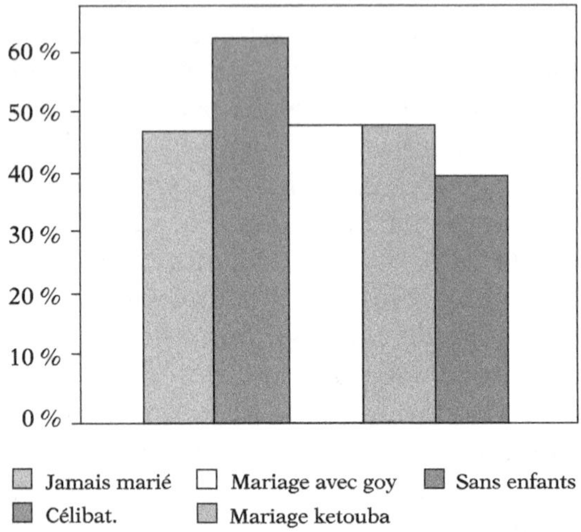

Le pourcentage des participants n'ayant jamais été mariés est de 45 %. Il s'agit d'un chiffre important au regard de l'âge moyen des participants et de l'importance que revêt le mariage chez les Juifs. Quand bien même les participants sont majoritairement athées et très peu attachés à la tradition et aux pensées juives, quand bien même une majorité est grandement ignorante des coutumes et des us juifs, les participants témoignent d'un attachement profond au mariage ; ceux qui sont concernés regrettent de ne pas avoir pu se marier de manière heureuse. Nombreux sont ceux qui rêvent en secret d'un bon et beau mariage juif pour leurs enfants, tout en jugeant cette pensée saugrenue de la part des citoyens libérés et athées qu'ils prétendent être. Le pourcentage de ceux qui sont célibataires, au moment où se déroule le groupe de parole, est de 60 %. Il s'agit un chiffre extrêmement élevé au regard du fait que le célibat, est, dans la grande majorité des cas, très mal supporté par les participants du groupe de parole.

Le pourcentage de ceux qui sont mariés ou qui ont été mariés avec des non-Juifs est de 45,5 % sur les 55 % ayant été mariés. Autrement dit, la réalité du mariage mixte, essentiellement judéo-chrétien, intéresse une grande partie des participants du groupe de parole – soit parce qu'ils sont directement concernés, soit parce que leurs enfants ou leur fratrie le sont.

Le pourcentage de ceux, parmi les participants mariés, qui ont effectué une cérémonie rituelle – qui sont en possession d'une *kétouba* (un contrat de mariage juif écrit en hébreu) et dont l'union a été bénie est de 45,5 % des 55 %. Le nombre de participants qui n'ont pas d'enfants est de 37,5 %.

Ces quelques données essentielles permettent de dresser un portrait général de la population qui participe au groupe de parole des survivants et des descendants de victimes de la Shoah. Le prisme choisi est volontairement large et se veut représentatif des thématiques abordées par les participants. Il ne s'agit pas d'un tableau psychopathologique mais plutôt d'un ensemble de traits constitutifs d'une psychologie, dans lequel les participants se reconnaissent.

CHAPITRE IV

L'entretien psychohistorique

Avant la participation au groupe, les animateurs reçoivent les participants en entretien individuel de recherche.

Deux grands principes régissent l'entretien de recherche avec des témoins vivants :

– L'entretien de recherche ne doit jamais constituer un traumatisme supplémentaire pour l'interviewé ;
– La vie de l'interviewé ne doit jamais être réduite à une « chose » vouée à n'être qu'utilisée ou encore volée au bénéfice de la recherche scientifique.

L'entretien qui est mené en vue de la participation au groupe de parole est un entretien psychohistorique, c'est-à-dire une interview au cours de laquelle l'animateur du groupe de parole recueille auprès de l'interviewé des informations sur l'histoire de sa famille, sur ses origines géographiques, linguistiques, religieuses, politiques et sociales. Le clinicien pose des questions à propos d'événements vécus par les proches de l'interviewé. Ensemble, avec l'interviewé, ils évoquent avec plus ou moins de détails – en fonction des connaissances dont dispose le participant au moment de l'interview – la manière de vivre qu'avait la famille avant la guerre, en remontant le plus loin dans les générations. L'interviewer aide l'interviewé à retrouver le nom des villes et des villages, les noms et prénoms des membres de la famille de l'interviewé et ils réfléchissent à leur correspondance en hébreu ; ils évoquent leurs métiers ; ils rappellent leurs appartenances religieuses – les différents mouvements orthodoxes, hassidiques.

Le psychologue pose des questions sur le vécu de la famille pendant la Shoah – les conditions de survie, ou d'extermination, les lieux et les personnages impliqués. Il invite l'interviewé à préciser les conditions de leurs internements, les travaux et les actions que les parents internés ont été contraints d'effectuer. Ils rappellent les événements marquants des expériences concentrationnaires des parents déportés et l'expérience des parents traqués et cachés ; ils recherchent comment les parents décédés ont trouvé la mort. Pour les parents qui ont survécu, ils essaient de retrouver les noms de ceux qui les ont aidés ; pour ceux qui ont été dénoncés, de rappeler qui sont les auteurs des crimes.

L'entretien psychohistorique est au fond un exercice de « reterritorialisation » des souvenirs. Il se veut un portrait libre retraçant l'avant, le pendant et l'après-génocide. Ainsi, l'entretien permet d'évoquer la vie après la guerre, les conditions d'émigration et d'installation ; la naissance du participant, son enfance, ses relations avec ses parents et sa famille. Le psychologue questionne le participant sur son parcours personnel – sa vie amoureuse, conjugale, sa vie professionnelle et ses engagements politiques. Lors de l'entretien psychohistorique, la vie privée du participant est mêlée aux événements du monde. La plupart des personnes interviewées ont suivi ou suivent encore une psychothérapie. Les prises en charge psy ainsi que les troubles, les symptômes les ayant motivées sont également évoqués. Les expériences thérapeutiques sont considérées dans un tel contexte comme autant d'événements de vie qui ont jalonné le parcours des interviewés.

Afin de mener ce type d'entretien, afin d'optimiser son intérêt et qu'il soit un événement chaleureux et intéressant tant pour l'interviewer que pour l'interviewé, il est préférable que l'interviewer possède des connaissances approfondies sur l'histoire et les cultures des juiveries d'Europe. Quand le psychologue est en mesure de poser des questions précises concernant un événement que pourraient avoir connu les parents du participant, l'interview s'en trouve enrichie tant en quantité d'informations qu'en qualité d'échange. L'interviewé peut éventuellement donner des précisions sur les attitudes spécifiques de sa famille, sur ses modalités propres d'existence. S'il les ignore, grâce aux questions précises de l'interviewer, il se met à y réfléchir, à chercher – les questions fines de l'interviewer introduisent l'interviewé à des réflexions auxquelles, parfois, il n'avait pas songé. Dans ces conditions, l'interview psychohistorique devient un entretien vivant, un échange au cours duquel l'interviewer et l'interviewé ont tous deux une position active, où ils s'enseignent mutuellement ; souvent les deux interlocuteurs reconstituent ensemble des données qui les intéressent. Il ne s'agit en rien de découvrir ici des pensées cachées, inconscientes ou privées de l'interviewé, mais de retrouver des éléments précis d'un monde qui a été vivant, complexe, animé et dont nul ne s'attendait qu'il disparaisse aussi vite. Un monde que tous les Juifs survivants ou enfants de survivants ressentent à la fois proche et lointain et dont l'absence est toujours une souffrance. Ce dialogue constitue en fait une construction induite par la « convocation » de faits et de données historiques, politiques, géographiques appartenant à un vaste collectif. L'interview psychohistorique, lorsqu'il est bien mené, devient un réel « événement » dans la vie du sujet.

Les spécificités de l'entretien psychohistorique

Il s'agit d'un recueil de données sur des faits historiques, des informations, des éléments sur la manière de vivre de populations qui ont disparu, et qui sans doute laissent des traces au plus profond des descendants qui viennent participer au groupe de parole.

Interviewer n'est jamais neutre et produit des effets psychologiques sur l'interviewé. Lorsque l'on recueille des informations, lorsque l'on fait témoigner, on le fait toujours selon des orientations précises. Les intérêts de l'interviewer sont visibles, quand bien même ils ne sont pas explicités. Par ailleurs, l'on sait bien que questionner un sujet sur des thèmes aussi forts que les traumatismes de la Shoah comporte des conséquences psychologiques. On a déjà pu constater que des situations ou des événements rappelant précisément la persécution des Juifs pendant la Shoah (enregistrements de témoignage, procès d'anciens nazis et d'anciens collaborateurs, commémorations, mise en place de commissions gouvernementales) sont l'occasion, pour certains survivants, de déclenchement de souffrances psychologiques – quelquefois même de graves décompensations psychopathologiques. Si l'interview est l'occasion de discuter des événements importants du sujet et de sa famille il est aussi appréhendé comme étant un événement en soi. Se raconter dans un tel contexte constitue en effet, pour chaque sujet, une expérience hors du commun. Quand bien même la plupart des interviewés sont déjà familiers des processus d'introspection, qu'ils ont même, pour certains, préparé cette rencontre – en ayant cherché des documents, des photos, des lettres, des objets, des étoiles jaunes, des faux papiers, qu'ils apportent avec eux le jour de la rencontre – l'interview psychohistorique produit ses effets. C'est, je crois, la particularité de ce type d'interview : prendre la mesure des effets psychologiques qu'il produit, les assumer et s'assurer que l'interviewé en sorte enrichi et non abattu, comme cela est trop souvent le cas lors des témoignages historiques ou juridiques. En d'autres termes, l'entretien psychohistorique se doit d'être un événement pour le sujet, mais un événement heureux.

L'interviewer certes recueille des faits en posant des questions, mais ce faisant, il est actif car par ses questions, par ses orientations de recherche, il introduit dans l'esprit de l'interviewé des préoccupations nouvelles. En effet, la plupart des interviewés se présentent comme des sujets isolés, uniques dans leurs souffrances ou dans leur préoccupation. Au cours de leur réflexion, de leur parcours psy ils ont appris à subjectiver cette souffrance. « Je souffre, certainement parce que mes parents ont souffert, certainement parce que nous sommes juifs, mais surtout parce que je suis avant tout ou après tout névrosé. » L'interviewer, quant à lui, de par sa démarche, de par le fait d'avoir rencontré plusieurs dizaines de sujets présentant les mêmes plaintes, de par ses connaissances des événements et la spécificité des contextes sociaux et culturels, introduit l'interviewé à un ensemble, à un univers où il n'est – de fait – plus seul. L'entretien a alors comme effet de permettre à l'interviewé de reconnaître l'existence d'un monde dont il pourrait faire partie, dont il serait originaire, et auquel il pourrait avoir accès. Ce monde, lorsqu'il est « convoqué » dans le cadre de l'entretien mérite alors d'être interrogé car il est susceptible de venir répondre aux questions que se pose l'interviewé. Ce monde devient intéressant, investigable car le connaître peut induire des modifications profondes pour le sujet.

UN « LITVAK »

Jean Lerner est un scientifique d'une cinquantaine d'années. Il est né à Paris, après-guerre. Il est le fils unique d'une mère normande et d'un père juif lituanien, émigré en France vers 1930, dont toute la famille a été exterminée. Il souhaite participer au groupe de parole car bien qu'il se sente profondément concerné par ses origines, il reste totalement isolé. En outre, Jean Lerner a accompli une brillante carrière professionnelle, mais il n'a jamais réussi à vivre en famille. Il s'est marié deux fois, avec des femmes non juives, dont il a, à chaque fois, eu des enfants. Il s'entend fort bien avec eux, mais Jean Lerner n'a jamais pu supporter la vie de famille. Il étouffe littéralement et ressent un besoin pressent de s'isoler avec ses livres et sa musique. C'est pour cette raison qu'il s'est séparé à chaque fois et qu'il vit seul. Il suit une cure psychanalytique depuis quelques années, dans l'espoir de soigner ce mal-être. Cette impossibilité de « supporter » la présence d'une famille est une réelle souffrance pour lui. Durant l'entretien, il me fait part de l'histoire de son père : venu à Paris avant-guerre, ce Juif lituanien a épousé une Française, d'origine chrétienne, qui pendant la guerre a tenté de protéger les quelques parents de son mari vivant sur le sol français. Mais le père de Jean Lerner et une cousine ont été les seuls survivants ! Le père de Jean Lerner, décédé depuis plusieurs années, a toujours vécu entouré de Juifs originaires d'Europe centrale sur un mode strictement laïc ; et Jean a été élevé à Paris, dans l'esprit républicain le plus pur. Le seul élément juif auquel Jean a été « initié » et auquel il reste profondément attaché est la nourriture (les cornichons, le pain au cumin, le bouillon de poule, les *kneidler*). Bien qu'il ne fréquente aucun milieu juif, Jean Lerner revendique sa judaïté. Il est un homme de gauche, il est antireligieux à la manière extrémiste des intellectuels français de la fin du XXe siècle. Il est rigoureusement allergique aux arguments religieux. Il n'est pas contre l'État d'Israël, mais qualifie les Israéliens de fascistes quand il évoque les relations israélo-palestiniennes. Selon lui, « des Juifs ne devraient pas se comporter ainsi ». Il pense « qu'ils sont pires que des nazis étant donné ce qu'eux-mêmes ont traversé » (*sic*). Le discours de Jean Lerner n'est pas surprenant ; il est conforme aux propos que tiennent certains intellectuels français de gauche d'origine ashkénaze des années 1980.

Le père de Jean Lerner fut élevé par un grand-père rabbin. Il était donc destiné à devenir rabbin lui-même, mais il n'a pas mené sa formation jusqu'au bout : « Il paraît que son grand-père était trop sévère. » Le père de Jean Lerner, en émigrant en France a été sauvé de la Shoah et est devenu un juif laïc qui a gardé secrètement les connaissances et les références philosophiques juives sans les transmettre à son fils. Jean Lerner n'effectue aucun rituel juif, il est d'ailleurs totalement inculte en ce domaine.

Jean Lerner se plaint de la disparition de la totalité de la famille de son père – ses grands-parents, ses oncles, ses cousins, qu'il n'a jamais connus. Il a du mal à accepter un tel malheur : perdre tous les siens et toute sa communauté dans les énormes charniers de Lituanie [1]. Son père, mort depuis sept ans, a été enterré de manière républicaine dans un cimetière normand, au milieu des tombes chrétiennes de la famille de sa femme. Jean Lerner, depuis l'enterrement, n'a jamais pu retourner sur la tombe de son père. Il ne peut dire pourquoi au juste.

Il manque à Jean Lerner une série d'informations concernant sa famille, et aujourd'hui, alors que je lui pose des questions précises, alors qu'il s'y intéresse de plus en plus, il regrette de ne plus pouvoir interroger son père. Néanmoins, Jean Lerner s'est mis à chercher. Jean Lerner est un grand lecteur, sa maison croule sous les livres. Lorsqu'il n'est pas à son labo, il passe le plus clair de son temps à la lecture – seul. Il a commencé à développer un intérêt pour la pensée juive : il lit Levinas ; il lit les livres retraçant ce qui s'est passé en Lituanie pendant la guerre. Il cherche.

Dans ses propos, Jean Lerner revendique une grande rigueur intellectuelle. Il est très sérieux, très réfléchi et au nom de cette rigueur, à la fois intellectuelle et morale, il juge. Il est intransigeant et athée : « Je ne supporte pas la religion, quelle qu'elle soit, je suis totalement athée ; d'ailleurs (faisant référence au christianisme), je ne supporte pas l'idée que quelqu'un puisse se dire Dieu lui-même ! pour moi, ça n'a pas de sens ! » Lors de cet entretien, il montre aussi une grande tristesse. Il pleure en évoquant la disparition de son père.

À la fin de l'entretien, je lui soumets une remarque subjective : « Vous êtes un Litvak typique ! » lui dis-je, en lui rappelant la réputation qu'avaient les Juifs lituaniens dans le monde ashkénaze. Les Litvaks étaient considérés et se considéraient comme des gens intellectuellement supérieurs.

Ils étaient réputés pour leur éducation remarquable. Vilno, la capitale de la Lituanie, était aussi une capitale de la pensée et de la vie juives, elle était surnommée la Jérusalem de l'Est. Un grand nombre de fiefs religieux importants s'y épanouissaient. Le monde lituanien était un grand pourvoyeur de penseurs et de textes juifs orthodoxes. Mais les Lituaniens étaient aussi très stricts et certains se jugeaient quelquefois supérieurs aux autres Juifs d'Europe au point de préférer épouser des *goyim* plutôt que des Juifs polonais ou des Juifs roumains auxquels ils rechignaient de s'allier. Jean Lerner, qui déteste les religions, aime lire Emmanuel Levinas, auteur qu'il estime particulièrement, un Lituanien, tout comme lui.

Ce commentaire de fin d'entretien, comme nous l'apprit Jean Lerner lors du groupe de parole auquel il participa l'année suivante, eut un effet déterminant. En effet, je l'avais identifié, non pas comme un être isolé, névrosé, dont les difficiles relations affectives n'étaient dues qu'aux mystères de sa personnalité cachée, mais comme un humain issu d'un collectif. En sortant de l'interview, il ressentit une espèce de libération en même temps qu'un désir d'approfondir ses recherches. Mais cette fois-ci, non plus en se pensant seul, malade, héritier de « l'angoisse maladive de sa mère » mais en pressentant la possibilité d'interroger un univers au sein duquel il trouverait des significations à ce qu'il vivait, à la manière dont il percevait le monde et les autres. La reconnaissance de ce collectif – les Juifs lituaniens aux qualités particulières, distinct d'autres collectifs proches mais non identiques – nous avait par ailleurs permis, alors que nous étions des inconnus, d'établir un dialogue profond, sincère, intéressant. En d'autres termes, d'initier une vraie rencontre.

L'entretien introduit l'interviewé à des réseaux d'existence nouveaux, de nouveaux horizons, de nouvelles perspectives. Ce type d'entretien situe logiquement l'interviewé dans un ensemble. Il n'est déjà plus seul dès lors que l'interviewer dispose d'éléments de connaissance sur ses façons de vivre et celles de sa famille. Si l'interviewer les connaît, c'est qu'elles ne sont pas uniques, qu'elles ne relèvent pas exclusivement de son monde privé, solitaire et abandonné, mais bien d'un groupe vivant et donc susceptible de receler des variantes et des nouvelles propositions.

L'entretien permet d'aborder des éléments propres à un groupe précis, qui en tant que tel possède sa propre matrice d'interprétations cohérente de décodage de l'existence et du monde. Il permet aussi de relier l'enfant de survivant à plusieurs collectifs (« israélites », « fils d'émigrés », « juifs ashkénazes », « enfants de survivants », « francs-maçons », « convertis » etc.). Cela consiste, d'une part, à l'ouvrir à plusieurs champs possibles, à l'intéresser à d'autres voies que celles dans lesquelles il se reconnaissait jusque-là et qui semblaient le figer et d'autre part à montrer que personne en particulier n'est détenteur, n'est le propriétaire d'un savoir sur le monde ou sur la vie. Ainsi, à la différence de la position interprétative, l'entretien psychohistorique offre une liberté de pensée et de choix car il fait référence à des éléments de compréhension qui appartiennent aux groupes dont est issu le participant : soit il les connaît et les discute, soit il ne les connaît pas mais peut facilement y avoir accès et les vérifier. Il ne s'agit pas de matière secrète mais au contraire de « biens », de « connaissances » qui lui appartiennent tout autant qu'à n'importe quel autre individu qui voudrait s'en saisir : il s'agit de « biens collectifs », de propriété d'un groupe culturel et non d'une secte ou d'un groupe de professionnels.

Ainsi, ce type d'entretien instaure une véritable égalité entre l'interviewé et l'interviewer puisqu'ils débattent ensemble de connaissances auquel l'interviewé peut avoir accès librement. Dès lors, dans une telle rencontre, il ne s'établit jamais de relation équivoque, agressive, de domination et d'interprétation ou de prétendu savoir du professionnel sur l'interviewé. En d'autres termes, jamais de « transfert » au sens psychanalytique, qui pourrait rendre la relation inégale. L'interviewé reste toujours l'expert de sa propre vie.

L'entretien est enregistré au magnétophone, il dure environ trois heures. Il arrive que certains participants fassent plusieurs entretiens de ce type, soit parce qu'ils ont beaucoup de choses à dire, soit parce qu'une fois seul il leur revient des éléments qu'ils souhaitent partager, soit encore, parce que l'entretien leur a donné envie d'aller se renseigner et qu'ils souhaitent rajouter des informations qu'ils ont obtenues en allant interroger des proches, fouiller dans des vieux papiers personnels ou dans des livres. Dans tous les cas, l'interviewer se tient à la disposition de l'interviewé. L'interview psychohistorique est autant un témoignage qu'une rencontre. S'il le souhaite, l'interviewé peut demander un double de la cassette de son entretien.

Dans le respect de la personne interviewée, l'interviewer doit toujours clore l'entretien par un commentaire que lui inspire ce que lui a transmis l'interviewé. Souvent d'ailleurs, en fin d'entretien, le sujet demande au psychologue : « Vous qui voyez beaucoup de gens comme moi, que pensez-vous de ce que je vous ai dit, que pensez-vous de moi ? » Le psychologue qui mène l'entretien psychohistorique se doit de répondre. Il se doit de répondre franchement sans esquive, sans renvoyer la question. Car un entretien de ce type, comme déjà dit, lorsqu'il est bien mené constitue une véritable « ouverture » pour le sujet. Souvent, les personnes interviewées se confient et s'attendent, en pure légitimité, à une authenticité de la part du chercheur. Elles sont inquiètes de ce que le professionnel de la psy ou des témoignages pense à leur sujet et espèrent un commentaire de sa part. L'entretien psychohistorique se termine systématiquement par une intervention franche du professionnel. Il peut s'agir d'un commentaire ou d'une recommandation. Dans tous les cas, c'est au psy de remercier l'interviewé pour ce que ce dernier lui aura permis d'apprendre en lui offrant, à son tour, un peu de son savoir.

L'entretien psychohistorique n'est en aucun cas un entretien diagnostique – encore moins un entretien de sélection pour la participation au groupe de parole.

CHAPITRE V

Présentations

Chaque année, dès les premiers instants, des personnes qui ne se connaissent pas, qui ne se sont jamais rencontrées auparavant, se présentent les unes aux autres avec une impressionnante facilité, avec cette spontanéité et cette authenticité que l'on rencontre généralement dans des cercles déjà constitués. Chaque année, les débats s'enclenchent immédiatement. Les premiers échanges confirment le bien-fondé de la proposition « enfant de victimes de la Shoah ». En effet, on observe systématiquement l'intérêt mutuel que se portent les participants et leur souhait de partager leurs réflexions. Les interrogations sur l'intimité de chacun surgissent sans effet d'intrusion ou d'impudeur, car en fait, il s'agit d'aborder des thèmes qui les animent tous : la Shoah, le judaïsme, l'émigration, les origines, la situation familiale et l'histoire transgénérationnelle. Au fond, chaque année, chaque groupe confirme l'idée que des enfants de survivants de la Shoah ont « quelque chose à faire ensemble », qu'ils s'intéressent – au sens fort – les uns aux autres, qu'ils ont sans doute quelque chose à s'apporter. À charge pour les responsables de ces rencontres, pour les psychologues cliniciens qui les animent, d'enrichir les participants et de faire en sorte que ce « quelque chose à faire ensemble » soit bénéfique et non neutre ou destructeur.

Premières paroles du groupe B, octobre 1992

Les deux psychologues prennent d'abord la parole. En tant qu'animateurs et à l'origine du rassemblement des personnes présentes, les psychologues se présentent en premier. Il s'agit là de répondre à la fois à un souci de simple politesse mais aussi de méthode : en tant qu'universitaires, ils accueillent des « étrangers » au sein de l'Université et se doivent de présenter l'institution ainsi que les travaux qui y sont menés. Afin de mettre à l'aise les participants, les psychologues déclinent clairement leur identité, ce faisant, ils proposent, par la façon de se présenter, des modalités de présentations aux autres participants. Ils les invitent à s'exprimer en groupe sur un sujet qu'ils n'ont, jusque-là, abordé qu'en privé.

Lorsque la nécessité s'en fait sentir pour l'avancement du travail ou que les questions sont posées à ce sujet, les animateurs n'hésitent pas à parler de leur histoire et de leurs réflexions personnelles. Ils s'efforcent toujours de parler d'eux-mêmes avec la plus grande honnêteté possible. Car au fond, les pensées, les événements de leur vie et ceux concernant leur famille sont, au même titre que ceux des autres participants, des éléments d'enrichissement pour la réflexion commune. Dans ce contexte, à l'encontre du parti pris habituel des dispositifs psy, les animateurs de ce type de groupe ne relèvent d'aucun statut extraterritorial. Ce qui les distingue des autres participants est propre au cadre universitaire et à la démarche de recherche dans lesquels ils se situent : leur capacité acquise lors de formations professionnelles à manier des groupes en psychologie clinique, leur responsabilité face aux souffrances psychiques, leur obligation de rendre compte à leurs collègues du déroulement et des avancées de la recherche. Ayant la même histoire que les participants, en aucun cas ils ne peuvent se situer en dehors du groupe qu'ils cherchent à étudier.

À la suite des psychologues, les participants Marc Jarowsky, Rose Schreib, David Weintraub, Manuel Segura, Alain Tenenbaum, Jacques Groszman [1] ainsi que le caméraman se présentent brièvement. Lors de cette présentation, les participants abordent immédiatement les thèmes qui vont très vite s'imposer à l'ensemble du groupe. Ils sont tous descendants de Juifs polonais. Leurs deux parents sont des survivants de la Shoah et au moins l'un d'entre eux a été déporté au camp d'Auschwitz.

La présentation de chacun est généralement assez brève, et donne lieu à des demandes de précisions immédiates. Ici, il s'agit avant tout de l'expérience de la Shoah et de l'émigration des Juifs de Pologne vers la France – certains n'ont pas besoin de préciser d'où viennent leurs parents, car leur nom de famille suffit à les identifier. En effet, dans ce groupe, à part l'un des animateurs, les participants sont tous d'origine juive polonaise. Il s'agit d'un hasard de circonstance qui a permis d'apprendre beaucoup sur les Juifs polonais, sur ce qui les spécifie, sur leurs parcours et leurs distinctions internes. À cause de la réunion de plusieurs « représentants » de Juifs d'origine polonaise au sein d'un même groupe de parole, de leur façon de se présenter et de commenter cette donnée, la nécessité de considérer sérieusement la dimension communautaire juive dans la recherche en psychologie clinique sur le traumatisme de la Shoah s'est imposée.

D'où vient cette spontanéité ?

Comment comprendre que des personnes, relevant, selon les classifications et les normes psychologiques de fonctionnements psychiques totalement différents et qui, en outre, ne se connaissent pas, se présentent si facilement, se questionnent mutuellement sans hésiter et s'intéressent les unes aux autres ? Sans doute est-ce parce que provenant du même monde et de la même histoire, ils partagent d'emblée une série d'implicites, quel que soit leur fonctionnement psychique propre. En d'autres termes, ils se présentent en évoquant un certain nombre de faits et de concepts qui sont instantanément compris par tous ceux qui sont des enfants de victimes de la Shoah. Ces idées et ces faits sont des acquis communs qui n'ont nul besoin d'être fondés en raison, d'être « introduits », d'être « présentés » et qui peuvent de suite être discutés, précisés et controversés. Dans de tels échanges, on constate que les sujets abordés, profonds, personnels – souvent douloureux – sont en réalité les « propriétés » d'un collectif, celui des enfants de victimes juives de la Shoah. C'est pour cette raison que dans ces réunions, il est possible de les mettre en commun, de les soumettre au groupe et de chercher à construire une pensée consensuelle à leur propos, sans craindre l'impudeur ou la honte. Le partage *a priori* d'un certain nombre d'implicites permettra de parler de soi sans trop craindre d'être jugé et sans se sentir en danger. Les implicites partagés par les descendants de victimes de la Shoah sont de différents ordres. C'est en permettant aux descendants de victimes de la Shoah d'échanger librement qu'il est possible de prendre connaissance de ces implicites et des idées maîtresses qui animent cette population. Ensemble, les enfants de survivants sont mieux armés pour interroger les véritables énigmes de leur existence.

L'émigration des Juifs polonais

Marc Jarowsky est le fils de deux Juifs polonais survivants qui sont arrivés en France longtemps après la guerre ; quant à lui, il est né à Paris au début des années 1960. Malgré son jeune âge, Marc Jarowsky est l'un des participants les plus proches du monde ashkénaze polonais. Il comprend le polonais et le yiddish. Généralement, les Juifs polonais ont émigré en France avant la guerre [2], ou tout de suite au lendemain de la guerre. Les parents de Marc Jarowsky ont émigré bien plus tard, il le précise, car il pressent que les autres savent que rares sont les Juifs polonais restés en Pologne après la guerre. Cela constitue un particularisme de ses parents, et il pense sans doute que cela mérite d'être investigué. Marc Jarowsky suppose, à juste raison, que les autres membres du groupe, parce qu'ils appartiennent au même groupe juif que lui, sont habilités et intéressés à discuter de cette originalité. Les Juifs d'origine polonaise expriment clairement le regret de la vie juive traditionnelle tout en affichant leur rejet de la Pologne et des Polonais chrétiens. Les enfants de survivants juifs polonais ont entendu leurs parents leur raconter les pogroms et l'antisémitisme traditionnel et ultraviolent de Pologne. Ils ont écouté leurs parents se plaindre des souffrances endurées durant des décennies au cours de leur existence en Pologne. Pour les Juifs polonais, les chrétiens polonais étaient des fanatiques qui croyaient véritablement que leur Dieu avait été assassiné par les Juifs ; l'alcool aidant, ils ne fêtaient pas un jour sacré du calendrier chrétien sans venger le Christ en agressant les voisins juifs. Les Juifs étaient alors terrés chez eux, effrayés, attendant d'être agressés sans pouvoir se défendre.

Au lendemain de la guerre, les rares survivants juifs polonais sont retournés dans leur village, dans leur maison, dans leur habitation pour tenter de retrouver des parents survivants. Ils ont en général été mal accueillis. Les Polonais, qui avaient été témoins des arrestations et du massacre des Juifs, s'étaient emparés de leur maison et de leurs biens, et pensaient qu'ils étaient tous morts. Parmi les survivants, très peu restèrent en Pologne. Ayant pris conscience de la disparition de la vie juive et de la destruction de leur famille et de leurs biens, la plupart émigrèrent soit en Palestine, en Amérique, ou encore en Europe de l'Ouest. Les rares Juifs survivants restés en Pologne étaient souvent membres du parti communiste, marxistes convaincus ou bien des convertis au christianisme. Les parents de Marc ne sont ni l'un ni l'autre ; ils avaient réussi à mener, tant bien que mal, une vie agréable et intéressante en Pologne, jusque dans les années 1950. Ils se sont finalement résolus à émigrer, sentant que la Pologne devenait de plus en plus intransigeante avec les Juifs. Les derniers Juifs non convertis vivant en Pologne ont finalement quitté leur pays en 1968, lors d'une grande vague d'antisémitisme soutenue par le gouvernement.

Enfants cachés

Manuel Segura est né à Paris en 1944. Il est le plus jeune de sa famille et le seul des trois fils à ne pas avoir été circoncis. Ses parents n'ayant pas voulu qu'il soit marqué car, explique Manuel, « les Allemands, quand ils avaient un doute, baissaient le pantalon des garçons et, s'ils voyaient qu'ils étaient circoncis, les envoyaient directement au four crématoire ».

Le groupe apprend que Rose Schreib est non seulement enfant de déportée, mais aussi « enfant cachée ». De ce fait, les participants lui demandent de préciser sa date de naissance et Manuel Segura fait un rapide calcul « donc vous aviez six ans » sous-entendu, « vous aviez six ans en 1942 ». Sans même le dire, il fait référence au 6 juin 1942, date à laquelle le port de l'étoile jaune fut imposé à tous les Juifs de plus de six ans de la zone occupée ; il fait aussi référence aux 16 et 17 juillet 1942, dates des grandes rafles de la région parisienne. Rose Schreib est donc une survivante, une enfant qui a connu la persécution « en direct », qui a été menacée de mort et stigmatisée. Elle est une représentante qui peut se souvenir, à la différence de Manuel Segura ; elle va pouvoir, au sein de ce groupe, alimenter les échanges et témoigner de ses frayeurs et des moyens par lesquels elle a survécu. Elle va pouvoir, en quelque sorte, « représenter » les parents, les frères et sœurs plus âgés des autres participants. De ce point de vue, comme de tant d'autres à identifier à chaque fois, elle « intéresse », au sens fort, l'ensemble du groupe.

Des familles entières disparues

David Weintraub se présente en spécifiant que toute sa famille restée en Pologne avait été assassinée dans la Shoah. Rose Schreib a repris la parole pour préciser que le reste de sa famille restée en Pologne était entièrement décédé également. Elle pensait sans doute que cela était une évidence qui ne méritait pas d'être énoncée à haute voix, car tous les Juifs d'origine polonaise savent bien que, sur les 3 millions de Juifs qui vivaient en Pologne avant la guerre, seuls environ 200 000 ont survécu. Chaque Juif d'origine polonaise sait que les familles de survivants juifs polonais ont toutes été réduites à leur plus simple expression. Mais David Weintraub le précise car il veut exprimer, dès le début du groupe, sa souffrance d'avoir été élevé sans famille. Rose Schreib emboite le pas, sans doute pour témoigner elle aussi de cette même souffrance.

La fin du yiddish

Alain Tenenbaum est né à Paris juste après la guerre. Ses parents étaient tous deux des immigrés juifs polonais. Son père était un survivant d'Auschwitz. Sa mère avait réussi à se cacher pendant toute la guerre en France avec son fils aîné qu'elle avait eu de son premier mari, déporté et assassiné à Auschwitz. Alain se plaint de la disparition du yiddish ; il se présente en insistant sur le fait que la fin du yiddish constitue pour lui la plus grande des catastrophes. Tous les participants savent exactement ce dont il s'agit, leurs parents parlaient le yiddish, mais eux parlent le français. Tous les participants de ce groupe connaissent cette réalité. Il n'existe plus aucun univers où l'on parle le yiddish comme le parlaient leurs parents – un yiddish vivant, un yiddish dans lequel on rit, on pleure, on philosophe, on drague, on se dispute, on se réconcilie, on fait des affaires et de la politique.

Les numéros tatoués au camp d'Auschwitz

La famille de Jacques Groszman a été déportée en grande partie et n'est pas revenue. Son père et son grand-père ont été déportés et sont toujours restés ensemble. Jacques précise qu'ils avaient les deux numéros qui se suivaient. Quand Jacques Groszman évoque les « numéros » de son père et de son grand-père, il est certain que les participants comprennent sans devoir préciser ; il parle bien du numéro d'immatriculation tatoué sur le bras des déportés au camp d'Auschwitz. Il n'a pas besoin de l'expliquer. Les enfants de survivants des internés d'Auschwitz ont toujours connu ce tatouage sur le bras de leurs parents, quand bien même peu ont été capables de le retenir par cœur. Jacques Groszman nous précise que, d'après lui, son père et son grand-père ont survécu grâce au fait d'être restés ensemble. Il s'agit là d'un fait exceptionnel : la survie du père et du grand-père. Les autres participants ne lui demandent pas ce que sont ces numéros, mais comment il lie la survie de son père et de son grand-père au fait que les numéros se suivent ; en d'autres termes ils veulent savoir, ils manifestent ouvertement un intérêt pour le vécu du père et du grand-père de Jacques à Auschwitz. Car leurs parents ont aussi été déportés et ils veulent comparer, s'entendre raconter et commenter les détails de cette survie. Et avec Jacques Groszman, ils détiennent ensemble suffisamment de connaissances pour entamer de suite une discussion sur les modalités de survie – comment ont-ils pu rester ensemble, comment ont-ils survécu, comment ont-ils vécu après la guerre, etc. Parce qu'ils veulent vivre, les participants des groupes de parole sont avides de « recettes » au sens noble du terme – comment survit-on ? comment mieux vivre ? comment aimer ses parents ? comment vivre en famille ? comment vivre dans de telles familles ? comment continuer l'existence ? comment se débarrasser des symptômes et des cauchemars ?

Le choix des thèmes

Ce sont les enfants de victimes eux-mêmes qui évoquent les thèmes qu'il faudra traiter dans le groupe. Ce sont les participants qui amènent avec eux, dans les groupes, les questions qui les occupent. Les animateurs se doivent d'être en mesure de les repérer, et d'aider les participants à les problématiser de sorte que ces thèmes se transforment en véritables questions susceptibles de produire des solutions pour les participants. Les animateurs de ce type de groupe sont au fait de ces sous-entendus afin de saisir les véritables préoccupations des participants.

Des faits et données « connus » sont rapidement identifiés : les origines, les événements, les lieux, les camps, les cauchemars, les symptômes, les expériences thérapeutiques et les trajectoires de vie. Au fur et à mesure du déroulement du groupe, les identités de situations et de réflexions vont se renforcer ainsi que des discussions, des contradictions et des oppositions. Ainsi, les échanges vont permettre de s'interroger mutuellement, non par politesse ou par gentillesse, mais parce que les personnes sont intéressées, au sens premier du terme. Ils sont concernés et veulent en savoir plus afin d'aller plus loin. Ils sont là pour eux-mêmes, et être là pour soi, dans un tel contexte, revient à être là pour les autres qui partagent les mêmes questions : comment vivre après la Shoah ? Plus les échanges avancent, plus les idées sont discutées en profondeur et plus les sujets se redéfinissent à partir d'une matrice théorique acceptable pour *l'ensemble* du groupe. C'est pourquoi les animateurs n'ont aucun mal à clarifier leur position méthodologique, car il ne s'agit en aucun cas ici de « convertir » à une nouvelle pensée, de découvrir le « caché en soi », d'imposer une théorie dont seuls les psy seraient détenteurs parce qu'ils l'auraient acquise dans un espace d'initiation privé, mais bien au contraire de construire, *avec* les participants, des propositions précises et résolutoires émanant d'un groupe de Juifs victimes de la Shoah. Ce faisant, apparaissent librement au sein de ces groupes des problématiques et des idées auxquelles les psy n'avaient pas pensé.

Premières paroles du groupe E, janvier 1996

Ce groupe a accueilli Madeleine Lang, Hélène Finkelstajn, Guy Benzakein, Ariane Dreyfuss, Yves Kahn, Jean Lerner, Valérie Cohen et Lili Perlman.

Madeleine Lang n'était pas tout à fait sûre de relever de ce groupe puisqu'elle n'est « que demi-juive » (*sic*). Son père, décédé quatre ans auparavant, était originaire d'Autriche et sa mère est chrétienne d'Auvergne. Au sein de ce groupe d'enfants de victimes de la Shoah, dès la présentation de la première participante, une nouvelle entité se dessine : celle des « demi-Juifs ». C'est Madeleine elle-même qui se définit ainsi. Nous allons devoir aborder cette proposition de catégorie ontologique. Les « métis judéo-chrétiens » ont-ils des spécificités ? Existe-t-il un lien entre le vécu de persécution de la Shoah et le mariage mixte ? De nouvelles questions émergent des participants eux-mêmes. Ces questions intéressent fortement tous les membres présents, soit parce qu'ils sont comme Madeleine des « demi-Juifs », soit parce qu'ils ont épousé des chrétiens et ont ainsi des enfants « métis », soit parce que leurs enfants sont mariés avec des chrétiens.

Hélène Finkelstajn est la fille de deux survivants d'Auschwitz. Ses parents sont d'origine hongroise et tchèque. Elle est née après la guerre en Europe, a habité les premières années de sa vie en Israël. Elle a été élevée en Amérique où ses parents se sont définitivement installés. Hélène Finkelstajn a été élevée dans un milieu juif orthodoxe. Elle-même a épousé en France un Juif orthodoxe. Elle vit à Paris avec son mari et ses enfants. Elle est une des rares religieuses des groupes de parole. Elle connaît les théories psy et la position critique des Juifs français vis-à-vis de la religion. Une fois le tour de présentation terminé, c'est Hélène Finkelstajn qui engagera le débat sur la question de l'appartenance à un groupe religieux, comme pour devancer les critiques qu'elle sent poindre. Hélène pense que d'appartenir à un univers religieux aide à panser les plaies. Bien que la majeure partie du groupe soit strictement laïque, la position d'Hélène Finkelstajn intéresse puisque, en tant que religieuse, elle incarne une des existences possibles des Juifs après la Shoah.

Guy Benzakein est né en France de parents nés en Égypte et de grands-parents probablement d'origine turque. Sa famille n'a pas connu la Shoah puisque, durant la Seconde Guerre mondiale, elle vivait au Caire, mais Guy Benzakein a la sensation et même la conviction profonde d'être un enfant de survivants. Ce participant, juif d'origine égyptienne, dont aucun membre de la famille n'a connu la Shoah, s'est imposé dans le groupe de parole d'enfants de survivants. Cette attitude nous a interpellé et fait réfléchir ; elle a introduit dans l'esprit des chercheurs l'idée que d'autres Juifs pouvaient se dire « survivants ». Il nous fallait comprendre en quoi des descendants de Juifs de la Méditerranée pouvaient eux aussi, légitimement, se revendiquer « descendants de survivants ». L'avancée du travail nous a enseigné que cette proposition était tout à fait pertinente. Par la suite, l'équipe du Centre Georges-Devereux a adapté des prises en charge psychologiques spécifiques pour des personnes issues de communautés non ashkénazes ayant été persécutées et aujourd'hui totalement disparues [3].

Ariane Dreyfuss est née à Paris, dans les années 1950, de parents juifs du nord de la France, d'origine allemande. Ses parents sont installés en France depuis trois générations. À part sa mère et sa tante, toute la famille du côté maternel a été déportée et assassinée. Ariane est persuadée que l'expérience dramatique de la Shoah, le fait que la famille ait été anéantie et le vécu de fuite et de dissimulation sont à l'origine de l'état dépressif grave et permanent de sa mère. Ariane Dreyfuss introduit d'emblée un des thèmes majeurs des groupes de parole de descendants de victimes de la Shoah : comment supporter et aider les parents survivants qui présentent des pathologies psychiques qu'on relie directement à la Shoah ? Comment ne pas être soi-même atteint psychologiquement quand les parents le sont autant ? Sa venue au groupe de parole participe d'une quête d'aide, de soutien, de solution et de compréhension.

Yves Kahn se dit aussi « demi-juif ». Il est né dans les années 1960. Son père est un Juif français d'origine allemande qui a été déporté en 1944, avec toute sa famille – le frère, les deux sœurs, et la mère. Son grand-père paternel, Abraham Moishé, avait des responsabilités dans la Résistance et a été déporté un an aupravant, en 1943. Yves Kahn est un enfant de survivant. Pour lui, son père n'est jamais véritablement revenu d'Auschwitz. Quand il dit qu'il a un père qui était à Auschwitz, souvent on lui demande : « Mais est-ce qu'il est revenu ? » Or, il est né bien après la guerre ! Du côté de sa mère, la famille d'Yves est grenobloise, plutôt rurale et chrétienne. Sa mère a été baptisée et n'est pas croyante, mais Yves est de confession catholique. Yves Kahn espère pouvoir expliquer en détail au reste du groupe les raisons profondes qui l'ont poussé à se convertir.

Yves Kahn est un des rares « religieux » participant au groupe de parole. En tant que converti au christianisme, il sait qu'il représente une minorité toute spécifique ; il sait surtout que sa conversion au christianisme risque de scandaliser les descendants de victimes de la Shoah, revendiquant pour leur part une judaïté et identifiant le christianisme comme la source majeure de l'antisémitisme qui meurtrit les communautés ashkénazes depuis plusieurs siècles. Mais en tant que membre de la seconde génération, et parce qu'il témoigne du dysfonctionnement psychologique de ses parents survivants, tout comme Ariane Dreyfuss, et parce qu'il incarne un devenir possible des descendants de victimes de la Shoah, Yves Kahn a pleinement sa place dans un tel groupe où sa particularité n'empêche pas les similitudes. Yves Kahn se présente comme catholique mais il se dit aussi enfant de victimes de la Shoah et de survivants d'Auschwitz, issu d'un mariage mixte judéo-chrétien, marxiste, et chacun, à son contact, comme au contact des autres membres du groupe, pourra en savoir plus sur les choix existentiels du peuple juif après la Shoah.

Jean Lerner a quarante-cinq ans. Il dit appartenir, lui aussi, à la « catégorie des demi-Juifs » qui participent au groupe. Son père était d'origine lituanienne, né en Lituanie et venu en 1933 en France. Il a survécu à la guerre en étant prisonnier en tant que soldat anglais, mais le reste de sa famille a disparu. La mère de Jean Lerner est chrétienne, originaire de Normandie. Jean Lerner est un scientifique. Il a souhaité participer à ce groupe à la suite de la lecture du livre d'un des animateurs sur les enfants de survivants. Jean Lerner n'est pas le seul à spécifier qu'il est venu au groupe parce qu'il a lu une publication de l'un des chercheurs de l'équipe. C'est dire que les participants sont complètement au fait des références théoriques des animateurs, comme c'est souvent le cas dans les dispositifs cliniques. Cette réalité intéresse au plus haut point les chercheurs, car c'est aussi pour questionner et avancer dans leurs propositions psychologiques qu'ils animent ces groupes de parole. Les discussions et les commentaires sur les textes des cliniciens par les intéressés sont accueillis avec sérieux et jamais « interprétés ». Le savoir issu des groupes de parole est un savoir public, qui appartient à tous ceux qui souhaitent s'en saisir et n'est jamais la propriété cachée des psy.

> *Valérie Cohen* : Je m'appelle Valérie Cohen, je suis juive ashkénaze de Pologne, des deux côtés ; avec un parcours qui je crois est assez classique. Une partie de la famille est restée en Pologne et a été exterminée et une autre partie a fui en Russie grâce aux communistes de la famille – dont ma mère et ma tante – et a survécu. Et moi, j'ai vécu quelques années en Israël ; parce que je pense que j'avais une recherche d'identité ; je crois que chez moi, il y a eu un refus d'identité, et en même temps un judaïsme excessivement fort dans ma famille. Mes parents parlaient yiddish, évidemment, et sans être du tout religieux, ils ne lisaient que les pages des journaux sur Israël et n'écoutaient que les journaux TV sur Israël. Mais en fait, je crois qu'il y a quand même eu un refus

d'identité, quelque chose de toujours basé sur la persécution, sur le malheur et sur la tristesse. Je pense que je suis partie en Israël un peu à cause de ça : pour retrouver un judaïsme positif et joyeux. Je l'ai d'ailleurs trouvé mais je suis revenue en France parce que je sentais qu'il le fallait ; que j'avais fui un certain nombre de choses, et je suis revenue pour me mesurer certainement à mon judaïsme ashkénaze. Je pense que c'est pour ça que je suis là aujourd'hui, parce que j'ai besoin d'approfondir ces racines-là aujourd'hui.

Lili Perlman : Moi je m'appelle Lilil Perlman, et je faisais partie du groupe précédent. Ç'a été une année assez difficile puisque j'ai perdu mon père... mais je me suis sentie extrêmement soutenue et aidée, et même plus que ça... par le groupe qui est venu le jour de l'enterrement[4] et donc, je n'ai plus de parents... Je suis juive polonaise. J'avoue que je me sentais très bien ici. J'ai déblayé pas mal de terrain, c'est pour ça que je voulais revenir.

Hélène Finkelstajn : Je peux dire quelque chose ? Ça va peut-être être un peu polémique ce que je vais dire, parce qu'il y a quelqu'un qui a dit : « il y a beaucoup de tristesse », c'est sûr, il n'y a pas d'autre mot, c'est sûr qu'on est triste pour ce qui s'est passé pour la famille, pour les gens, mais moi je suis orthodoxe, de famille orthodoxe, j'ai grandi parmi des gens orthodoxes à New York, et c'est sûr, il y a cette tristesse, mais on continue de vivre et il y a moins de tristesse, enfin moi je trouve !

Madeleine Lang : Tu disais, enfin, je peux te tutoyer ?

Hélène Finkelstajn : Oui !

Madeleine Lang : Donc, tu disais que tu as été élevée en Amérique.

La présentation, comme chaque année, est relativement rapide et concise. Ce groupe, dès les premières minutes, a ébauché les questions dont il débattra au cours de l'année. Il s'agit :

– de la survie pendant la Shoah ;

– de la vie après la Shoah ;

– des difficiles relations entre parents survivants et enfants de survivants ;

– de la religion ;

– de la conversion ;
– de la spécificité des différentes origines communautaires ;
– de la mixité judéo-chrétienne ;
– du traitement des morts.

Nous découvrons à quel point les membres du groupe sont très représentatifs des différents devenirs juifs contemporains post-Shoah : certains ont choisi le communisme, d'autres l'athéisme, d'autres l'antisionisme – jusqu'à être pro-Palestiniens –, d'autres l'orthodoxie juive, d'autres encore le judaïsme laïc. Certains revendiquent une judaïté sans aucune connaissance du judaïsme et l'un s'est même converti au christianisme. Ces choix, bien que fermement revendiqués par chacun, parce qu'ils posent problème ou parce qu'ils ne procurent pas la sérénité tant recherchée, donnent lieu à des débats, souvent animés. Les participants se critiquent, tentent de démontrer le bien-fondé de leur propre position et le caractère trompeur de celle d'autrui tout en cherchant au sein du groupe et dans les débats des idées et des raisons nouvelles. Devant ces divergences, comment se fait-il qu'ils ne se séparent pas d'emblée ? Comment se fait-il qu'ils cherchent, au contraire, à se connaître davantage, à approfondir ensemble les différentes démarches, malgré parfois leur désaccord profond ? Cela tient sans doute à deux principes – l'un d'ordre culturel, l'autre d'ordre technique. Le premier, c'est que tous ces choix proviennent de la même matrice : être juif d'Europe au XXe siècle. En effet, ils constituent les différentes variantes possibles. Ils sont souvent reliés à la spécificité culturelle de chaque communauté juive européenne et à son histoire ; par exemple être athée de gauche quand on est issu d'une famille de Juifs polonais dont les parents étaient déjà marxistes en Pologne et dont l'arrière-grand-père était rabbin… Par ailleurs, les animateurs qui aident au débat ne tendent jamais à une interprétation subjective, psycho-sexuelle des données, mais cherchent à préciser, à partir des éléments individuels les plus intimes, les subtiles logiques communes sous-jacentes. Ainsi, on débat, on isole des questions spécifiques qui concernent l'ensemble des participants. Afin de soigner, on tente de comprendre à quelle problématique ces choix de vie répondent et à quels endroits ils échouent. Les interventions des animateurs ont toujours pour ambition de rassembler, et non de séparer des sujets, qui, rappelons-le, se plaignent avant tout d'être isolés dans leur quête.

Les membres du groupe, en se présentant, en discutant de leur particularisme, de leurs origines, de leurs préoccupations semblables mais aussi spécifiques, redéfinissent un ensemble de données à commenter, à interpréter. Ils indiquent ainsi les points d'intérêt qui, selon eux méritent débat. En témoignant de leur propre expérience, ils se font à la fois objet et sujet du savoir à constituer. Les témoignages de chacun, tant en ce qui concerne la vie personnelle que celle des familles contraignent à repenser, et aident à comprendre les logiques qui sous-tendent le fonctionnement psychologique, non comme des logiques individuelles mais bien comme celles relevant de l'histoire précise et d'une tradition spécifique d'un peuple : les Juifs d'Europe du XXe siècle après la Shoah – en l'occurrence, majoritairement ashkénazes. Ce faisant, à partir de cette matrice commune, les distinctions individuelles peuvent être pleinement reconnues et mises en valeur.

Questions sur le dispositif

Souvent, les participants interrogent les responsables des groupes sur l'organisation et le cadre de fonctionnement des groupes de parole. Ils veulent également avoir des informations sur les résultats et les effets obtenus.

Extraits du groupe C 1994

Myriam Trotman : Je voulais vous poser une question sur le temps prévu et le nombre de séances prévu dans l'année ; avec la profondeur de ce qu'on peut apporter, de ce qu'on remue, c'est un temps qui est choisi comment ?

… …

> *Rolande Sarfati* : Et est-ce qu'on connaît le résultat ? Est-ce qu'on sait ce que ça donne ? Quelle est la réaction des gens qui ont fait ces groupes de 8 séances ?

Parce qu'ils sont face à des spécialistes qui sont au fait de la plupart des travaux sur la question, parce qu'ils parlent avec des chercheurs, parce qu'ils sont considérés comme des partenaires dans le travail de recherche, ils questionnent les animateurs des groupes sur les théories disponibles en psychologie et leur demandent de les informer sur leurs propres conclusions issues de leurs recherches. Parce qu'ils sont des « cochercheurs », les animateurs s'attendent que les participants posent des questions et donnent leur avis sur les proposistions techniques et théoriques. À l'inverse de ce qui se pratique habituellement dans les groupes psychodynamiques ou d'inspiration psychanalytique, aux questions des participants sur le dispositif, sur les théories psy, les animateurs s'attachent toujours à répondre de manière la plus précise et la plus juste possible. Aucun « renvoi » de la question, aucune interprétation en réponse à des demandes de clarification des choix techniques et théoriques ; au contraire, ils sont clairement expliqués. « Nous sommes à l'Université ; nous pouvons situer le lieu et les raisons institutionnels qui nous réunissent et qui font d'ailleurs pleinement partie de notre démarche ; ce sont des groupes de recherche où il est question d'enrichir la connaissance en psychologie du traumatisme de la Shoah ; chaque année, chaque groupe participe à cette réflexion. Les animateurs apprennent avec les participants à comprendre en quoi consiste ce trauma et comment envisager de le soigner. Le cadre de huit séances a été inspiré des premiers groupes de recherche américains [5]. Il convient bien à la recherche dans la mesure où il évite au groupe de s'installer dans une logique de psychothérapie à long terme et qu'il contraint l'ensemble du groupe à produire des données dans un laps de temps relativement court. Parallèlement, le temps de la recherche est long, surtout quand cela concerne le psychisme ; les résultats ne sont pas immédiats et c'est le fait d'être à l'Université, de ne pas être soumis au rendement exigeant et urgent des univers commerciaux, politiques ou médiatiques qui nous permet d'être à l'écoute des participants et de prendre le temps de réfléchir avec eux. »

Extrait de la première séance du groupe B 1992

Jacques Groszman : Je voulais dire, je ne suis pas tout à fait d'accord avec le fait qu'on filme.
Psychologue : Pourtant, je vous avais prévenu.
Jacques Groszman : Oui, je sais bien, mais étant donné les temps qui courent, ça me fait un peu peur qu'on soit comme ça repérable sur des bandes vidéo !
Marc Jarowsky : Vous savez, s'ils veulent nous trouver, avec nos noms, ils n'attendront pas d'avoir les bandes vidéo ! Ils n'ont qu'à prendre le Bottin ! De toutes les façons, on est tous sur un listing quelconque, style la Redoute ou quelque chose comme ça !
David Weintraub : Moi, j'aimerais savoir pourquoi on filme.

Les questions sur le dispositif et sur le devenir des cassettes vidéo sont tout à fait légitimes et donnent lieu à des explications précises de la part des responsables cliniques des groupes de parole. En outre, les mises au point sur les dispositifs avec les participants ont amené les psychologues à modifier certaines propositions de départ. Des participants ont demandé à faire partie d'un groupe suivant ; d'autres ont exigé que soient distribués aux participants des doubles des cassettes du montage de fin de groupe. Certains participants ont demandé à ce que soit organisée au sein de l'Université une rencontre avec des participants des autres groupes et qu'un visionnage des montages respectifs soit effectué. Dans tous les cas les propositions font débat et sont toujours soumises à une triple exigence : démocratique, éthique et clinique. Elles sont souvent acceptées car elles répondent logiquement à des exigences nées du dispositif et viennent enrichir les processus psychologiques.

CHAPITRE VI

Penser ensemble

Malgré les antagonismes, un socle commun permet et même force au débat : être juif. Et c'est justement parce que tous sont juifs que cette réunion est possible, qu'elle est souhaitée qu'elle permet la rencontre avec des semblables interessés par la confrontation.

Extrait de la 3e séance du groupe E

Yves Kahn : Dans ma conversion au christianisme, j'ai fait un choix religieux clair. Ce choix, à mon sens, se situe dans la continuité de mon judaïsme. Je pense maintenant qu'il s'agissait au fond de renouer avec ma judaïté, mais sur le versant positif, et non sur le versant morbide.
Manuel Segura : Tu veux dire qu'on est comme des morts, nous qui sommes restés juifs ?
Yves Kahn : Non ! Je ne me permettrais pas de juger ! Chacun choisit pour lui-même !
Manuel Segura : Tu vois, Yves, toi, je t'aime bien, mais c'est ce que tu représentes que je déteste ! Les Allemands ont voulu qu'on disparaisse, et si on pensait tous comme toi, Hitler aurait gagné ! C'est vrai que pour rester juif aujourd'hui en France, c'est difficile ; pour faire des rencontres juives, c'est dur, puisqu'on vit dans un monde *goy* ; c'est plus facile de rencontrer une femme *goy* qu'une femme juive, mais tu vois, moi, je considère que sur ce

point, on doit véritablement faire un effort ! Moi, je me suis fait circoncire à l'âge de quarante-huit ans, parce que comme je suis né en 1945, mes parents ont eu peur que ça recommence, et ils n'ont pas voulu me faire circoncire – puisqu'on disait que les Allemands baissaient le pantalon des hommes et des enfants pour vérifier qu'ils étaient juifs et les envoyaient au four côté crématoire – et moi j'ai dû faire tout un cheminement pour être complètement juif !

La manière dont les uns et les autres s'écoutent et se répondent nous montre, encore une fois, que ces différents choix d'existence sont sujets à commentaires, posent question, et ce faisant, ne relèvent ni d'un délire personnel ni d'une bizarrerie idiosyncrasique. Se convertir au christianisme, se marier à l'église et baptiser ses enfants ou se faire circoncire à quarante-huit ans sont des devenirs qui « appartiennent » à un collectif, celui des Juifs contemporains, et se présentent comme des choix possibles après la double catastrophe : génocide et disparition des communautés. Les membres du groupe ont décidé d'interroger ces devenirs à partir de leur propre expérience.

Comprendre les survivants

Étant donné leur parcours thérapeutique, les participants définissent leurs souffrances et leur existence selon des problématisations appartenant le plus souvent à la sphère psychologique et psychanalytique. Ils se plaignent par exemple de « l'agressivité » ou de « l'état dépressif » de leurs parents, et se demandent comment y faire face. Ils s'inquiètent par ailleurs de la transmissibilité de ce type de fonctionnement et craignent d'en être eux-mêmes victimes.

Les animateurs invitent les participants à identifier les matrices signifiantes et les théories sous-jacentes à l'origine des manières de penser les survivants et leur famille. Avec les membres des groupes, ils questionnent les effets réels des diagnostics et des théories empruntés à la matrice psychologique. Ils comparent ces propositions à celles qui pourraient être faites à partir de la matrice juive d'interprétation du malheur et de la maladie.

Extrait de la 6e séance du groupe E

Hélène Finkelstajn est la fille aînée de deux survivants d'Auschwitz, juifs hongrois et tchèques très religieux qui se sont rencontrés à la sortie des camps. Le père, qui a perdu sa première femme pendant la déportation, n'a jamais cessé de pratiquer sa religion – il a toujours cherché à respecter les *mitsvot* – même à *Kippur*, il jeûnait à Auschwitz. Après leur libération, les parents de Hélène Finkelstajn ont vécu dans un camp de Personnes Déplacées. Ils ont d'abord émigré en Belgique où Hélène est née, puis en Israël, enfin ils ont choisi les États-Unis pour pays d'adoption. Hélène Finkelstajn vit depuis plus de vingt ans en France ; elle est mariée à un Juif d'origine polonaise, enfant caché en France pendant la guerre. Elle appartient à une communauté de Juifs orthodoxes de Paris.

Hélène Finkelstajn se plaint du comportement difficile de ses parents survivants d'Auschwitz – elle évoque longuement leur agressivité non reconnue, leur attitude de surprotection, leur intrusion permanente dans sa vie, leur incapacité à se mettre d'accord, leurs reproches permanents. Elle rencontre l'assentiment des autres participants qui retrouvent dans le portrait qu'elle dresse de grandes ressemblances avec celui de leurs parents. Elle se plaint des effets néfastes sur son propre équilibre psychologique. Elle ne sait que faire face à eux, ne peut se résoudre à la proposition de son psychanalyste qui lui conseille de « prendre de la distance et même de ne plus les voir étant donné leur dysfonctionnement psychopathologique ».

Valérie Cohen, quant à elle, est fille de deux survivants juifs polonais ayant échappé aux nazis en passant la frontière russe quand il était encore temps et qui ont émigré en France au lendemain de la guerre.

Hélène Finkelstajn : Je représente pour ma famille la femme de mon père qui est morte en déportation – je porte le nom de la première femme de mon père, je crois que je vous l'avais déjà dit – j'ai aussi le nom de ma grand-mère, je ressemble aussi à Rivke, la sœur de ma mère, qui est morte déportée. Quand j'étais petite tout le monde disait : « Regarde ! qu'est-ce qu'elle ressemble à la tante Rivke : elle a le même genre, les mêmes yeux ! », ils disaient ça tout le temps. Je ressemble à plein de gens qui sont morts ! Ma famille m'adore, mais quand j'arrive à New York, il y a des histoires avec ma mère ; elle ne supporte pas que je sois à la maison, elle m'adore d'un côté et elle ne me supporte pas d'un autre côté. Et à présent, ma mère n'a plus la force de se chamailler avec moi, et c'est ma sœur qui fait des histoires terribles et j'essaye de comprendre ; je me demande : « Mais suis-je si méchante ? » « Qu'est ce que je fais pour que ça se passe comme ça ? » « Mais qu'est-ce que j'ai fait ? ! »
Valérie Cohen : Tu sais, Hélène, c'est marrant ce que tu dis, parce que chez moi, c'est exactement la même chose, et des fois je me demande...
Hélène Finkelstajn : On nous en veut !
Valérie Cohen : Oui ! ils nous font payer ! On n'en fait jamais assez ! Il faut dire que moi aussi j'ai des rapports un peu conflictuels avec ma mère – et effectivement j'ai l'impression qu'on n'a pas le droit de vivre !
Hélène Finkelstajn : Oui, c'est ça, on n'a pas le droit de vivre !

Nous nous demandons alors qui sont ces parents survivants et comment comprendre leur fonctionnement : Comment les penser ? Souffrent-ils de psychose, de névrose ? Leurs troubles remontent-ils à leur petite enfance ou sont-ils le fait de leur expérience traumatique ? Qu'ont-ils vécu exactement ? Comment comprendre ce qui leur est arrivé ? Comment ont-ils survécu ? Pourquoi ont-ils survécu ? Nous évoquons leur nom, leur prénom, leur famille, leur communauté d'origine. Sont-ils des Juifs polonais, russes, hongrois typiques ? Ou bien faut-il les considérer comme des êtres à part du fait de ce qu'ils ont vécu ? Des premiers de lignée ? Seraient-ils semblables à des personnages bibliques plus ou moins connus de tous ? Des prophètes ? Des *tsaddiqim* [1] ? Qu'est-ce qu'un *tsaddiq* ? Nous cherchons : « *Tsaddiq* est un terme juridique à l'origine, désignant l'homme qui a été traîné en justice et reconnu innocent même aux yeux de Dieu [2]. »

Identifier les générations

Extraits de la 4e séance du groupe B 1992

Marc Jarowsky : Mes parents me font porter le poids de leur passé !
David Weintraub : Mon père est en train de mourir et j'ai sous les yeux le déporté. Il se bat, il n'a pas encore abdiqué, il fait tout pour que ça aille mieux, mais ça ne va pas mieux ! Et cette semaine, ça fait deux fois qu'il se met à parler des « anecdotes », les histoires qui se passent en camp. C'était pathétique ! enfin je ne sais pas comment dire ! Je sens en moi-même le drame qui se passe : sa mort ; les conditions de sa mort !
Marc Jarowsky : En tant que fils de déportée j'ai le sentiment de bien comprendre ce que dit David.
David Weintraub : J'ai l'impression qu'il y a une transmission de terreur ou d'angoisse sans comprendre bien pourquoi. Enfin j'ai souvent le sentiment qu'on m'a donné la vie sans me donner la notice d'utilisation !

Les enfants de survivants sont pris entre deux feux : d'un côté ils se sentent régulièrement agressés par des personnes qui manifestement présentent un fonctionnement psychologique singulier, de l'autre ils se sentent profondément liés à des parents qu'ils disent être très différents d'eux, voire pratiquement des étrangers tant du point de vue intellectuel, affectif que culturel. Néanmoins, ils ressentent pour eux un attachement qu'ils ne peuvent expliquer et qui reste trop souvent une énigme douloureuse. En outre, les enfants de survivants ont souvent tendance à accuser leurs parents de leur propre dysfonctionnement psychique, de leurs propres difficultés psychologiques, tout en sachant pertinemment que cette attitude ne leur vaut que des désagréments et ne leur procure aucune solution.

Manuel Segura : La nuit, quand il m'arrive de me lever et que je croise mon reflet dans le miroir, j'ai systématiquement l'impression qu'il y a quelqu'un qui est là pour me tuer. J'ai cette angoisse profonde, qui, je pense, m'a été transmise, puisque je suis né fin 1944 et donc mes parents m'ont conçu durant la guerre, par hasard, par inadvertance. Je sais que j'ai toute cette angoisse et je ne sais pas comment m'en sortir... Il y a un autre point que je voudrais discuter, c'est le fait de ne pas pouvoir communiquer avec mes parents ; j'ai réessayé ces temps-ci ; ça a remué et je me suis fait envoyer promener. Mon père m'a dit : « Écoute, j'ai quatre-vingt-deux ans, j'ai peut-être six mois, un an, deux ans à vivre, laisse tomber ! »
Marc Jarowsky : Tu vois, ce que tu viens de dire de ton père, c'est comme moi avec ma mère, je le vis de manière tout à fait identique. Elle perd aussi la boule, elle est très malade et, pendant des années et des années, j'ai eu honte ! Quand j'étais adolescent, elle était alcoolique. Ça aussi, ça me foutait les boules ! Ma mère m'a dit : « Pourquoi tu fais des cauchemars, t'as eu une enfance heureuse toi ! »
Jacques Groszman : Mon père, j'aimerais avant que sa vie se termine, quel que soit le moment, j'aimerais qu'il puisse dire « je t'aime ».

Pour les enfants de survivants, le groupe de parole est un espace de liberté où il est possible d'évoquer les relations complexes et douloureuses qu'ils entretiennent avec leurs parents, sans pour autant être mis en danger par des interprétations intempestives ou agressives. Les participants décrivent des relations parents/enfants qui constituent un véritable monde en soi. Un univers dans lequel il n'existe, au fond, aucun autre individu, hormis les parents survivants et eux-mêmes. Un monde peuplé de quelques personnes reliées par l'expérience solitaire et spécifique de la Shoah. Une société constituée de deux générations. Une communauté dont sont exclus les amis, les collègues, les voisins et étrangement les proches les plus intimes : les conjoints et les enfants. Comme si ceux-là étaient non essentiels, irréels, des humains de passage.

David Weintraub : Je ne sais pas si ça a un rapport, mais chez mon père, ce qui me choquait quand j'étais gosse, c'était sa relation aux autres. « L'autre est quelqu'un selon l'utilisation qu'on peut en faire » ; et je me demande si le rapport à l'autre n'a pas été complètement bousillé et comme conséquence, c'est la relation à nous, parce que nous on fait partie des autres, mais on est un autre particulier, privilégié.

Jacques Groszman : Il m'a donné un très grand enseignement que j'ai eu beaucoup de mal à assumer quand j'étais jeune ; quand j'étais adolescent il m'a dit qu'un être humain ne valait pas un animal, parce qu'on ne verra pas un animal prendre la liberté d'un autre animal, on verra pas un animal tuer un autre animal autrement que pour se nourrir, ce qui n'est pas le cas de l'homme.

Les parents survivants, surgis d'un monde disparu et terrifiant, sont les seuls qui semblent véritablement compter dans l'existence de leurs enfants, les seuls à avoir une influence. Le groupe offre l'occasion de pouvoir échanger sur cette réalité et surtout de chercher ensemble, non pas des accusations supplémentaires, des coupables superflus, mais une compréhension et des solutions qui ne laissent personne « orphelin ».

Jacques Groszman : Mon père et mon grand-père avaient le numéro qui se suivait, ils ont toujours été ensemble, c'est comme ça qu'ils ont survécu.

Psychologue : Qui a le premier numéro ?

Jacques Groszman : C'est mon grand-père. De toute manière, je pense que sur le plan psychique, mon père a quelque chose qui a arrêté de vivre depuis que son père est mort.

Psychologue : Je reprends l'image de Jacques : le premier numéro c'est mon grand-père, le deuxième numéro c'est mon père, le troisième numéro, c'est qui ?

Jacques Groszman : C'est moi !

David Weintraub : Est-ce qu'on peut dire qu'il y a une relation à l'autre qui est vraiment bizarre, particulière, bousillée ?

Jacques Groszman : Pour le moins ! Un jour, il y a une

parole qu'il m'a dite que je ne lui pardonnerai jamais : il m'a dit que j'étais damné !
Psychologue : Il t'a dit « damné » ?
Jacques Groszman : Oui.
David Weintraub : C'est fou ça !
Psychologue : C'est un peu ce que tout le monde pense pour soi-même ici !
David Weintraub : Oui... c'est vrai...

Les parents survivants souhaitent que leurs enfants soient pareils à eux. Les survivants ont été littéralement métamorphosés par leur expérience de survie et demandent à leurs descendants d'être comme eux dans le même univers qu'eux, tout en réalisant leur possible pour les préserver de la maladie, de la pauvreté et de la souffrance. Face aux réactions de leurs enfants, qui, de fait, ne connaissent pas le même univers que celui qu'ils ont connu, qui vivent dans un monde d'humains « en ordre », ils sont intellectuellement désarmés et parfois profondément déçus. Les enfants de survivants, de leur côté, se débattent afin de se soustraire au mimétisme. Les angoisses terrifiantes, les cauchemars sont à la fois l'expression de cette emprise et la tentative inlassablement réitérée d'échapper au devenir identique. Ainsi, le seul moyen qu'ont les enfants de survivants de la Shoah de s'extraire de ce paradoxe – être le fils ou la fille d'un survivant de la Shoah et pourtant n'être en rien un survivant de la Shoah soi-même – consiste à reconnaître aux parents un statut singulier. Ce faisant, en toute logique ils se distingueront de leurs parents tout en étant leurs descendants. L'histoire des fondations et des générations connaît bien ce phénomène. Les premiers ne sont pas comme les suivants. Le premier des Juifs, Abraham, n'est pas juif, le premier des chrétiens, Jésus, n'est pas chrétien. Les premiers dans la Bible, ceux qui « installent le monde », ceux qui fondent le judaïsme, ceux qui refondent le peuple quand il est en passe de disparaître ou qu'il court un danger extrême, ont une sexualité hors normes, commettent des actes interdits, font des alliances qui seront ensuite jugées contre nature. Ainsi en va-t-il des débuts du monde. Et c'est ce type d'actes, qui intriguent les enfants de survivants : qu'ont fait les parents pour survivre en camps de concentration et d'extermination ?

Extrait de la 6e séance du groupe C, 1994

Rebecca Singer a trente-six ans quand elle participe au groupe de parole. Malgré une vitalité naturelle, elle souffre depuis toute petite de troubles psychiques divers et parfois très graves : dépression, anorexie, fortes angoisses. Depuis quelques années, depuis la mort de sa mère – qui avait difficilement survécu à sa déportation de plusieurs années au camp d'Auschwitz – Rebecca Singer se débat. Elle se sent seule au monde et, ni la tendresse qu'elle ressent pour son père et sa sœur, ni les passions amoureuses qui l'entraînent trop souvent dans des situations extrêmes, ne lui ôtent cette sensation de tristesse abyssale.

> Rebecca Singer : Depuis que j'ai perdu ma mère, je ne vis pas ! (*Pleurs*) Je me suis renfermée et j'ai l'impression de me faire mourir, de tuer les choses en moi, de me tuer à petit feu. Je me dis : ma mère n'est plus là, je ne peux plus rien lui demander. Je connais une personne qui a été en camp avec ma mère, ça fait plein de fois que je me dis que je vais l'appeler, que je vais aller la voir, et je ne le fais pas.
> *Psychologue* : Mais tu sais ce qu'elle a vécu en camp, ta mère ?
> *Rebecca Singer* : Je ne sais que les choses banales : travailler, manger des quignons de pain, voilà ! Il y a des choses que je ne sais pas... qui me font peur. Je sais qu'elle a été quelques mois en prison en Pologne d'abord avant de passer près de quatre ans à Auschwitz. Et, c'est vrai que, pour moi, ç'a toujours été quelque chose d'incroyable qu'elle soit revenue de là. Et je me dis qu'il a dû se passer des choses que je ne sais pas.
> *Psychologue* : Tu sais quel genre de choses ?
> *Rebecca Singer* : Oui, non ! des choses sexuelles ! J'en sais rien ! Il y a peut-être eu des expériences sur elle ; mais ça, elle ne m'en a jamais parlé, je ne sais pas ! Je ne sais pas !
> *Psychologue* : Il y a eu une personne qui l'a aidée ? Elle t'a parlé de ça ?
> *Rebecca Singer* : Non ! Ma mère, elle ne parlait jamais des

camps. Je sais qu'à deux reprises, quand j'étais adolescente, je lui ai demandé de m'en parler et ça a déclenché des scènes très violentes, elle pleurait très facilement et moi, je pleurais avec elle et ça se terminait très vite en larmes ! Donc, je n'ai que des bribes ; vraiment je ne sais rien. Mais il y a deux choses pour moi qui sont très importantes : je sais qu'un jour elle devait monter dans un camion, et qu'il y avait un officier – je ne crois pas que ce soit un SS – et elle l'a supplié en allemand et il ne l'a pas fait monter dans le camion ! Le camion partait à la chambre à gaz. L'autre chose c'est qu'elle chantait bien, elle avait une très belle voix.
Psychologue : Elle était belle ta mère ?
Rebecca Singer : Oui, elle était trop belle...

Dans cette démarche qui consiste à exposer la spécificité des parents survivants, à leur reconnaître un statut hors du commun et à explorer les différentes matrices signifiantes à l'aide desquelles rendre cette spécificité intelligible et intéressante pour la seconde génération, s'opère un processus logique : celui de rassembler les descendants de survivants juifs de la Shoah dans un collectif de pensées. Ce collectif s'attache alors à se situer de façon cohérente et distincte face à une génération particulière. Ce faisant, l'on constate une nette évolution dans les modalités interactives entre les enfants et les parents survivants. En effet, penser les parents à partir de notions psychopathologiques – « maniacodépressifs », « anaclitiques », « psychotiques », « pervers »... – ne présente pas d'attrait et produit un renoncement à tout effort relationnel. La nécessité de penser **avec** les parents et non en dehors d'eux s'impose du fait que les parents restent ceux-là mêmes par lesquels les participants se disent juifs, ashkénazes, descendants de victimes de la Shoah – trois revendications qui motivent leur participation au groupe de parole.

Les échanges en groupe sur l'identité des êtres, les préoccupations, les implications liées par exemple à la nature de *tsaddiq* des parents obligent à questionner des notions juives, à les étudier, à chercher plus avant dans la complexité ; les enfants de survivants s'engagent alors dans des questionnements appartenant au monde juif dont les réponses et les implications ne leur sont pas connues par avance. Simultanément, cela permet aux participants de modifier la perception qu'ils ont de la génération des survivants et cela induit un enrichissement et une amélioration visible des interactions. C'est dans cette logique que le groupe B créa, la même année, deux associations d'enfants de survivants de la Shoah et invita les parents survivants à des réunions au cours desquelles ces derniers purent communiquer avec la deuxième génération comme ils ne l'avaient jamais fait auparavant.

Deuil pathologique ou un mort juif enterré parmi les goyim ?

Extrait de la 6e séance du groupe E

Jean Lerner : Mon père est mort il y a sept ans, je ne suis jamais retourné sur sa tombe. Et je crois que je n'ai jamais vraiment accepté cette mort.
Manuel Segura : Il est à Bagneux[3] ?
Jean Lerner : Non, même pas ! Ce que je ne supporte pas en fait, c'est que mon père a été enterré dans un petit village de Normandie, dont ma mère est originaire, avec les grands-parents du côté de ma mère.
Manuel Segura : Avec une croix ?
Jean Lerner : Non, il n'y a pas de croix de son côté, mais je ne supporte pas ; je suis incapable d'y aller et en fait cette nuit je pensais qu'il fallait que j'y aille, que c'est quelque chose que je dois faire : accepter sa mort et l'accepter en tant que Juif et pas en tant qu'individu « x » qui a été enterré dans un petit village. Mon père a été enterré comme un « petit Français » dans un « petit village français » alors qu'il n'y avait aucune racine.
Madeleine Lang : Ce que tu dis, je le comprends d'autant mieux que mon père a été enterré dans un petit village d'Auvergne, dont ma mère est originaire. À l'enterrement, il y avait toute la famille de ma mère et il n'y avait personne de la famille de mon père et voilà... (*elle pleure*)

> c'est comme toi ! Bon, mais alors, c'est vrai, que je fais difficilement le deuil de mon père... C'est vrai, ça fait quatre ans et demi maintenant...

Au travers des témoignages des personnes interrogées dans cette recherche, la mort des parents survivants apparaît comme un événement insurmontable – que le parent soit déjà décédé ou qu'il s'agisse de la perspective de son décès. Les descendants de victimes de la Shoah pensent que survivre à la mort du parent survivant sera impossible – quels que soient les sentiments qu'ils éprouvent envers ce parent. Comme si le monde reposait essentiellement sur cet être, comme si l'univers tout entier se résumait à son existence.

Les participants dont un parent survivant est décédé témoignent de leur « incapacité à faire le deuil » – certains pleurent encore à l'évocation du parent mort bien des années auparavant, d'autres ne parviennent pas à retourner au cimetière.

> *Valérie Cohen* : Dans ce groupe, on pleure, parce qu'on se permet de parler de nos morts. Tu vois, j'ai l'impression que je n'ai jamais pleuré mes morts. Ici on peut dire « *nos* morts ».
> *Psychologue* : Tu veux dire qu'ils sont derrière nous depuis le début ?
> *Valérie Cohen* : Ils sont toujours avec nous !

Lors des réunions de groupe, nous interrogeons la notion psychologique de deuil. Nous essayons de comprendre ce qu'elle signifie au regard de la réalité du décès des parents. Les participants parlent de personnes réelles. Ils évoquent des survivants, des Juifs singuliers, dont ils disent qu'ils étaient les derniers représentants, les derniers témoins vivants d'un événement terrible et d'un monde disparu. Comment continuer à vivre sans eux ? Comment accepter leur mort ? Que devenir après leur disparition ? L'impossible deuil repose sur l'idée que pour le parent survivant, il n'y aurait pas de mort possible, de monde des morts ou de rituel des morts adapté. Par conséquent, à chaque fois qu'est évoqué un deuil douloureux, un deuil impossible, le groupe de parole s'attache à connaître les conditions exactes de la mort du parent et surtout celles de son inhumation. Dans le souci de guérir le survivant, il nous faut à chaque fois comprendre ce qui a été effectué mais aussi omis dans les procédures d'accompagnement du mort afin de chercher une solution spécifique.

Ce type de préoccupation amène nécessairement à interroger les rites et le statut des morts chez les Juifs ; à évoquer le deuil chez les Juifs, à rappeler la définition du mort juif et à discuter des différents rites funéraires.

> *Psychologue* : Hélène, qu'est-ce qu'on fait pour un enterrement ? Il faut dix hommes.
> *Hélène Finkelstajn* : Oui, bien sûr, il faut dix hommes, on déchire les vêtements, une chemise ou une veste et on reste comme ça pendant une semaine. Il ne faut pas se raser, il ne faut pas se laver, c'est difficile. On reste à la maison, et les gens et les amis de la communauté viennent chez toi. Ils essayent de distraire un peu la personne en deuil. On n'a pas le droit de se réjouir, on n'a pas le droit d'écouter de la musique. En réalité, chacun fait comme il veut, comme il pense, mais il y a des lois !
> *Psychologue* : Pendant cette période on ne vit pas !
> *Hélène Finkelstajn* : On n'a pas le droit de faire l'amour.
> *Psychologue* : On est comme mort ?
> *Hélène Finkelstajn* : Non ! on est sympathisant du mort ! Mais après cette semaine-là, on se lève et on fait une différence entre la mort et la vie et là, on est obligé de revivre ! On est obligé de faire certaines choses après le deuil qui montrent qu'on doit vivre et que la vie continue ! On ne doit pas rester dans le deuil tout le temps, c'est péché !

Cet échange traduit le principe selon lequel « l'état » des morts, les conditions de leur disparition et de leur « installation » en tant que mort déterminent en partie la vie psychique des survivants. Nous nous demandons si les survivants de la Shoah ont un statut de mort singulier.

Une fois la douleur liée à l'évocation des morts en déportation et des morts survivants de la Shoah largement partagée et exprimée dans le groupe de parole, une fois les conditions de la mort des disparus et de leur sépulture longuement commentées, les participants cherchent des solutions appropriées. Systématiquement, après toutes ces interrogations mises en commun, les groupes décident d'effectuer une action toujours rituelle – c'est-à-dire non improvisée mais logique et définie par le monde juif.

Jean Lerner a pris la décision de faire déplacer les restes de son père et de les inhumer dans un cimetière parisien, pour l'enterrer à côté d'autres Juifs lituaniens. Cette décision lui a permis de se rendre au cimetière où il ne parvenait pas à retourner depuis la mort de son père. Là-bas, devant la tombe, Jean Lerner a parlé à son père, il a enfin « retrouvé » ce père juif lituanien, duquel il se sentait à la fois si proche et si étranger.

Des participants décident de faire faire un *kaddish*[4] général pour l'ensemble des morts des membres du groupe de parole.

Ils décident de se rendre ensemble, comme s'ils étaient une famille, à l'enterrement du parent d'un des participants, décédé pendant l'année du groupe de parole[5].

Pour effectuer toutes ces actions, pour savoir exactement comment procéder, ils recourent à des personnages juifs ayant des fonctions rituelles dans les différentes communautés existantes. Ils discutent avec eux, apprennent, et les amènent à adapter les rites juifs aux besoins spécifiques de leur génération.

> *Extrait de la 6e séance du groupe E*
>
> *Valérie Cohen* : Je propose qu'on vienne tous chez moi le deuxième soir de *Rosh Hashana* et qu'avant, on aille tous ensemble au cimetière et qu'on prononce tous ensemble

> les noms de nos morts, parce que c'est avant *Rosh Hashana* qu'on le fait normalement.

En initiant les commentaires sur le thème des manières juives de faire le deuil, les animateurs du groupe ont orienté les échanges vers une recherche de solution au problème qu'exprimait l'ensemble des membres du groupe ce jour-là. Ce sont les participants eux-mêmes qui proposent une solution spécifique – ici, liée à la période de l'année juive où se déroule cette réunion. Autrement dit, les solutions thérapeutiques ne sont jamais systématiques ; elles doivent émerger de manière nécessaire, non aléatoire ; elles doivent venir répondre à des problèmes précis avec toute l'adéquation souhaitée. Des données thérapeutiques sont des propositions qui s'imposent comme des solutions à un problème qui vient d'être posé, un problème actuel et original. La spontanéité du groupe, la libre émergence des problèmes que le groupe devra traiter ce jour-là et la production des solutions strictement appropriées sont logiquement liées. Ces propositions apparaissent à partir d'un canevas général et commun – les logiques et manières de faire juives – mais elles sont singulières dans chaque cas.

ROSH HASHANA

> « *Rosh Hashana*, premier jour de l'année juive, anniversaire de la création de l'homme, est aussi le jour du jugement de tout être. Ce jour-là, les hommes défilent devant Dieu, comme un troupeau de moutons pour être jugés [6]. »

Cette période est vécue comme la plus intense de l'année. Il s'agit, pour les Juifs, de se questionner, de se repentir, de se regrouper enfin, de s'informer de la volonté divine – celle-ci pouvant être terrible pour ceux que Dieu a jugés indignes de passer le cap de la nouvelle année. Si Dieu prononce son jugement le jour du Nouvel An (*Rosh Hashana*), il ne l'applique définitivement que dix jours plus tard, le jour du Grand Pardon (*Yom Kippur*). Les Juifs peuvent, pendant ces dix jours, intercéder auprès de Dieu par des actes de repentir (*Téchouva*, retour aux sources), de prière (*Tefilah*, rétablissement du dialogue avec le créateur), et enfin d'offrandes et de dons

(*Tsedakah*, reconnaître ses obligations vis-à-vis d'autrui). On dit également que cette date singulière est le moment où toutes les décisions fondamentales pour l'année doivent être prises. Enfin, s'il s'agit d'une période de repentir – de bilan, pourrait-on dire – ce moment est surtout un des temps fondamentaux de scansion de la vie juive. Tout comme le septième jour (*Shabbat*) cette période introduit un avant et un après, un temps de rupture qui permet aux Juifs d'opérer le double mécanisme logique fondamental :

a) discriminer, classer et identifier les réalités du monde sensible ;

b) rester identiques à eux-mêmes, conserver leur nature profonde, préserver une continuité existentielle grâce à la discontinuité rituellement instituée.

Les Juifs ashkénazes ont pour tradition de se rendre au cimetière, le dimanche qui précède *Yom Kippur*, afin de visiter leurs parents morts. C'est sans doute dans le cadre de l'interdiction juive de rentrer en relation individuelle avec les morts et de leur vouer un culte que la visite aux morts pour l'ensemble du groupe a été instituée, tous morts confondus. Notons que dans les traditions séfarades la fréquentation des cimetières fut nettement plus acceptée, au point que certaines communautés avaient institué le pique-nique le dimanche près des tombes des parents morts, afin de « partager » le repas avec eux.

Le groupe E a répondu positivement à la proposition de Valérie Cohen qui a expliqué, à ceux qui n'étaient pas au courant, en quoi consistait la tradition ashkénaze. Chacun s'est alors rappelé où étaient enterrés les proches qu'il souhaitait visiter et le groupe s'est mis d'accord sur la meilleure façon d'honorer tous ses morts et de fêter *Rosh Hashana* de l'année 5759 ensemble. Étant donné que certains parents reposaient en province, il a été convenu d'un arrangement : un *kaddish* pour tous les morts dans une synagogue parisienne. La fête de *Rosh Hashana* – comme quelques autres inscrites dans le calendrier – se déroule deux soirées de suite pour tous ceux qui ne sont pas en Israël. La tradition veut que le premier soir, elle se fête en famille et que le second soir, on accueille à sa table des amis qui sont en voyage, qui sont de passage ou qui n'ont plus de famille. Valérie Cohen a proposé aux groupes de se réunir chez elle avec quelques membres de sa famille proche le second soir. La soirée de *Rosh Hachana* consiste en un dîner au cours duquel certaines prières sont dites à propos de fruits, de légumes et de mets particuliers. Il s'agit d'honorer la divinité et de fêter le peuple, de lui souhaiter longue vie et de bannir ses ennemis. Les prières contiennent toute une série de jeux de mots en hébreu à partir des noms des fruits, des légumes, des saveurs, des parties du corps des animaux, qui renvoient à des actions et des qualificatifs ou encore à des phrases entières évoquant l'existence du peuple juif pour l'année à venir.

La névrose phobique ou la Kappara ?

Il n'est pas rare qu'au cours des groupes de parole, certains participants, parce qu'ils se sentent écoutés et soutenus, évoquent en détail la psychopathologie qui les fait souffrir et souvent qui leur fait honte. Ariane Dreyfuss, fille de Juifs français cachés pendant la guerre, est touchée par une grave phobie qu'elle décrit au reste du groupe qui cherche à comprendre.

Extrait de la 7e séance du groupe E

Ariane Dreyfuss : Moi, j'ai une phobie qui est tout à fait importante et qui est très handicapante. C'est un truc idiot : j'ai peur des oiseaux. Vraiment une peur, une grande terreur. Ce qui fait qu'à Paris, c'est très difficile pour me déplacer parce qu'il y a plein de pigeons.
Psychologue : Ariane a une vraie phobie !
Manuel Segura : C'est quoi exactement une phobie ?
Psychologue : Ariane parle d'une peur. Elle a une phobie, c'est terrible ! Elle voit un pigeon, et elle a l'impression qu'elle va mourir sur place ! C'est ça la phobie.
Ariane Dreyfuss : C'est ça ! C'est exactement ça !
Manuel Segura : Vraiment ? Mais c'est terrible !

UN RITUEL ANCESTRAL

Entre le Nouvel An juif (*Rosh Hashana*) et le Grand Pardon (*Yom Kippur*) des Juifs pratiquent un sacrifice rituel concernant surtout les enfants (mais pas exclusivement) et qui a pour but essentiel de les protéger pour l'année à venir. On raconte que, pendant les dix jours qui séparent ces deux dates importantes de l'année juive[7], Dieu inscrit sur un livre ceux qui doivent mourir, ceux qui doivent vivre et ceux qui restent en suspens jusqu'à *Yom Kippur*.

LE RITUEL

La veille de *Yom Kippur* la mère amène l'enfant au sacrificateur (*shoheit*). Elle achète une poule ou un chapon qu'elle donne au *shoheit*. Celui-ci prononce le prénom de l'enfant ainsi que le prénom de sa mère (par exemple : « Benjamin fils de Sarah ») et murmure des paroles sacrées en hébreu tout en faisant tournoyer le poulet encore vivant trois fois au-dessus de la tête de l'enfant. La formule énoncée signifie :

> « Que ceci constitue l'expiation de mes fautes, le rachat de mon âme. Cette poule mourra et nous vivrons[8]. »

Puis, il sacrifie l'animal de manière rituelle (en une seule entaille, il tranche la carotide « une fois et demie » – c'est-à-dire qu'il revient sur la moitié de l'entaille ; ce qui est la manière traditionnelle d'abattre les animaux). Ensuite, il pose quelques gouttes du sang de l'animal de sacrifice sur le front de l'enfant. Enfin, il demande si la mère veut récupérer le poulet sacrifié ou bien s'il peut le garder. Si la mère connaît dans son entourage des pauvres ou même des mendiants auxquels elle souhaite donner le poulet, elle le prend, sinon elle le laisse au *shoheit* qui le portera à la synagogue où des nécessiteux viendront le chercher.

L'interprétation populaire courante du rituel[9] veut que le poulet soit un représentant de l'enfant et que les péchés commis par l'humain passent sur l'animal par l'entremise du rite. Puisque durant cette période singulière, Dieu ôte de ses propres mains la vie aux humains, peut-être acceptera-t-il la substitution, peut-être consentira-t-il à se laisser leurrer une année encore... Le sujet traverse durant la cérémonie des émotions à la fois terribles et sacrées. Quant à celui qui meurt entre *Rosh Hashana* et *Yom Kippur*, on le considère comme un *tsaddik*, un *juste*, lui qui a été abattu de la propre main de Dieu.

Extrait de la 7e séance du groupe E

Hélène Finkelstajn : Qu'est-ce que tu fais quand tu vois un pigeon dans la rue ?
Psychologue : Tu changes de trottoir, n'est-ce pas ?
Ariane Dreyfuss : Oui, mais de toute façon, je ne vais pas dans tous les quartiers à Paris ; je vais peut-être dans un ou deux quartiers.
Manuel Segura : Sans pigeon !
Ariane Dreyfuss : Sans pigeon.
Hélène Finkelstajn : Mais il y a beaucoup de pigeons à Paris !
Ariane Dreyfuss : Parfois il y a des endroits où je suis bloquée pour aller à mon travail, et je suis obligée de téléphoner pour qu'on vienne me chercher.
Psychologue : Dans certaines situations, les pigeons, comme les oiseaux ou d'autres animaux peuvent être utilisés pour les rituels de sacrifice. Ce sont alors eux qui meurent à la place de la personne pour laquelle on fait le sacrifice. Or, dans le cas d'Ariane, quand elle croise un pigeon, c'est une rencontre terrifiante. Il y a une inversion effrayante. Elle est persuadée que c'est elle qui va mourir et c'est le pigeon qui va rester en vie !
Ariane Dreyfuss : Oui, c'est ça.

Rappelons qu'on ne peut pas vraiment parler de sacrifice, puisque pour les Juifs, tout sacrifice est interdit depuis la deuxième destruction du temple (70 ap. J.-C.). L'interprétation habituelle du clergé juif (*Shoulhan 'Aroukh* [10]) qui ne fait au mieux que tolérer une coutume très appréciée du peuple, est qu'il s'agit d'une pénitence, une obligation à penser la douleur infligée à l'animal, une occasion de retour sur soi et sur ses péchés. Pour éviter la référence au sacrifice, le *Shoulhan 'Aroukh* recommande de ne pas choisir délibérément un animal blanc – animal de prédilection des sacrifices rituels des temps révolus.

Quoi qu'il en soit, ce rituel de *Kippur* impose au sacrifiant de se relier selon des procédés spécifiques aux deux champs fondamentaux de l'existence :

1) l'espace sacré, par l'intermédiaire du sacrifice animal ;

2) l'espace profane par l'obligation d'offrande (aumône, don de nourriture).

L'INTERDICTION DU SACRIFICE ANIMAL

Tant que le temple existait, les Juifs pratiquaient toutes sortes de sacrifices, tant animaux que végétaux [11]. Certaines descriptions relatent qu'au moment de *Pessa'h* (Pâques) ou de *Kippur*, un véritable fleuve de sang s'échappait du temple, dans la ville envahie de milliers d'animaux amenés là des alentours afin d'y être immolés sur l'autel. Fragilité d'un peuple qui ne dispose que d'un seul autel pour ses sacrifices, le rendant vulnérable à toute atteinte de son temple. Malgré l'interdiction des prêtres, datant de la seconde destruction du temple, les Juifs ont continué à honorer leur Dieu de manière traditionnelle, maintenant certaines formes de sacrifice tant par crainte que par respect. De même ont-ils su préserver les techniques de protection (amulettes, bénédictions, luttes contre la sorcellerie ou contre les esprits), les procédés de fertilisation de la terre, bref : de multiples modalités pour réinsuffler la vie là où s'infiltrait la négativité. Tandis qu'une même voix officielle, celle de la hiérarchie religieuse ne cesse d'imposer le renoncement aux rites, le peuple, même honteux, conserve, encore aujourd'hui [12], des pratiques qu'il ressent trop indispensables pour les abandonner à l'intellectualité symbolisante du clergé.

Comment être différent sans être seul au monde ?

Valérie Cohen : Moi, je travaille en free-lance ; je ne peux jamais faire pleinement partie d'une boîte.

Jean Lerner : Je n'arrive pas à fonder une famille ; j'ai été marié deux fois, j'ai eu des enfants à chaque fois, mais

je n'arrive pas à rester en famille, j'ai besoin de me retrouver seul.
Hélène Finkelstajn : Je ne me sens jamais bien dans un groupe, je suis toujours à part.
Ariane Dreyfuss : Moi aussi j'ai besoin d'être à part. Par exemple, en Afrique, au milieu des Noirs, si je suis la seule Blanche, là ça va !

Les participants à ces groupes de recherche se plaignent tous d'être incompris, de souffrir de problèmes qu'ils sont seuls à connaître. Ils pensent qu'il n'existe personne comme eux. Ils se plaignent de ne jamais parvenir à se sentir véritablement membres d'un groupe et ils revendiquent simultanément un besoin fondamental de se sentir différents. On peut légitimement penser que ces plaintes ne sont pas spécifiques aux enfants de survivants de la Shoah. Certes, mais ici, ce qui nous anime, c'est de penser ces plaintes non en soi, mais à partir du fait que ce sont justement des descendants de victimes de la Shoah qui s'en font les porte-parole. Questionner ces plaintes à partir des principes juifs de l'existence nous a permis de révéler un mécanisme que nous jugeons essentiel dans la prise en charge des descendants de survivants de la Shoah.

Ne pas être confondu

Être juif et revendiquer un statut de différence sont intimement liés. En effet, la différenciation est constitutive de l'origine même des Juifs en tant que peuple. Le Dieu des Juifs se présente ouvertement comme différent des autres dieux et promet au collectif qui accepte de l'honorer un statut distinct des autres nations (Exode, 33/12-16). Cette discrimination apparaît constamment, une quasi-obsession de la divinité qui ne cesse de menacer les humains qui la servent si jamais ils l'oubliaient, la confondaient, la mêlaient aux autres divinités existantes (idolâtrie). Cette proposition de distinction radicale est assise sur des règles de vie fort nombreuses (calendrier, règles alimentaires, règles d'hygiène, règles de pensée et d'action) regroupées sous le terme *Mitswot* (commandements). Être juif signifie nécessairement être distinct des autres, non pas en son nom propre, mais au nom d'une divinité et d'un peuple auquel on appartient. Être juif consiste à être différent, non pas des autres individus en soi, mais des autres individus en tant qu'ils n'appartiennent pas à ce même peuple. On comprend dès lors la plainte des enfants de survivants de la Shoah : dans quel cadre, à partir de quelle réelle appartenance assurer cette nécessité fondamentale d'être différent ?

Le sentiment de solitude

Les enfants de survivants de la Shoah se disent seuls au monde. Or, en toute logique et selon le fondement même de l'existence juive, être juif est strictement incompatible avec la solitude. En effet, il existe à l'origine un collectif qui se définit comme Juif au moment de sa fondation. Comme bon nombre de collectifs ethniquement autoproclamés, il possède des règles de transmission et de pérennisation indépendantes des volontés individuelles. Rappelons ici quelques règles fondamentales de l'existence juive : 1) les Juifs sont juifs par naissance – de ce fait aucun humain juif ne peut l'être de façon unique, il est forcément fils ou fille de Juifs avant lui [13] ; 2) un certain nombre de rites (certaines prières, certaines solennités de la divinité) ne peuvent être réalisés si un *minian* (quorum de dix hommes juifs) n'est réuni ; 3) les Juifs sont donc issus de familles juives ; 4) ces familles descendent – du moins en théorie – des tribus bibliques de l'origine ; 5) elles appartiennent nécessairement à des communautés historiques, territoriales et culturelles qui ont leurs manières propres de négocier les règles de distinction – en bref, il n'existe pas de « Juif en soi » ni même d'action juive en soi. Tout acte juif relève nécessairement d'une coutume locale (en hébreu : *minhag*) territorialisée ; ainsi il existe des Juifs turcs, des Juifs polonais, des Juifs allemands, des Juifs égyptiens, des Juifs tunisiens, etc., mais jamais de Juifs *tout court*.

Lorsque les enfants de victimes se disent seuls au monde, ils questionnent en profondeur les conditions de réalisation des règles de transmission de l'identité juive. Ils soulèvent à travers un vécu de souffrance individuelle des problématiques qui concernent bel et bien tous les Juifs contemporains confrontés à la disparition des familles et des communautés. Ils posent, à travers leur psychopathologie personnelle, une question qui concerne l'ensemble des Juifs contemporains : Comment être juif aujourd'hui ? Où ? Avec qui ? Selon quelle modalité ? Parce que *être juif* c'est avant tout des façons de faire selon des règles et des habitudes propres à des communautés variées.

Après Rosh Hashana

Extrait de la 7e séance du groupe E, après la visite aux morts et la soirée de *Rosh Hashana* chez Valérie Cohen.

Valérie Cohen : D'habitude, quand on fait les fêtes, chez moi, on est toujours mélangés, sépharades et ashkénazes, et là, on était vraiment ashkénazes : le repas était ashkénaze, les gens étaient majoritairement ashkénazes, il y avait très peu de sépharades.
Jean Lerner : Et moi, avec ta cousine, je n'avais aucun mal à parler du groupe.
Valérie Cohen : Oui, parce qu'elle est ashkénaze, c'est ça ! Là, c'était comme être entre nous, comme une famille, une vraie !
Manuel Segura : Comme un ghetto !
Valérie Cohen :... le mien, oui ! D'ailleurs, ma mère était très contente de la fête, complètement ravie ! Et alors, attendez ! ! ! Le truc le plus extraordinaire : elle a téléphoné le lendemain, elle a eu mon mari, et elle lui a dit : « On pouvait être fiers ! » Je crois que c'est la première fois que j'entends un compliment de ma mère ! ! ! !
Manuel Segura : Fiers de ce que tu as réalisé ?
Valérie Cohen : Oui, et après ce coup de fil, j'étais mal à l'aise : je me suis dit : « Mais qu'est-ce que je vais faire maintenant si ma mère me dit qu'elle est fière de moi ? ! ? Qu'est-ce qui va me motiver dans la vie ? Je ne vais plus savoir... » (*tout le monde rit*).

« *Ton ghetto* »

Les fêtes juives les plus importantes sont instaurées depuis plusieurs millénaires et dictées dans la Torah. Leur date est fixée dans l'histoire juive et dans le calendrier juif. Ce calendrier est calculé chaque année par des autorités religieuses et est unique pour l'ensemble des Juifs. Le calendrier est lunaire, et les fêtes débutent à peu près à la tombée de la nuit. Les prières, le déroulement et le sens de la fête sont strictement identiques pour tous les Juifs. Néanmoins, s'y ajoute toujours la coutume *Minhag* – « la façon de faire » en fonction de la communauté. La coutume, c'est-à-dire les variations, les spécificités qui se sont imposées dans chaque communauté, au cours des siècles et selon l'évolution des générations. Ces variations concernent tous les aspects de la fête : parfois certaines prières ou psaumes sont rajoutés ; bien sûr l'accent et la prononciation de l'hébreu des prières varient. Souvent les mélodies et les chansons sont particulières. Il arrive que certains actes, certaines bénédictions, certaines mises en scène, et parfois l'ordre de certains rites changent. Les mets sont propres aux communautés. Ces coutumes sont d'une telle importance qu'elles ont force de loi ; ainsi, il est dit qu'entre la coutume et la loi, quand on ne sait plus exactement ce qu'il est juste de faire, on s'aligne sur la coutume. Comme si la règle juive savait que les façons de faire populaires contenaient des vérités et des logiques fondamentales. Quand Valérie Cohen dit qu'elle a particulièrement apprécié cette soirée de *Rosh Hashana* – que l'accent ashkénaze prononce *Roshoshoune* – elle en exprime clairement la raison : c'est parce qu'il y avait des ashkénazes à sa table, qui parlaient comme des ashkénazes, qui avaient apporté des mets ashkénazes – Ariane Dreyfuss, qui pourtant n'avait jamais entendu parler de ce plat, avait pour l'occasion cuisiné la carpe farcie (*Guefilte fish*) en respectant à la lettre les indications d'Hélène Finkelstajn – et une ambiance ashkénaze à un bout de la table. En effet, Valérie Cohen a épousé un Juif dont la famille est majoritairement sépharade. Elle dit elle-même que son mariage lui a fait découvrir une famille juive vivante, à laquelle elle a été très vite intégrée. Car Valérie Cohen provient d'une famille juive anéantie par la Shoah – détruite en majorité dans l'Holocauste – d'où sont sortis quelques rares survivants psychologiquement très atteints. Bien que Valérie Cohen ait adopté en se mariant la coutume de la famille de son mari, comme le veut la tradition, bien qu'elle ait trouvé enfin, dans cette nouvelle famille sépharade, des personnes vivantes, qui savent se réunir et fêter leur judaïsme – ce que sa famille survivante n'a jamais su faire – bien qu'elle ait pu créer grâce à eux sa propre famille et transmettre le judaïsme à ses enfants, elle ne peut s'empêcher de ressentir de la nostalgie pour un monde qu'elle n'a, au fond, jamais connu : le *yiddishkeit*. Quand la mère de Valérie Cohen se réjouit enfin de la fête de *Rosh Hashana* en présence des membres du groupe de descendants de survivants de la Shoah, elle fait référence à l'expérience de partage immédiat de sensations et de pensées avec des membres d'une même communauté. Qu'on ne s'y trompe pas, elle ne parle pas de sentiments ou d'affects, mais de cette sérénité ressentie lorsqu'on se trouve dans un univers auquel on est comme biologiquement lié, avec lequel on est en adéquation quasi parfaite ; un univers dans lequel on comprend tous les implicites, les déformations linguisitiques, les jeux de mots et les intentions. Valérie Cohen et sa mère nous rappellent au fond qu'il n'existe pas de Juifs en soi, mais uniquement des communautés juives et que la disparition de la communauté dont on est originaire est un facteur déterminant de la désintégration des familles et de la dégradation dramatique des relations intrafamiliales.

Qu'est-ce que la transmission ?

Les enfants de survivants se débattent dans les difficiles relations avec leurs parents. Ils sont seuls, et leurs parents sont seuls également... Au fond, ce ne sont que quelques rares survivants juifs de la Shoah restés en vie et ayant transmis la vie... Dans ces groupes, la question est sans cesse posée : qu'ont voulu transmettre les parents ?

L'expérience de la Shoah à laquelle ils ont été initiés ? Le judaïsme ? Mais quel judaïsme ? Dans tous les cas, la « transmission » pose question. Les groupes de parole sont une occasion réelle d'en discuter, d'en concevoir les subtilités et les méandres et de redéfinir les conditions d'une transmission vivante.

Vincent Biton est le fils d'un survivant des camps. Il est le seul garçon de sa fratrie, et a toujours souffert de relations extrêmement douloureuses avec son père. Le père de Vincent Biton, d'origine turque, est un des rares survivants de sa famille. Il a été déporté à l'âge de vingt ans. Le terrible vécu des camps a laissé chez lui des traces indélébiles. Son fils se souvient surtout des périodes de violence et des hurlements nocturnes. Quand Vincent Biton était enfant, il arrivait que son père, happé par ses démons, l'embarque avec lui. Comme s'il se retrouvait en camp à nouveau, ou plutôt comme si on allait à nouveau les déporter, il tenait cette fois-ci à préparer ses enfants et surtout son bien le plus précieux, le fils qu'il avait eu en sortant de l'enfer. C'est pourquoi il emmenait Vincent, les dimanches en hiver, dans la forêt enneigée, et l'obligeait à marcher des heures dans le froid, les pieds enveloppés dans du papier-journal, en ayant pris soin de lui enseigner la technique de fabrication de ces protections essentielles. Il lui hurlait des ordres en allemand, afin de l'entraîner, de le préparer à survivre. Vincent Biton comprend aujourd'hui – à présent qu'il est adulte, qu'il est père, qu'il parle dans un groupe de parole d'enfants de survivants. Il comprend pourquoi il n'a pas été circoncis, pourquoi il a été isolé du monde culturel juif ; il comprend ce qui le pousse depuis tout jeune à commettre des actions dangereuses, où il frôle la mort constamment. Parce qu'il le comprend à travers l'histoire collective de son groupe culturel, Vincent Biton s'attend à y trouver les solutions efficaces adaptées.

Extrait du groupe C

Vincent Biton : J'ai essayé de me dégager de ce que mes parents voulaient impliquer en moi : eux me disaient avec

> leurs mots : « *tu dois transmettre* » et j'ai essayé de prendre du recul par rapport à ça. Je trouve plus important d'analyser ça ici, dans le groupe, si je dois transmettre quelque chose, plutôt que seul avec eux directement.

Dans le souci de transmettre leurs valeurs et leur identité, les parents survivants mandatent leurs enfants seul à seul car ils pensent que la transmission de l'identité relève de l'intentionnalité. D'après les témoignages des membres de groupes de parole, les parents survivants sont extrêmement actifs envers leurs enfants et exigent d'eux qu'ils héritent de leur mémoire et qu'ils conservent leurs valeurs. Ces exigences et ces insistances irritent très souvent les descendants de victimes car la transmission de l'identité ne relève jamais de la volonté individuelle. En effet, les mécanismes de transmission ne dépendent pas du bon vouloir des individus, mais de dispositifs plus complexes. La transmission ne se réalise jamais d'une personne à une autre personne, mais toujours d'un groupe vers une personne. Un individu reçoit son héritage culturel et identitaire de la part d'un groupe et jamais d'une personne isolée. Le père ne transmet pas au fils seul, mais c'est toujours son groupe qui transmet à son fils.

Un des exemples les plus significatifs de cette logique de transmission, qui ne peut jamais concerner une relation duelle, est donné dans l'épisode de la destruction de Sodome [14]. Dieu veut détruire Sodome car il juge la ville et ses habitants trop souillés pour pouvoir continuer à vivre. Abraham tente de sauver la ville et demande à Dieu combien de justes au minimum devra-t-il trouver dans la ville de Sodome afin qu'il renonce à la détruire. Autrement dit, Abraham demande à Dieu de combien de personnes est constitué un groupe d'humains viable. La séquence de Sodome donne une réponse : Abraham, comme dans une négociation commerçante, tente d'atteindre un chiffre minimal, Dieu ne cède pas en dessous de dix. Pour les Juifs, au regard de la Bible, l'existence juive ne peut advenir et surtout se transmettre en l'absence d'au moins dix hommes juifs. Cette donnée explique en partie la gêne et le malentendu qui règnent dès que les survivants sont seuls face à leurs enfants.

Les enfants de survivants qui souffrent de relations exclusives avec leurs parents, qui, jusqu'au groupe de parole, n'ont jamais pu parler avec d'autres – des amis, de la famille – des angoisses liées au vécu de persécution de leurs parents, sont véritablement pris dans une problématique de transmission propre aux situations traumatiques. Tout comme leurs parents survivants, ils sont victimes d'une subjectivation du vécu de souffrance. Le traumatisme c'est l'absence de signification apportée au malheur. C'est généralement une image ou une pensée figée à laquelle s'adjoint l'absence de variation de significations et de commentaires. La spécificité du processus psychologique impliqué dans le traumatisme, c'est l'isolement et la subjectivation de la souffrance. C'est d'ailleurs la technique utilisée par les tortionnaires et c'est aussi le résultat pathologique visé : faire croire à la victime qu'elle est non seulement seule à souffrir ainsi mais surtout qu'elle souffre par sa propre faute. Les enfants de survivants restant seuls avec leurs parents sont engagés dans le même processus. Les enfants de survivants qui cherchent, sans être en groupe, à comprendre leurs souffrances en partant du principe qu'ils sont eux-mêmes la source de cette souffrance, ou qu'une personne seule – leur père ou leur mère – en est la cause ou l'origine, ne font qu'entériner la douleur.

Transmettre la vie, la pensée, les connaissances, implique nécessairement un groupe, parce que les significations n'appartiennent jamais à une personne seule mais toujours à un groupe – le plus souvent, celui auquel appartient la personne. La pensée, comme la langue, est œuvre collective et territorialisée. Réunir des personnes représentantes d'un même groupe c'est convoquer la pensée de ce groupe et l'activer. La langue, la pensée, les actes sont par nature des œuvres collectives et spécifiques ; elles sont toujours la propriété d'un groupe auquel appartiennent des individus. La transmission de la vie au sens non pas seulement biologique mais aussi psychologique et culturel n'est jamais une œuvre solitaire et intentionnelle, mais apparaît d'elle-même quand certaines conditions sont réunies : quand un groupe d'humains s'est allié à ses propres forces, à ses « êtres non humains[15] ». Les groupes de parole sont un espace de transmission, car ils réunissent des personnes qui elles-mêmes convoquent, de par la mise en commun de leurs pensées et de leurs actes, de par leur rassemblement même, les agents actifs et spécifiques de leur groupe.

Dernières paroles du groupe E

Les groupes de parole ne fabriquent pas d'identiques. Ils réunissent des individus très différents qui possèdent un noyau commun : l'histoire juive. Ce qui anime ces groupes, c'est la recherche de solutions aux questions douloureuses transmises par les parents victimes de la Shoah. La réflexion commune veut aboutir à des propositions psychologiques efficaces, intéressantes et variées. Jamais à une proposition unique et définitive.

> *Extrait de la 8e séance du groupe E*
>
> *Yves Kahn* : J'ai trouvé un socle !
> *Psychologue* : Toi, tu as fait un choix !
> *Yves Kahn* : Oui, mais pas seulement par mon choix de religion. Pour moi, le moment très important c'était d'être invité à *Rosh hashana* chez Valérie. J'ai senti que j'avais vraiment ma place dans ce groupe ! Moi, je suis catholique, c'est clair, et mes enfants sont baptisés, mais je sais aussi que je leur apprendrai l'hébreu ; je suis ouvert à la nouveauté et je ne sais pas ce qui va se passer.

Les enfants de survivants de ce groupe ont clairement exprimé leur joie à avoir enfin rencontré des semblables. Ils évoquent aussi le plaisir à vivre dans un monde où la discrimination n'est pas signe de mépris et de rejet mais au contraire marque de reconnaissance d'autrui et peuplement d'un univers multiple, complexe et vivant. Certains, à l'occasion de l'expérience des groupes d'enfants de survivants de la Shoah, « découvrent » des Juifs ; d'autres découvrent des Juifs d'un type dont ils ne soupçonnaient pas l'existence ; souvent l'expérience de ces rencontres est pour les enfants de survivants esseulés l'occasion de pénétrer un monde commun peuplé de semblables différents. Être vivant, c'est faire partie de ce monde.

> *Jean Lerner* : J'ai arrêté l'analyse parce que je trouvais qu'elle ne m'apportait plus rien par rapport au groupe et maintenant j'ai le groupe qui va s'arrêter ! C'est ça le problème ! Est-ce que je vais tenir le coup ? Tout d'un coup on va se retrouver seul ! Mais moi, avec un sentiment d'appartenance à un groupe duquel j'étais éloigné jusqu'à présent.

Les groupes de parole du Centre Georges-Devereux sont des groupes qui, du fait de leur organisation (limités dans le temps, se voulant expressément des groupes de recherche) contraignent les participants à aller vite, à exiger d'eux-mêmes et des autres une vivacité dans les réactions. Pour autant, les animateurs se soucient systématiquement de l'état psychologique des participants tout au long du déroulement du groupe et à la suite du groupe. Si cela s'avère nécessaire, les psychologues sont à la disposition des participants et acceptent de les rencontrer à leur demande, en dehors des réunions ou une fois le groupe de parole terminé. L'expérience montre toutefois que ces demandes sont assez rares.

CHAPITRE VII

Un mort non disloqué

Entretien psychohistorique de Myriam Trotman avant sa participation au groupe de parole

Paris, septembre 1993

Mes parents étaient originaires d'Europe centrale. Mon père provenait d'une famille juive extrêmement pauvre de Pologne et avait émigré seul, jeune, plein de talent et de volonté. Il avait quitté toute sa famille qui a fini par périr comme lui, dans les chambres à gaz. Ma mère était née dans une famille très riche, installée en Allemagne d'origine polonaise, ruinée quelques années après la Première Guerre mondiale. Mon père et ma mère sont arrivés en France en 1938. Ils avaient laissé derrière eux les traditions religieuses. En émigrant, en faisant naître leurs enfants en France, ils se sont littéralement dépouillés de ce qui les avait constitués. Je crois qu'ils n'avaient rien conservé du judaïsme à part les choses les plus superficielles, ou bien les plus profondes, qui sait ? en tout cas, les moins maîtrisables : un certain humour, le goût pour la musique, enfin ces choses que l'on transmet sans s'en rendre compte. Mais pour ce qui est des pensées juives, de la tradition biblique, je suis dans le néant, dans l'ignorance la plus totale.

Pourquoi est-ce moi, et non ma sœur ou bien encore mon frère, qui ressens cette nécessité de conserver les papiers jaunis, traces tangibles de l'histoire dramatique qui est arrivée à ma famille. Pourquoi moi ? Je suis la plus jeune. La seule des trois enfants à n'avoir pas connu mon père. Je suis posthume.

Ma mère était enceinte de trois mois quand mon père fut arrêté. Cela se passait en 1943, dans un petit village du sud de la France. Les notables, que mon père connaissait bien et pour lesquels il travaillait, ont fait irruption en pleine nuit dans la maison et l'ont pourchassé comme des braconniers dans toute la campagne jusqu'à ce qu'ils l'attrapent et l'envoient au camp de Noé [1]. Le lendemain, ils ont placardé sur les murs de la ville l'annonce de leur capture de la nuit. Ils étaient fiers. Fiers d'avoir soulagé leur fief d'un Juif. C'était en octobre 1943. Je suis née en avril 44.

Je n'ai pas eu de père mais une mère formidable, femme d'un grand courage. Elle s'est trouvée seule, en pleine guerre, avec trois enfants : ma sœur aînée avait cinq ans, mon frère avait deux ans et moi j'étais un nourrisson. Ça veut dire qu'en pleine guerre, ils continuaient à faire des enfants ! Je me demande toujours comment ils ont fait !

Bien sûr, je n'ai aucun souvenir, mais je sais que ma mère a été fantastique. Qu'elle a continué à vivre et à s'occuper de ses enfants comme il se devait. Après la guerre, nous vivions tous les quatre dans un appartement en banlieue parisienne et ma mère s'arrangeait toujours pour que nous fassions de la musique, pour que nous ayons accès aux choses de la culture. Même s'il fallait se priver de manger, elle insistait pour que notre vie soit pleine de richesses, qu'elle soit vivante. Elle riait tout le temps. Ma mère ne s'est jamais remariée. À la maison, il y avait parfois un équilibre difficile : une mère sans mari avec trois enfants !

J'étais plutôt solitaire. En fait, je ne parvenais à m'insérer dans aucun groupe, je ne me suis jamais sentie appartenir à aucun univers partagé par d'autres. En classe, j'étais souvent incomprise. Cela m'a toujours poursuivie. Encore aujourd'hui, je me dis que les gens que je rencontre ne me comprennent pas vraiment. Ou bien qu'ils ne parlent pas franchement, qu'ils sont hypocrites, qu'ils acceptent de vivre des compromis que je refuse. Ils font semblant. Je pense que c'est là une particularité française. Dans d'autres pays, comme l'Amérique du Nord, par exemple, les gens ne sont pas aussi menteurs et sournois. Quand je suis allée là-bas, j'ai regretté d'être française. Certes, au regard des conventions, j'ai socialement bien réussi ; mais j'aurais nettement préféré naître aux États-Unis ; j'aurais eu une tout autre vie.

Ici, je ne vis pas ma vie, je suis à côté de moi-même. Ici, tout est fermé. J'ai parfois le sentiment d'être passée à côté de ma véritable existence. Ma propre vie me semble une étrangeté. J'ai l'impression d'avoir deux cerveaux ; comme si j'étais faite de deux parties distinctes. Je ne suis pas heureuse, je peine à vivre.

Ma mère m'a dit que mes parents avaient obtenu les billets pour émigrer aux États-Unis, au début de la guerre. Pourquoi ne sont-ils pas partis ? Je ne pourrai jamais pardonner aux collabos de m'avoir pris mon père.

Ma mère a reçu de mon père quatre cartes postales en yiddish, qu'il a envoyées entre le temps de son arrestation et celui de sa déportation en camp d'extermination. Elle les a traduites et c'est moi qui les ai prises après sa mort. Mais voilà, je n'arrive pas à les retrouver, je ne sais pas ce que j'en ai fait ! Ce n'est pas du tout mon genre de perdre des papiers, surtout des papiers aussi importants.

Il ne me manquait pas, puisque je ne l'ai pas connu, mais je n'avais pas de père et me sentais toujours à part. À la différence de mon frère et de ma sœur, qui étaient, je crois, quasi mélancoliques, je n'étais pas triste ; il y avait tout simplement une absence. Pour moi, mon père n'était qu'une abstraction.

Quand j'ai rencontré mon ami, l'homme avec lequel je vis depuis vingt ans maintenant, nous sommes partis dans le Gers et le Lot-et-Garonne pour nos premières vacances ensemble. Le Lot-et-Garonne, c'est là où je suis née et où mon père a été arrêté ; le Gers, c'est là où était cachée la famille de mon ami. Il est comme moi, il est de la même origine et tout comme moi, il ne connaît rien au judaïsme et à la tradition juive. C'était la première personne avec laquelle je pouvais faire ce voyage. Nous sommes allés sur les traces de notre passé. C'était très particulier, parce que je suis arrivée dans le village, dont je ne me rappelais rien, bien évidemment, et je suis d'emblée tombée sur la boutique de la femme qui avait dénoncé mon père ; une des collabos du village. Nous l'avons questionnée, mon ami et moi, et elle se souvenait très bien de mon père et de la famille. Je ne lui ai pas dit qui j'étais. Mon ami avait un magnétophone caché dans sa poche et il enregistrait, mais nous avons perdu la cassette. Je ne sais pas ce qui s'est passé !

Mon père, ce devait être un sacré type : en pleine guerre, juif, tailleur, qui garde son nom, qui travaille, qui a pignon sur rue ; qui fait des enfants, et qui fait même circoncire son fils ; qui fait la fête régulièrement avec ses copains. Comme s'il ne se passait rien, ou bien plutôt comme s'il ne craignait rien. Il paraît qu'il disait tout le temps à ma mère : « Je crois à ma bonne étoile. » Je trouve tout ça incroyable !

La police française et les notables du coin ont encerclé la maison. C'était en pleine nuit, ou bien au petit matin. Mon père les connaissait tous parce qu'il travaillait pour eux. Ils ont frappé et ont dit : « Police ! » et mon père a été tellement pris de panique qu'il n'arrivait pas à s'habiller. Ma mère l'a aidé et elle lui a dit de s'enfuir. Quand ils l'ont arrêté, elle a voulu partir avec lui mais ils n'ont pas accepté : ils n'en avaient pas reçu l'ordre. Plus tard, on est venu l'arrêter, mais je ne sais pas exactement ce qui s'est passé ; c'est sans doute parce qu'elle était enceinte qu'ils ne l'ont pas embarquée.

À l'école, J'étais la seule Juive. Je n'étais entourée que de *goys*. Des filles qui avaient toutes un père. Je me sentais exclue. C'était particulièrement dur quand il y avait des fêtes catholiques ; par exemple, quand elles faisaient leur communion. Je n'y allais pas. Je n'avais pas mon père. Cela me faisait pleurer. J'en pleure encore aujourd'hui.

Je ne connais pas les circonstances de ma naissance. Tout ce que je sais, c'est qu'il n'y avait pas de médecin, puisque le seul médecin du village était justement celui qui tenait la liste des Juifs à arrêter. Je sais aussi qu'il avait refusé de soigner mon frère un jour où celui-ci était tombé malade. Non, je ne sais rien. Je suppose qu'il devait y avoir une sage-femme, mais vraiment là-dessus, je ne peux rien dire.

Quand je me suis installée professionnellement, j'ai repris un local qui était un ancien atelier. Ça m'a fait drôle de louer un lieu dans lequel se trouvaient des machines à coudre. Et pour la première fois, pendant toute la période d'emménagement, j'ai senti mon père qui était là, comme une présence, comme s'il y avait une communication entre nous. Ça ne m'était jamais arrivé.

Je pense qu'il a du passé quelques jours au camp de Noé et être envoyé à Drancy pour peu de temps avant d'être déporté en camp d'extermination. Cela, je l'ai déduit du courrier qu'il a envoyé à ma mère. Et puis, je connais la date exacte de sa déportation grâce au *Mémorial de la déportation* de Klarsfeld [2]. Par ailleurs, je possède tous les actes de disparition de mon père « *Mort pour la France* [3] ». Son nom a été inscrit sur une plaque d'un monument aux morts en banlieue parisienne.

Après la guerre, ma mère s'est rendue au Lutétia [4], elle s'est rendue rue des Rosiers [5] pour essayer de retrouver sa mère et ses sœurs dont elle avait été séparée pendant la guerre. Et puis, elle a fini par comprendre qu'elle les avait perdues pour toujours. Mais pour mon père, on attendait. Il allait revenir. À la maison, ma mère l'attendait et moi j'ai vécu cette attente avec elle. Elle l'attendait pour de vrai. Et je ne sais pas à quel moment on a cessé d'attendre, mais je sais que ça a duré longtemps, qu'elle a mis longtemps à le croire. Au début, on a compris qu'il avait été déporté mais on pensait qu'il n'était pas mort, qu'il était prisonnier quelque part et qu'il allait revenir. Cette attente, c'est sans doute mon plus lointain souvenir d'enfance. Et puis on a cessé d'attendre, je ne sais pas quand, sans doute au moment où on a reçu les papiers officiels de sa disparition.

Ma vie est difficile. Tout m'est difficile. J'ai une chienne de vie. Quand ma mère est morte, ç'a été très dur ! Elle est morte il y a quelques années. Pendant deux ans, je n'ai pas cessé de pleurer. Chaque matin, je me levais avec une sensation de mal-être insurmontable. Et un jour, au bout de deux ans environ, ça a commencé à aller un peu mieux. Je n'ai rien reçu du judaïsme et je sens que ça me manque. J'ai toujours recherché un guide, un père spirituel, et j'ai appris, il y a peu de temps, que chez les Juifs, cette notion était très importante. J'ai l'impression que je transporte en moi des idées juives sans le savoir. Que j'ai intégré au plus profond de moi-même des valeurs, sans qu'on me les ait transmises consciemment. Mais je ne me sens pas bien dans cette société. Ma vie est ailleurs. Mon esprit est ailleurs. Je n'arrive pas bien à communiquer avec les autres. J'ai souvent du mal à m'exprimer en public, à dire ce que je pense dans un groupe. Je ne suis jamais vraiment écoutée. J'ai le sentiment qu'au fond, mes repères ne sont pas ceux de la société française, mais que ce sont des repères plutôt juifs dont j'ignore totalement les contenus.

Pendant des années, en fait jusqu'à la mort de ma mère, je ne voulais pas d'enfant. Ma question c'était : mais comment on a pu faire un enfant dans de telles conditions ? dans les conditions où ma sœur, mon frère et moi sommes nés ! On aurait dû ne pas naître ! C'est comme si je me l'étais interdit. Non pas à cause de ma mère ; là-dessus, elle n'a jamais rien dit. Ma sœur n'a pas d'enfant. Mon frère a un enfant, et moi, j'ai eu ma fille à l'âge qu'avait mon père quand il m'a conçue. J'ai eu ma fille par hasard, quatre ans après la mort de ma mère, j'avais plus de quarante ans. J'avais conservé de ma mère un tee-shirt rose que je mettais de temps en temps quand il faisait froid car il tenait très chaud. Je le lavais à la main et un jour, je ne sais trop comment, il s'est retrouvé dans la machine à laver. Il est sorti du lavage tout petit, de la taille d'un vêtement d'enfant, et quelques mois plus tard j'étais enceinte de ma fille.

Je ne veux pas me marier. Je vis avec mon ami (le père de ma fille) depuis plus de vingt ans mais je n'ai jamais voulu me marier. Je veux garder mon nom. C'est sans doute à cause de mon père.

L'enfant est un miracle. Elle va très bien. Ses parents ont eu et continuent à avoir une vie dure, mais elle, elle va bien ! La venue de ma fille a été comme un cadeau de ma mère. En outre, quand j'ai des problèmes, quand je vis des moments douloureux – c'est assez difficile à expliquer – je lui envoie des messages, je prie ma mère et les situations s'arrangent.

Je suis ouverte. J'ai souffert de nombreuses plaies qui se sont ravivées au moment de la naissance de ma fille et qui ont beaucoup de mal à se cicatriser. C'était difficile de vivre le bonheur – la naissance de l'enfant – et la tristesse du manque de ma mère. J'ai toujours ce sentiment d'être passée à côté de moi-même. De ne pas vivre ma propre vie et aujourd'hui j'ai envie de vivre ma vie.

Je sens – et cela depuis toujours – que j'ai en moi plein de choses, plein de richesses que je n'arrive pas à exploiter, à mettre en valeur. Aujourd'hui je ne peux plus accepter de les enfouir et de ne pas vivre ma vraie vie. Je sais que j'ai su les conserver au fond de moi et qu'il est temps de les faire vivre. Cela, je le sens plus fortement encore depuis la naissance de ma fille.

J'ai fait quatre ans de psychanalyse et un beau jour je n'y suis plus retournée. Pour moi, c'est comme mes quatre ans de violon. C'est pareil ! J'avais l'impression que ça coinçait, que sur le divan, on ne pouvait pas tenir compte de ce qui s'était passé avant ma naissance. Ce n'était pas l'endroit pour ça, et pourtant, c'était justement ce qui comptait. Ce qui était important, c'était ce qui s'était passé avant ma naissance et je ne savais pas comment y arriver, mais je savais que c'était là que tout se jouait.

Extrait de la 4e séance du groupe C, 1994

Les lettres de Drancy

Myriam Trotman : Cette semaine ç'a été important parce que j'ai retrouvé des documents de mon père et de ma mère que j'avais perdus. En fait, c'était mon ami qui les avait mis dans ses affaires. Je vous les ai apportés. (*Myriam Trotman sort des papiers de son sac.*) Ma mère avait classé les derniers messages de mon père, et après

la mort de ma mère, il n'y a eu aucun conflit entre mon frère, ma sœur et moi pour ces documents. C'est moi qui les ai pris. Aucun d'eux ne m'a dit « je les veux », alors je les ai. Je pense qu'ils sont écrits en allemand (*à Esther Klein, en lui donnant les papiers originaux*), tu vas nous dire si c'est de l'allemand. Ma mère a tapé à la machine tous les textes et elle a également tapé la traduction. Je vous donne les dates : la première est d'octobre 43.
Esther Klein : (*en regardant les feuilles toutes jaunies, les cartes tout abîmées. Certaines portent le timbre à l'effigie du maréchal Pétain*) : Oui ! ça, c'est de l'allemand.
Myriam Trotman : Je sais qu'ils parlaient aussi le yiddish. Donc mon père a été arrêté le 29 octobre 43 et moi je suis née le 29 avril 44. Donc, vous voyez, ma mère était enceinte de trois mois quand il a été déporté.

Myriam Trotman fait la lecture de tous les messages en sa possession. Ce sont des petits messages dans lesquels le père donne de ses nouvelles, demande des nouvelles de sa femme et de ses deux enfants. Il prodigue également des conseils au sujet de ses clients et de son commerce. Il pense qu'il va être déporté en Allemagne pour travailler et demande à son épouse de faire son possible pour le libérer du camp. Le groupe écoute en silence et dans la plus grande attention. C'est comme s'il suivait le père de Myriam dans sa déportation, de la gare du Lot-et-Garonne au camp de Noé et du camp de Noé au camp de Drancy. Lui ne sait pas encore ce qui l'attend. Le groupe le sait. En moins d'un mois, le père de Myriam aura été déporté puis interné et gazé.

Myriam Trotman : Là on arrive au dernier message, le 3 mars 43 : « *Chère Ruhel et chers enfants. Je t'annonce que je suis à Drancy jusqu'à demain matin, nous partirons chez la tante Hana, je ne me suis pas imaginé tout cela, je n'ai rien avec moi, espérons que j'endurerai tout ça. Comment vas-tu ? Que font les enfants ? Fais attention de ne pas tomber malade comme moi. Ne te fie sur personne. Uniquement sur toi ! Moi, je me sentais trop sûr. Et maintenant, ne te fais pas de soucis pour moi. J'espère que la guerre sera bientôt terminée et nous deux serons à nouveau heureux. Nous étions tellement énervés comme tous les*

persécutés. J'admire ici nos frères, ils sont tous de bonne humeur, malgré la misère. Est-ce que les gens qui nous devaient de l'argent sont venus payer ? Les Durant nous doivent encore 250 francs. Quelqu'un a-t-il pu terminer le travail ? As-tu réclamé le colis qui a été adressé à Noé ? Nous sommes plusieurs de Belgique : les frères Rosen, et d'autres encore. Je te salue et t'embrasse ainsi que nos chers enfants. Bonjour pour tous les amis. (*Rangeant les papiers :*) C'est le dernier message. Je les avais égarés et je les ai retrouvés ! [6]
Élisabeth Rotten : Et tu sais quand il est mort ?
Myriam Trotman : Oui, il est mort tout de suite. Ma mère avait fait des recherches, je l'ai su, et j'ai pas recherché depuis, mais je crois qu'il est mort tout de suite.

D'où viennent les enfants ?

Myriam Trotman : Ce que j'ai entendu toute mon enfance, c'est que ma mère ne voulait qu'une chose : faire des enfants ! Et l'époque où elle était en âge de faire des enfants, c'était entre 1939 et 1944 !

Rebecca Singer s'inquiète, elle va bientôt avoir trente-sept ans, elle n'est pas mariée et surtout elle n'a pas d'enfant. Elle distingue deux catégories dans la génération des enfants de survivants : celle qui a eu des enfants jeune sans même se poser la moindre question et celle pour qui avoir des enfants semble une tâche insurmontable d'une complexité et d'une difficulté inouïes. Mais c'est par-dessus tout l'expérience de sa mère qui la déconcerte.

Rebecca Singer : Pendant des années, ce qui me frappait le plus quand je pensais aux camps, quand je pensais à ma mère, ce qui me paraissait le plus incroyable c'est que dès qu'elle est sortie de ce monde, elle ait fait un enfant ! Et ça, c'est un truc auquel je pense très souvent. Toute mon enfance, toute mon adolescence je me disais : « Mais comment elle a fait ? » Et pour me dire après pendant des années : « Et toi, regarde ! t'as pas vécu ça et t'es pas foutue de faire un enfant ! »

Myriam Trotman : Elle te l'a dit ?
Rebecca Singer : Non ! non, c'est moi qui me dis ça !

Myriam Trotman, quant à elle, a vécu des années sans se soucier d'avoir ou non un enfant. Elle n'est tombée enceinte que très tard, à l'âge de quarante-quatre ans. Pour Myriam, il ne fait aucun doute que la venue de sa fille est étroitement liée à la disparition de sa mère. Lorsqu'elle évoque les conditions de naissance de son enfant, sans le savoir, Myriam Trotman fait référence aux logiques juives et plus précisément ashkénazes de la conception de l'enfant. En effet, selon la tradition ashkénaze, les vivants proviennent directement des morts. L'enfant, nouvel arrivé dans une famille, porte nécessairement le prénom du dernier parent mort le plus proche. Cette procédure s'inscrit dans la théorie juive du vivant juif : l'âme juive, le souffle, est une sorte de matière vivante qui se recycle et se transmet. Elle prend une forme humaine spécifique à travers les noms (les lettres hébreues) des personnes. Ainsi, chez les ashkénazes, les conditions optima de transmission de l'existence sont réalisées lorsqu'un enfant est conçu neuf mois avant le décès d'une vieille personne de la famille, et qu'on place l'enfant nouveau-né sur la bouche du mourant afin qu'il recueille son dernier souffle. La nomination, qui traditionnellement ne se faisait que quelques jours après la naissance, intervient à la suite de ce moment décisif ; on donne alors le nom du mort à l'enfant.

La vie après la mort

Depuis son enfance, Myriam Trotman souffre de l'absence de son père, de la mort de son père. C'est ainsi qu'elle s'est représenté son destin, qu'elle a construit une cohérence pour penser sa souffrance. On pourrait même ajouter que cette réponse explicative à son mal-être participe d'une extraordinaire stratégie d'existence qu'elle a su élaborer pour parvenir, malgré tout, à vivre sa vie, à conserver en elle la vitalité et la créativité qui lui sont propres. Néanmoins, si elle a su trouver une *explication causale* à son état psychique – la disparition tragique et prématurée de son père – elle est restée seule désemparée devant *l'absence de significations* [7] de ce malheur. Pourquoi lui a-t-on pris son père ? Pourquoi elle ? Pourquoi toute sa vie est « retenue », « empêchée » par cet événement terrible qui date d'un temps où elle ne faisait pas encore partie du monde ?

Les enfants des survivants et des morts en déportation sont envahis de cadavres. Ils sont entourés de « revenants », de morts non enterrés. Les Ashkénazes ajouteraient que le monde juif d'après-guerre abrite autant d'êtres humains que de *dibbouks* [8]. La vie, pour les humains, pour les survivants, est obstruée par la présence permanente des morts « mal morts » qui ne cessent de réclamer leur dû – c'est-à-dire, qu'on traite leur mort selon les règles.

Le père de Myriam Trotman n'était pas mort. C'est ce que les réunions de groupe ont fait apparaître. Ce fut comme une révélation pour Myriam. Jusqu'à sa participation au groupe de parole, Myriam n'avait cessé d'attendre le retour de son père ; c'est sa participation au groupe qui lui a permis de changer sa position, d'accepter sa mort ; ce sont les échanges entre les descendants de victimes de la Shoah qui ont en quelque sorte laissé le père de Myriam mourir. Les échanges de parole, la réapparition des objets et des courriers, la lecture des lettres de Drancy, de ses dernières paroles à sa famille ont fonctionné comme une *dislocation*. De même que durant les rituels de deuil juif on se déchire la chemise, on évoque les détails de la vie du mort, on se remémore le mort et toute sa vie afin de partager sa mémoire et son existence avec les vivants, le père de Myriam, en tant que mort juif, a en quelque sorte été redistribué par et à l'ensemble du groupe de parole de survivants et de descendants de victimes de la Shoah.

Sa participation à un groupe de parole d'enfants de survivants au sein duquel le libre-échange de pensée, l'accueil partagé des émotions (tristes ou gaies), la confrontation des expériences (communes ou différentes) et surtout, l'évocation permanente du judaïsme comme cadre fondamental pour se penser (individuellement et en groupe) ont permis à Myriam une nouvelle définition de son histoire et de son être.

Les mécanismes et rituels de deuil ne peuvent être improvisés, ou encore inventés. Certes, d'aucuns ont pensé qu'il était possible d'imaginer des nouvelles formes de sépulture, de traitement des morts : par exemple le deuil psychique, « symbolique » comme dans la psychanalyse où le mort perd toute sa réalité charnelle, où la théorie ne tient plus compte du cadavre ; ou encore, l'enterrement au nom d'une idéologie ou d'une fausse divinité. Mais on a vu que cela ne perdurait pas au-delà d'une ou de deux générations, que cela ne se transmettait pas. On a surtout vu que le mort, ainsi « enterré », de façon strictement factice, finissait toujours par réapparaître. La non-viabilité de ces inventions tient certainement au fait qu'elles défient les exigences de la raison. En effet, l'homme peut-il créer un monde et s'y installer ensuite ? À partir de quel monde fonde-t-il le monde nouveau ? La logique, dans un tel cas, voudrait que l'homme qui crée un tel monde humain nouveau ne soit pas un homme, mais bien un dieu. En outre, cette logique vaut pour le monde des vivants comme pour le monde des morts[9].

Le père de Myriam Trotman est « revenu ». Le groupe de parole d'enfants de survivants l'a fait réapparaître. Sans doute était-ce parce que – comme pour nombre de disparus de l'Holocauste – il n'était en fait jamais vraiment « parti ». Sans doute était-ce aussi parce que Myriam Trotman parlait au sein d'un groupe culturellement cohérent : d'un groupe juif.

Rappel de quelques principes généraux

1. Les pratiques de deuil sont forcément ritualisées. Le vivant n'est plus vivant, mais il « est » toujours. Il doit changer de statut et d'espace : 1) il doit passer de l'état de vivant à l'état de mort ; 2) il doit également quitter le monde des vivants et se rendre dans le monde des morts.

2. Tous ces processus exigent d'être réalisés selon les modalités établies par le groupe culturel auquel appartient le mort.

3. Ici, ce sont des Juifs : on procède alors d'après la manière juive.

Le deuil chez les Juifs

Chez les Juifs, la vie en solitaire n'existe pas, c'est même une interdiction. Il est inacceptable de rester célibataire ; il est interdit d'étudier la Torah [10] seul ; il est impératif de réunir au moins dix hommes juifs [11] lors des cérémonies principales qui marquent les temps fondamentaux de l'existence : la naissance (la circoncision), l'entrée dans l'âge adulte (la *bar-mitsva*), le mariage, l'enterrement. Mais aussi, certaines fêtes juives traditionnelles inscrites dans le calendrier (*Pessah, Yom Kippur, Rosh Hashana*).

Chez les Juifs, il faut dix hommes pour enterrer un mort. Il faut un groupe pour permettre aux survivants de procurer une sépulture décente aux morts. Ainsi, on lui permet de rejoindre le monde des morts (*'olam Aba* : le monde à venir), on l'accompagne au cimetière [12] en accomplissant des rites et des prières spécifiques.

Chaque Juif est porteur, dans son sein, dans sa chair de l'histoire totale de son peuple. Chaque homme juif, à condition qu'il soit rituellement inscrit parmi les siens, est garant des principes fondamentaux de son groupe, il les incarne. Son existence même fait de lui un « fait total culturel [13] ». Mais si chaque Juif contient l'identité juive, il ne peut à lui seul la faire vivre et encore moins la transmettre ; cela lui est même explicitement interdit. Cette identité acquiert forme et vitalité uniquement lorsqu'un groupe de Juifs est réuni.

L'évocation d'un mort dans un groupe culturel

Rappeler l'absolue nécessité du groupe, l'importance des rituels spécifiques, la prégnance des actes et des représentations culturels dans les processus de deuil contient des implications techniques précises : lorsqu'un Juif a perdu un être cher, on ne peut que l'inviter à effectuer les actes dictés par les textes et la tradition. S'il a omis de le faire, s'il s'est trouvé dans l'impossibilité de réaliser les prescriptions, on lui indique les moyens de réparer son manquement par des rituels prévus à cet effet.

Quelle fonction peut-on attribuer au groupe de parole d'enfants de survivants ? Ce n'est pas un lieu où l'on enterre les morts. C'est un groupe juif, mais il est animé par des psychologues cliniciens, professeurs d'université, et non par des rabbins.

Le groupe est un relais déclencheur de relais

Au fur et à mesure des séances, les participants se sentent rattachés au groupe ethnique plus large : le peuple juif. Ils discutent et rappellent les interprétations traditionnelles du malheur. Ils évoquent les mythes fondateurs. Ils décrivent les rituels. Le travail en groupe a pour fonction de les relier à un univers souvent disparu pour eux, souvent fantôme. L'évocation de ce monde les relie tous ensemble parce qu'elle les relie à lui. Le groupe de parole constitue un relais. Il est le relais vers d'autres relais auxquels ils pourront éventuellement avoir recours. C'est en cela qu'on reconnaît l'efficacité du groupe : il rassemble les individus et leur procure l'assise leur permettant l'éventuel recours aux rituels traditionnels, aux représentations culturelles, enfin aux actes thérapeutiques de leur groupe d'appartenance. Ils ne sont plus seuls. En d'autres termes, le groupe de parole a pour fonction d'actionner les mécanismes d'affiliation [14].

À la fin du groupe de parole, Myriam Trotman n'est plus la même. Elle n'a plus cette profonde tristesse qui l'empêche de se réaliser. Elle n'explose plus de ce rire facile qui cache son immense désarroi. Elle est devenue plus sereine et plus sûre de ce qu'elle veut, de ce qu'elle fera. Certes, elle n'a pas eu recours aux relais traditionnels (à l'inverse d'autres participants du groupe) mais elle sait désormais qu'ils existent pour tous les membres du groupe comme pour elle. Elle sait, ils savent, tout le monde sait qu'elle pourra s'y référer, si un jour elle en ressent la nécessité.

CHAPITRE VIII

Kaddish pour le père de Lili

Entre la sixième et septième séance du groupe D, le père de Lili Perlman est mort. La majorité des membres du groupe a spontanément assisté à l'enterrement traditionnel qui eut lieu au cimetière de Bagneux – cimetière juif parisien où sont enterrés la plupart des Juifs ashkénazes de la région parisienne.

> *Extrait de la 7ᵉ séance du groupe D 1995*
>
> *Lili Perlman* : Eh bien, je vais me lancer. Au cimetière, juste après l'enterrement de mon père, je ne pouvais pas dire « merci ». Mais je voulais vous faire savoir que ce jour-là, j'étais particulièrement émue de voir que le groupe était là – enfin dans la mesure où je pouvais me rendre compte de quelque chose. Je ne m'y attendais pas... je m'y attendais à moitié ; en fait, ce jour-là, je ne m'attendais à rien. Même si je ne me suis pas manifestée après, j'y ai énormément repensé et ça m'a énormément aidée. Donc c'est vrai que je suis... je ne trouve pas le mot parce que tous les mots me semblent vraiment faibles pour vous dire à quel point je suis vraiment contente, soulagée, de vous avoir trouvés. Bon, il y avait très peu de monde, mais le fait que vous soyez là, eh bien, c'était... j'avais ma famille avec moi.

A priori, les participants de ce groupe, comme des précédents, n'ont rien, ou presque rien, à voir les uns avec les autres. Certes, il s'agit toujours de personnes juives, souvent nées après la Seconde Guerre mondiale, mais parfois pendant et même avant, dans des familles ayant survécu à l'extermination nazie. À part cette concordance historique, ils proviennent d'horizons très variés. Plus de vingt-cinq ans séparent le plus âgé du plus jeune. Certains sont mariés, d'autres pas ; certains ont des enfants, d'autres pas ; certains travaillent, d'autres pas ; certains observent les traditions juives, d'autres pas ; certains se sentent juifs, d'autres pas, certains sont suivis en psychiatrie ou en psychothérapie, d'autres pas. D'un point de vue psychopathologique, leurs symptômes, lorsqu'ils en ont, sont également de nature disparate, sauf peut-être un même profond sentiment d'isolement.

Alors, comment se fait-il que dans un groupe constitué d'étrangers isolés, une solidarité naisse en si peu de temps, au point que l'une des participantes, en l'occurrence Lili, dise qu'elle y a trouvé sa famille ? Qui est-elle ? Qui sont-ils ? Comment et à partir de quoi le groupe de parole permet-il une telle rencontre, jusque-là impossible, jusque-là impensable ?

Lili Perlman

Lili Perlman est une petite femme très maigre. Tout bébé – dès neuf mois – elle refuse de manger. Depuis l'âge de vingt ans, à la mort de sa mère, Lili souffre d'horribles maux d'estomac qui ne la laissent jamais en paix. Elle éprouve de telles douleurs depuis si longtemps qu'elle a maintes fois pensé que la vie ne valait pas la peine d'être vécue. Ses angoisses, ses crampes violentes au ventre continuent de la persécuter malgré toutes les tentatives thérapeutiques : par la médecine, la psychothérapie, la psychanalyse, le yoga, la relaxation, la psychiatrie, aussi. Lili a souvent pensé que la seule solution était la mort. Elle a quelquefois essayé.

Première séance du groupe D, 1995. Extrait

David Weintraub : Nathalie, Isabelle, Rolande, Catherine, Romain, Gérald..., je sais pas... c'est des prénoms un peu..., non ? Moi, c'est David, c'est tout de même différent, non ?
Isabelle Reichman : Moi, mon nom juif c'est Rachel.
Anne Goldstein : Moi c'est Hana.
Rolande Sarfati : Moi c'est Rolande !
David Weintraub : Et Lili, c'est quoi ?
Lili Perlman : On me dit toujours que j'ai un prénom de *goy* [1], mais en fait c'est le prénom de ma grand-mère.
Romain Bronstin : Le problème c'est pas le prénom, c'est le nom. Par exemple moi, mon grand-père a francisé notre nom. Mais dès que je me trouve en face de Juifs, ils voient tout de suite que c'est un nom juif polonais à l'origine. Alors, soit je fais changer le nom, et je récupère le vrai nom juif polonais, mais je ne sais pas ce que ça m'apportera. Ça peut peut-être choquer mon père. Parce qu'on a tout fait pour s'intégrer, pour changer de nom, s'intégrer à la population française, pour avoir un nom français. On s'aperçoit que c'est pas en changeant de nom qu'on change de culture et qu'on change de vie.

Romain Bronstin

Romain Bronstin s'est inscrit au groupe de parole dans le but de trouver des réponses aux questions fondamentales de l'existence : sa nature, son identité, celle de sa famille, la survie, la guerre. Questions qu'il perçoit comme étant si graves qu'elles l'empêchent de s'intéresser aux études, de rejoindre les autres, de prendre son envol. Questions prioritaires rejetant dans un avenir lointain toute idée de relations amoureuses. Depuis longtemps, Romain ressent intensément douleurs physiques et morales, sentiments de mort imminente, angoisses de dépersonnalisation. Ses souffrances physiques sont telles qu'il lui arrive souvent de penser que sa vie est en danger. Dans ces moments-là, il se précipite à l'hôpital dans un état d'angoisse extrême et ce n'est qu'une fois les examens médicaux effectués qu'il se sent rassuré.

Romain a vingt-huit ans ; il est né en 1967, en France, d'une mère française berrichonne et d'un père juif ashkénaze. Son père est né en France en 1942 d'un père juif polonais et d'une mère juive russe. Dès sa naissance, le père de Romain est resté caché dans la campagne avec sa mère pendant que son père faisait de la résistance dans le Berry. La famille de Romain est politiquement engagée à gauche et, depuis deux générations, a abandonné les traditions juives. Romain, seul garçon, dernier enfant d'une fratrie de trois, ne parvient pas à s'installer dans la vie. Quoique très attaché à sa famille qui l'entoure d'une chaleureuse tendresse, Romain se sent étranger au commun, isolé ; il se demande avant tout comment il peut être juif en ayant une mère non juive, en n'étant pas circoncis, en n'ayant rien reçu en héritage.

Lili

Lili Perlman est l'enfant unique de deux survivants juifs polonais émigrés en France après-guerre. Chacun de ses parents avait été marié avant-guerre mais n'avait pas eu d'enfant. La mère de Lili, Malka, issue d'une famille bourgeoise de Varsovie, épouse à dix-huit ans un jeune étudiant avec lequel elle se rend à l'étranger pour poursuivre des études. En juillet 1939, les jeunes mariés rentrent à Varsovie pour les vacances et, à la fin de l'été, Hitler envahit la Pologne. Malka, ses parents, son mari sont tous enfermés dans le ghetto de Varsovie. Le mari de Malka est fusillé sous ses yeux ; ses parents, son frère ont certainement été brûlés vifs dans le ghetto ; quant à elle, elle réussit à s'enfuir et s'engage dans la Résistance polonaise. Mais un jour, elle est arrêtée et condamnée à mort. Debout, à côté d'autres condamnés, face aux fusils en joue, elle sent la main d'un Allemand qui lui baisse la tête et entend la balle siffler au-dessus d'elle. Quelques secondes après la fusillade, au milieu des cadavres, elle se demande si elle est morte ou si elle est vivante. On l'emmène alors à Pawiak, la tristement célèbre prison de Varsovie. Là, commencent les tortures qui ne s'arrêteront qu'un an plus tard, à la Libération.

Les Allemands l'ont gardée en vie pensant lui soutirer des informations sur la Résistance polonaise. Lili ne sait pas si sa mère a parlé, ni même si elle détenait véritablement des secrets. Sa mère ne lui parlait jamais de ce qu'elle avait vécu durant la guerre, de peur de l'effrayer. Mais tout ce que Lili a appris – en surprenant des conversations entre ses parents et des amis survivants – c'est que les Allemands l'avaient torturée en lui fouettant le dos et en lui coinçant toujours le même doigt dans une porte ; après chaque séance de torture les plaies étaient légèrement soignées afin de permettre une nouvelle séance le lendemain.

Deuxième séance du groupe D. Extrait 1995

David Weintraub : Quel effet ça a sur nous, le fait que les Juifs, pendant la Shoah, sont morts brûlés ?
Psychologue : Tu veux dire le fait qu'on n'ait pas pu enterrer les morts à notre manière, à la manière juive ?
David Weintraub : Oui.
Psychologue : Eh bien, on le constate dans notre propre vie, les morts ne nous laissent pas en paix ; et parfois même, ils viennent nous chercher.
David Weintraub : Et ça, ça va durer encore combien de générations ?

David Weintraub

David Weintraub a participé au groupe de parole d'enfants de survivants en 1992. Il s'est joint à nous cette année en tant qu'« ancien ». Lui aussi est enfant unique d'un couple de survivants – un père, rescapé d'Auschwitz et une mère, réfugiée en province pour échapper à la police française. Il s'était inscrit au groupe de parole afin de rencontrer « âme qui vive », des gens comme lui, des enfants de rescapés. Il n'avait pourtant pas imaginé que d'autres pouvaient ressentir ces mêmes angoisses et ces horribles difficultés avec des parents survivants auxquels on ne peut rien reprocher et surtout pas leur tyrannie. Seul, il était seul ; il se pensait seul à être seul. Le père de David a été interné durant quatre ans à Auschwitz-Birkenau. Déporté avec eux, il a vu son propre père se faire tuer à coups de marteau et son frère se suicider en se jetant sur les fils barbelés du camp. David ne sait presque rien de ce que son père a fait en camp, hormis le fait qu'il a travaillé un temps dans les *Sonderkommando*, où il avait pour tâche d'arracher les dents en or des cadavres avant de les jeter dans les fours crématoires. Il sait aussi qu'il lui arrivait de s'endormir, écroulé de fatigue, au milieu des morts. Durant l'année de sa première participation au groupe de parole, le père de David est mort. Sans famille, désormais orphelin, divorcé et père de deux grands enfants, il a d'abord pensé qu'il ne survivrait pas à la mort de son père. Depuis, David s'est remarié et semble heureux en ménage. Il a eu une petite fille et se passionne pour le travail clinique en groupe d'enfants de survivants. Il est d'ailleurs l'un des fondateurs d'une association d'enfants de survivants de la Shoah [2].

Lili

Une fois la guerre terminée, Malka, désormais sans famille, décide d'émigrer à Paris. C'est là qu'elle retrouve un autre survivant, Moïshé, dont elle connaissait déjà la famille, à Varsovie. Moïshé a lui aussi été enfermé dans le ghetto de Varsovie. Embauché par la Gestapo en tant que garagiste, il était escorté tous les matins par les nazis en dehors du ghetto pour se rendre au travail. Il s'est enfui un jour par une fenêtre, glissant sous un autobus pour leur échapper. Lili ne sait pas comment il a fini la guerre, sans doute en se cachant ici et là. Quand il rencontre Malka, à Paris, il veut tout de suite l'épouser, mais elle n'accepte qu'à condition d'être sûre d'avoir un enfant. Elle se marie enceinte de six mois. Lili est née à Paris en 1950. Elle porte le nom de sa grand-mère maternelle. Pour Malka, la naissance de Lili a toujours été un miracle et une nécessité. Une idée : survivre. Elle a réussi à survivre à la guerre, au ghetto, à la torture, elle a survécu à la mort de son mari, à celle de toute sa famille. À présent, elle doit vivre. La condition ultime à cette deuxième existence, pense-t-elle, c'est la naissance d'un enfant. Et cet enfant, c'est Lili. Un miracle ! Elle a failli la perdre à huit mois de grossesse, en tombant dans l'escalier. Car après tout ce qu'elle a traversé : les frayeurs, les tortures, Malka pense qu'elle n'est pas une femme comme les autres, qu'elle ne pourra jamais enfanter. Et l'exigence d'enfanter, Malka l'a transmise à Lili. Quelques années après la mort de sa mère, alors qu'elle vit toujours chez son père, Lili a un enfant d'un homme dont elle se sépare très rapidement – une fille, qu'elle nomme Malka.

> *Sixième séance du groupe D. Extrait.*
>
> *Anne Goldstein* : Depuis la mort de mon père, je n'ai plus aucun contact avec mon frère. Mais entre lui et mon père ça n'allait pas du tout. À cause de ce qui s'est passé pendant la guerre et aussi après. Mon frère est quasiment devenu un ennemi de mes parents. Quand il s'est marié, il a pratiquement changé de famille. Sa femme et lui étaient vraiment contre mon père. C'était parfois très violent. Ils sont même allés jusqu'à le traiter de *kapo*. Comme si eux étaient les victimes et lui le bourreau.
> *Rolande Sarfati* : Mon frère, c'est pareil que ton frère ! Mais chez nous, c'est sur le mode de la plaisanterie. Mon frère dit souvent à mon père : « Va savoir ce que t'as fait pour être encore là ! ? » Il en arrive même à nier le fait..., un jour il a dit : « Est-ce qu'il a vraiment été à Auschwitz, est-ce qu'il nous a pas monté un bateau ? » Tu vois, c'est le même genre...

Anne Goldstein

Anne Goldstein n'a pas encore d'enfant. Elle vit en couple depuis plusieurs années mais les enfants ne viennent pas. À plus de quarante ans, elle craint de ne jamais en avoir. Anne est la fille d'un héros : un homme d'une vitalité extraordinaire, né en Pologne au début du siècle. À dix-sept ans, sioniste convaincu, il passe par la France pour rejoindre la Palestine. Quatre ans plus tard il revient à Paris où il s'installe comme tailleur et se marie. Le couple a trois enfants. En juillet 42, le cadet est à l'hôpital. À part lui, toute la famille est raflée et internée au Vel' d'Hiv puis au camp de Beaune-la-Rolande. Là, le père d'Anne est définitivement séparé de sa femme et des deux enfants qui seront gazés à Auschwitz-Birkenau. Affecté aux *Sonderkommando* – les « commandos spéciaux » chargés de sortir les cadavres des chambres à gaz –, sa hantise est de se retrouver soudain face aux corps de sa femme et de ses enfants. Transféré dans un des camps de travail d'Auschwitz, il y reste trois ans et survit à la grande marche de janvier 1945 [3]. De retour à Paris, il retrouve son fils et rencontre la mère d'Anne. Originaire de Pologne, elle est venue à Paris à dix-huit ans avec son jeune fiancé communiste. Ils ont eu deux enfants. Après la déportation de son mari qui n'est jamais revenu, elle a caché les enfants à la campagne et s'est procuré de faux papiers. Née en 1953, Anne est le seul enfant du couple. Ses trois demi-frères et sœurs, les uns orphelins de père, les autres de mère, jalousent la place privilégiée qu'elle occupe auprès de ses parents. Hantée par la petite fille de son père morte dans les chambres à gaz, elle parvient difficilement à se situer dans les générations. Quel lien peut-il y avoir entre cette petite fille et elle-même ? Est-elle sa sœur, son ancêtre, sa fille ? Pourquoi Anne n'a-t-elle pas d'enfant ? Tant que son père vivait, la vie d'Anne suivait à peu près son cours. Depuis sa mort, il y a sept ans, elle est comme suspendue. Suite à ce décès, des conflits menant à la rupture ont éclaté entre les enfants de sa mère et le fils de son père qui ne veut plus rien savoir d'Anne. Seule de sa catégorie, exclue des deux familles d'avant-guerre qui ne la reconnaissent pas comme une des leurs, Anne vit seule, se vit seule, la plus seule.

Lili

Lili se souvient que sa mère a toujours été très angoissée à son sujet. Il est vrai que Lili a très vite posé des problèmes : en tombant souvent malade, en refusant obstinément de se nourrir, en étant trop maigre. Malka n'a cessé de faire venir les médecins à la maison, de faire examiner sa fille, de lui faire prescrire toutes sortes de médicaments. Et Lili se souvient surtout d'une parole récurrente : « la gosse va mourir ». Pour Malka, une menace de mort plane sur la vie de l'être le plus cher, celui qui a redonné vie. C'est pour cette raison qu'elle est régulièrement plongée dans son petit livre de prière à la page « prière pour votre enfant malade », qu'elle récite à la première occasion. Quand Lili revient du lycée, Malka la guette avec des jumelles depuis la fenêtre de leur appartement de banlieue. Si Lili ne rentre pas dans son champ de vision à la seconde exacte où elle est attendue, c'est qu'il lui est sans doute arrivé un grand malheur ; et Malka alerte la gendarmerie. Pourtant, Malka est une femme joyeuse, pleine d'entrain, un personnage ! Entourée, écoutée, adulée même, Malka est une belle femme, au charme irrésistible. Elle est morte jeune, malade des suites des horribles sévices subis durant la guerre. Et Lili s'étonne encore aujourd'hui de la nature des relations qu'elle entretenait avec sa mère ; s'accusant même quelquefois de l'avoir tuée. Relations passionnelles, d'une intensité extrême, Lili a passé son temps à l'injurier, à l'agresser, à l'aimer aussi, passionnément.

Sixième séance du groupe D. Extrait

Anne Goldstein : Après la deuxième séance, je suis rentrée chez moi, j'étais très mal. Suite à ça, j'ai eu envie d'en parler à ma mère, de lui dire que je faisais ce groupe de parole et elle m'a dit : « Mais enfin, qu'est-ce que tu fais dans ce groupe de parole ? Je suis vivante, ton père est revenu vivant, t'as rien à y faire... je ne comprends pas pourquoi vous parlez de ça ; en plus si ça te rend malade, quel intérêt ? »
Rolande Sarfati : Si ça peut te rassurer, j'ai mis très longtemps à en parler à mon père. La première fois, il m'a dit : « Qu'est-ce que tu vas faire là-bas, c'est pas ton truc, t'as pas été déportée, toi ! »
Isabelle Reichman : Moi, j'ai ce même problème avec mon père, c'est-à-dire que je vis le groupe comme une petite fille, qui cache quelque chose à son papa. Je l'ai toujours pas dit à mon père et le jour où je le dirai, j'aurai l'impression d'être adulte.

Isabelle Reichman

Isabelle Reichman est la proie d'une inquiétude insupportable pour ses enfants. Pourtant, elle a tout pour être heureuse. Mariée, mère de deux filles épanouies, elle qualifie sa vie de confortable, protégée même. Mais Isabelle vit dans la hantise d'une catastrophe imminente. Ses filles doivent rester en contact permanent avec elle afin de la rassurer. Elle redoute le décès de son père et se demande comment lui survivre : tous les jours en rentrant du travail, elle imagine son enterrement et le pleure même dans le métro. Juif d'origine polonaise, déporté de France à l'âge de seize ans, le père d'Isabelle a passé trois ans à Auschwitz avec son propre père, mort quelques mois avant la libération du camp. Déportée avec eux, sa mère a été gazée dès l'arrivée du convoi. Après la guerre, le père d'Isabelle est parti se battre pour l'indépendance d'Israël. De retour en France, il s'est marié avec une femme juive polonaise comme lui, cachée avec ses parents pendant la guerre. De ce mariage sont nées deux filles. Isabelle est la cadette. C'est elle que son père, véritable militant de la mémoire de la Shoah, a choisie comme témoin : il y a quelques années, Isabelle a accepté de l'accompagner à Auschwitz comme il le souhaitait depuis longtemps. Dépositaire du vécu concentrationnaire de son père, Isabelle a appris à toujours « tenir » et ne peut se permettre de souffrir pour des « broutilles », comme elle dit. Ne pouvant se fier à ses propres sensations, elle ne peut s'appuyer que sur son père et vit dans un monde sur lequel elle n'a pas prise, avec la seule certitude qu'elle peut tout perdre à chaque instant.

Lili

Lili n'a jamais quitté l'appartement de ses parents. Peu de temps après la naissance de sa fille, elle s'est séparée du père de son enfant et a élevé sa fille, Malka, avec son propre père. Tous trois vivent une vie assez mouvementée, surtout quand les amours de Lili viennent s'installer dans l'appartement familial. C'est que Lili cherche l'amour depuis toujours. C'est une amoureuse. En attendant, elle partage tout avec son père. Ces dernières années, ils ont suivi ensemble avec assiduité toutes les émissions de télévision, tous les films ayant trait à la Shoah. Installée à côté de son père devant le téléviseur, Lili est envahie par l'angoisse et se demande comment lui, qui a tant souffert, qui a déjà connu tout cela, comment supporte-t-il encore de rester rivé devant ces images de terreur. Comment accepte-t-il de revivre tout cela ? Mais ni l'un ni l'autre ne peuvent laisser échapper leur regard.

> *Septième séance du groupe D. Extrait*
>
> *Romain Bronstin* : Je viens de déménager, c'est la première fois que je quitte l'appartement de mes parents. Et je découvre enfin la vie, la vraie vie. C'est dur. Je me retrouve seul, et c'est dur ! Mais je crois que c'est encore plus dur pour mes parents ! Ma mère a annoncé à tout le monde que je quittais la maison et les gens lui demandent : « Mais il a quel âge ? » et elle répond : « Vingt-six ans ! »
> *Psychologue* : Eh bien, *Mazel Tov* [4] ! Rolande, tu as quelque chose à lui dire pour son appartement ?
> *David Weintraub* : Il faut mettre une *mézouzah* [5] à la porte, non ? Et il n'y a pas quelque chose avec du pain, du sel ?
> *Rolande Sarfati* : Bien sûr ! il y a tout le rite, mais c'est surtout la *mézouzah*.

Rolande Sarfati

Rolande Sarfati participe à ce groupe de parole en tant que « relais ». Elle était au groupe de l'année précédente et vient cette année soutenir le nouveau groupe, lui faire part de son expérience, apprendre aussi, peut-être. Ce rôle convient bien à sa générosité naturelle qui la pousse toujours à aider, soutenir, encourager.

Rolande Sarfati est une toute petite fille pendant la guerre. Cachée avec sa mère dans la campagne française, elle a passé trois années à guetter le retour de son père arrêté en 1942 et déporté à Auschwitz. Quand il revient, elle a cinq ans et consacre toute son intelligence à distinguer le revenu du revenant, à comprendre les sautes d'humeur, les bizarreries, les phrases incompréhensibles. Et Rolande grandit dans cette petite famille de rescapés agnostiques ashkénazes. À l'âge adulte, elle épouse un intellectuel sépharade, dont elle a trois fils. C'est sous son impulsion qu'elle change radicalement son existence. Adoptant sa belle-famille, elle apprend la cuisine traditionnelle et jusqu'à l'accent pied-noir. Son être juif, régénéré par l'Orient, lui permet d'entretenir le souffle religieux dans la maison. Pourtant, Rolande n'a jamais rompu avec ses origines ashkénazes et reste fixée à la Shoah qu'elle revendique comme une originalité, une richesse singulière. Mais, il y a quelques années, son passé a commencé à la tourmenter, le jour où son fils aîné a épousé une femme non juive. Là, elle s'est entendu dire, et par ses propres enfants, que la guerre, la Shoah, le judaïsme, tout cela était bien révolu et ne les concernait pas eux, la seconde génération. Et le bel ordonnancement s'est effondré. Elle est venue au groupe de parole afin qu'il lui donne la force, la manière, les idées pour continuer ce qu'elle avait commencé de longue date : renforcer la famille, se maintenir en pilier de la maison, assurer la transmission – mais de quoi ?

Lili

Lili s'est inscrite au groupe de parole car elle ne peut plus guère contenir son angoisse. Peu de temps avant le début des séances de groupe, le père de Lili est tombé gravement malade. Cette même année, sa fille Malka s'apprêtait à quitter la maison pour partir faire des études à l'étranger. Lili attendait du groupe qu'il trouve un sens, un soulagement à son angoisse insupportable. Certes, elle la reliait, cette angoisse, à celle de ses parents mais cela ne l'aidait en aucune manière. Elle est venue au groupe de parole espérant y rencontrer des gens avec lesquels elle pourrait partager pensées et sentiments – une compagnie pour diluer l'opacité confuse de son mal-être.

> *Première séance du groupe D. Extrait*
>
> *Gérald Stork* : j'ai lu noir sur blanc le titre de ce projet de recherche et aussi la définition des gens qui appartiennent à ce projet, les enfants de survivants de l'holocauste, et là, tout d'un coup, je me suis rendu compte : « Mais j'en fais partie ! j'en suis, de ces gens-là ! ».

Gérald Stork

Gérald Stork est chercheur. Chercheur de haut niveau en médecine, depuis peu il s'est mis à la philosophie, la psychologie, l'ethnologie. Depuis toujours, il cherche l'essentiel : de quoi la vie est faite. Après quelques séances de psychanalyse, Gérald Stork s'engage dans la recherche sur la transmission du traumatisme chez les enfants de survivants en participant au groupe de parole. Jusqu'alors, il n'avait jamais pensé appartenir à la catégorie des descendants des survivants juifs de la Shoah. En outre, si Gérald Stork sait bien que son père est juif, lui ne se considère pas plus juif que français, canadien, ou médecin, ou savant... Gérald est né en 1949 dans la région parisienne, d'un père juif alsacien d'origine allemande, émigré au Canada en 1940 et d'une mère canadienne, chrétienne, d'origine anglaise et irlandaise. Chacun de ses parents a été marié et a eu des enfants avant-guerre ; Gérald est l'enfant unique de ce couple émigré en France, après la guerre. Gérald Stork a été élevé dans l'athéisme le plus total, la dérision du quotidien, la critique acerbe des religions et des conventions. Dans la famille de Gérald pas de nostalgie, aucun apitoiement sur soi-même. La mort n'est pas un problème ; le passé est définitivement révolu. Une famille hostile aux contraintes, fuyant toute cérémonie – naissances, mariages, enterrements. Gérald n'est pas circoncis. Cela a-t-il vraiment de l'importance ? Gérald est célibataire. Gérald cherche encore et toujours...

Extrait de la septième séance du groupe C

Rolande Sarfati : Je voulais te dire que le jour de l'enterrement de ton papa j'étais très très contente – entre guillemets – j'étais très contente de pouvoir être là. Vraiment. Je crois que j'aurais fait tomber toutes les barrières pour pouvoir être là. Et puis j'étais très bien après. C'est pas que je tire une énergie de la mort de ton papa, mais je veux dire que j'étais bien, je me sentais bien. Je sentais que les choses étaient à leur place, que tu avais perdu ton papa et que ton papa était enterré, que c'était triste mais que les choses étaient à leur place et ça, ça me procurait une espèce de bien-être...
Gérald Stork : Ç'a été aussi très important pour moi d'être là, pour tout plein de raisons. Ça m'a fait me rendre compte du chemin énorme qu'il me reste à parcourir !...
Romain Bronstin : Les gens étaient plutôt paisibles finalement. Il y avait peut-être un soulagement. C'était la première fois que j'allais à un enterrement juif, et je me demandais si tous les enterrements étaient comme ça. Peut-être que l'avenir me le dira, je ne sais pas. Je l'ai plutôt bien vécu et je me suis dit qu'enfin on honorait vraiment les morts positivement. Tout ce que j'ai vu c'était catholique et c'est une horreur ! Tandis que là, il y a une cérémonie. Pour moi, c'était un événement, comme une naissance. Une mort, une naissance ; je mettrais ça un peu sur le même plan...
Lili Perlman : J'ai vu ma psy hier et finalement il y a un travail qui se fait malgré soi. Parce que j'étais persuadée qu'après la mort de mon père je ne survivrai pas. D'ailleurs j'avais pris la décision de... je m'étais dit : « Je laisse tout tomber ; bon, je fais les papiers et tout, mais bon, si je suis malade, je ne me soigne pas, je laisse tout. » Je me suis dit : « Bon je vais me laisser crever parce que de toute façon je ne peux pas survivre. » Et quand je me suis aperçue que je survivais quand même – il y a à peu près une quinzaine de jours – il y a un déclic qui s'est fait dans ma tête, comme ça d'un seul coup. Je me suis dit que j'allais vivre. À présent, le grand pas que je vais devoir faire, c'est déménager. Déménager, parce que c'est l'appartement de mes parents. C'est mes

parents qui ont emménagé là, ma mère y est morte, mon père y est mort, donc ça y est !

Un an plus tard

Un an après l'enterrement du père de Lili, les participants se sont réunis pour assister à la projection du montage du film de leur groupe de parole. Le matin même, quelques personnes du groupe s'étaient rassemblées au cimetière de Bagneux afin de prendre part à la cérémonie du *Jarhzeit* – premier anniversaire de la mort de Moïshé Perlman. La veille, Lili venait de déposer une caution pour la location d'un appartement dans Paris.

Un des effets les plus visibles, et sans doute les plus productifs, du travail en groupe de parole est la disparition du sentiment d'isolement, extrêmement douloureux, dont se plaint la totalité des enfants de survivants. Tout comme les survivants, revenus d'un monde « hors du monde », qui se sont toujours plaints de ne pouvoir être compris par ceux qui n'avaient pas connu les mêmes expériences qu'eux, les enfants de survivants vivent avec des pensées, des sensations, des images particulièrement étranges qui ne trouvent pas d'écho dans le monde ordinaire. À la différence des survivants, qui se sont pratiquement tous regroupés en associations d'anciens déportés, les enfants de survivants sont restés seuls avec leur désarroi – désarroi qui demeure incompréhensible à leurs propres yeux. La rencontre, en groupe de parole, avec d'autres vivant dans le même isolement, permet des échanges et un partage exceptionnels. Dans ces groupes, les enfants de survivants peuvent énoncer à voix haute leurs singulières préoccupations, leurs craintes immotivées, leurs angoisses, leurs cauchemars de guerre. Ils peuvent dire les relations ambiguës, mêlées de crainte et de respect pour leurs parents survivants. Ils le peuvent car ils rencontrent chez chacun des autres participants une résonance toute spécifique. Le travail en groupe consiste, pour une grande part, à mettre en commun ce qui semblait jusqu'à présent singulier, hors normes, sans signification et par conséquent traumatique. La partie la plus étrange, mais aussi la plus profonde des enfants de survivants, restée enfouie et inanalysable, est en fait la partie la plus partagée, la plus commune. Tant qu'elle restait singulière et sans signification partagée par le groupe, elle gardait une valeur destructrice et traumatique. Avant leur participation au groupe, ces descendants de survivants se pensaient seuls au monde, uniques de leur espèce. Ils sont les enfants de parents venus d'un autre univers, celui de la Shoah, celui de l'extermination, et ils leur doivent néanmoins la vie. Et ce n'est pas à leurs parents qu'ils peuvent demander la signification de leur mal-être, car les survivants ont survécu sans savoir pourquoi. Étant ceux qui ont subi l'épreuve, ils ne peuvent pas être ceux qui en détiennent le sens. Les survivants, tout comme leurs descendants, sont encore à la recherche de significations. La mise en commun de ces questionnements permet une nouvelle fondation, une nouvelle identification de leur être. Ensemble, nous cherchons le sens des terribles événements qui se sont produits, ensemble nous cherchons de quoi sont faits les survivants, ensemble nous cherchons qui nous sommes.

Afin de construire une pensée et une parole vraies et acceptables sur et par les enfants de survivants, nous avons opté pour la participation directe des sujets à la recherche. C'est en groupe de parole, par la mise en commun des théories, des élaborations, des réflexions des enfants de survivants, que peut s'édifier une réelle appréciation de la nature spécifique de cette génération. Les enfants de survivants juifs de la Shoah sont de grands consommateurs de psy. Depuis longtemps, ils cherchent un sens à leur existence ; depuis longtemps ils sont taraudés par des questions de fond ; depuis longtemps ils restent isolés dans leur quête ; cela, quelle que soit l'étiquette psychopathologique qu'ont bien voulu leur proposer les spécialistes de la psyché. Dans le groupe de parole annuel du Centre Georges-Devereux, nous recevons des « névrosés », des « psychotiques », des *borderline*, etc., en bref, tout ce que la psychopathologie occidentale a pu fabriquer de « sujets » irréels et non viables et qui n'a servi qu'à les isoler encore davantage[6] de leurs « semblables ». À côté des classifications psychiatriques ou psychanalytiques il nous a semblé judicieux de proposer un nouveau cadre de référence. Et ici, s'il est une catégorie acceptable d'un point de vue théorique et clinique, c'est bien celle de l'ethnie. Dans les groupes de parole d'enfants de survivants juifs de la Shoah, nous recevons, avant tout, des Juifs. Parce que la question fondamentale, après l'événement dramatique qu'ont connu les Juifs d'Europe pendant la Seconde Guerre mondiale, n'est pas : « Comment peut-on écrire après Auschwitz ? » ou bien : « Comment peut-on philosopher après Auschwitz ? » ou encore : « Comment peut-on exister après Auschwitz ? » Non, il ne s'agit pas d'une question universelle comme on l'a prétendu, mais bien : « Comment peut-on être juif après Auschwitz ? » En d'autres termes, tout Juif survivant ou enfant de survivant se demande comment il peut continuer à être ce qu'il est, après une telle épreuve, étant donné qu'il est passé par cette épreuve seulement *parce qu'il est juif*. C'est également avant tout en tant que Juif qu'il est vivant, qu'il possède des ancêtres et une histoire, et aussi qu'il souffre. Son « noyau » est juif, quoi qu'il fasse et c'est avec ce « noyau » que nous, psychologues cliniciens, devons travailler pour lui redonner de la vie. « Comment peut-on être juif après Auschwitz ? » n'est pas une question abstraite, encore moins une indignation, mais concerne des modalités concrètes de l'existence ; cette question renvoie essentiellement à un « comment faire » ; les Juifs après Auschwitz, après le massacre de masse et la disparition des villages et des communautés, après l'abrasion des objets et des lieux juifs ne savent où aller, dans quelle langue échanger, quelles actions mener, quelle coutume suivre, quel maître écouter ; autrement dit, les Juifs après la Shoah ont des interrogations sur les moyens de leur existence en tant que Juifs.

Kaddish

L'enterrement du père de Lili Perlman s'est passé comme n'importe quel enterrement juif. La génération adulte des enfants de survivants de la Shoah est la première, depuis la guerre, à pouvoir enterrer ses morts de manière culturellement cohérente. Le rituel qui permet d'accompagner les morts juifs dans leur métamorphose, dans leur changement de statut, respecte – comme c'est le cas de tout rite mortuaire – des règles culturellement définies. Un être ne passe pas de l'état de vivant à celui de mort sans actes accomplis par ses survivants. Le temps du deuil est un temps de reformulation et de transformation des êtres induit par l'événement et répondant à des logiques de pensée culturellement syntones. Chez les Juifs, le rite funéraire comporte une prémisse, celle d'être en groupe. Aucun Juif ne peut être enterré seul, aucun Juif ne peut enterrer un Juif tout seul. Le *kaddish*[7] – la prière des morts facilitant le passage vers le *'olam aba* (le monde à venir) – ne peut être prononcé qu'en présence d'un *minian*, c'est-à-dire un quorum de dix hommes juifs initiés (ayant passé leur *bar-mitsva*). En outre, l'impératif de réunir dix hommes n'est pas limité aux funérailles, mais concerne la majorité des cérémonies juives. La participation à ces cérémonies, pour les hommes juifs, est une *mitsva* (un des 613 commandements de la loi juive), surtout lorsqu'il manque des hommes pour réaliser le *minian*. En tant que Juif, et uniquement à ce titre, tout homme se doit de se rendre à une cérémonie quand on le lui demande. La nécessité de sa présence découle de son appartenance au peuple juif et se situe en dehors de toute considération personnelle, affective, idéologique. Autrement dit, ce n'est pas parce qu'il fait partie de la famille du défunt, ou bien encore parce qu'il éprouvait de la sympathie pour ce dernier qu'il participe aux funérailles, mais simplement parce qu'on le lui demande, en tant que membre du groupe des Juifs. C'est bien la partie collective, la partie juive de son être qui est ici requise et non sa personne en propre. C'est pour cette raison que *n'importe quel Juif* peut – et même se doit de participer aux funérailles d'un autre Juif. C'est également la raison pour laquelle, quand on se rend dans un cimetière juif, l'on rencontre toujours des badauds, des pauvres hommes, sachant les prières et se proposant de prier pour les morts que l'on vient honorer. La logique implicite présente dans le rituel funéraire vécu en groupe fait directement référence à celle qui est contenue dans l'origine de la vie. Pour les Juifs, la vie provient, certes, de l'accouplement d'un homme et d'une femme, mais cela ne suffit pas. Pour faire naître un humain juif, pour engendrer la vie qui soit autre chose qu'une simple vie animale, biologique, le souffle juif est absolument nécessaire. Ce souffle provient à l'origine de la divinité et est transmis de génération en génération. Quand un Juif meurt, sa substance de vie juive est fractionnée et redistribuée aux survivants et surtout aux nouveaux êtres à venir. C'est ainsi que l'on peut comprendre la tradition ashkénaze de nomination qui consiste à donner le nom d'un mort de la famille à un nouveau-né. Donner le nom d'un parent mort (il s'agit souvent du nom d'un grand-père ou d'une grand-mère du bébé) c'est déposer dans l'enfant le souffle de vie juive hérité directement d'un parent proche décédé. Un mort juif n'est donc jamais la propriété d'une personne, mais bien la propriété du groupe dont il provient. Le rituel de deuil, qui consiste essentiellement en une métamorphose de l'être vivant en un être mort, contient également la logique de redistribution du principe de vie parmi les vivants. Si le vivant appartient à sa famille, le mort, lui, appartient au groupe tout entier ; et en tant que tel, il doit impérativement être restitué au groupe.

Les groupes de parole ethnopsychiatriques d'enfants de survivants tirent leur efficacité de deux processus complémentaires : le premier, celui de mettre en commun les sentiments, les pensées et les questionnements les plus intimes, les plus profonds liés à l'histoire dramatique de leurs parents et de s'apercevoir que chaque enfant de survivant n'est pas « psychologiquement » seul ; le deuxième, celui d'aller chercher dans la matrice culturelle juive – celle du groupe – le sens et la signification de sa propre existence et des événements qui ont touché le groupe juif dans son entier. Ce sens est trouvé grâce aux échanges de paroles, aux réflexions ainsi que dans les actes que certains rituels nous invitent à respecter.

Les survivants ont tout perdu : leurs parents, leur maison, leur langue, leur pays, et surtout le monde et la culture qui donnaient un sens, tant aux choses banales de l'existence qu'aux malheurs et aux catastrophes. Si, comme le travail en groupe nous le montre, la santé psychique des enfants de survivants peut être retrouvée par la réappropriation de la matrice de signification juive du monde, alors, nous pouvons affirmer que :

1. Ce que nous appelons classiquement « traumatisme psychique » peut enfin être compris comme la conséquence d'une désaffiliation, d'une perte d'inscription de l'individu dans son contexte culturel pourvoyeur de signification.
2. Ce que nous appelons « transmission du traumatisme » peut être traduit comme la transmission de cette désaffiliation.
3. Ce que nous nommons « psychothérapie du traumatisme » sera donc le procédé par lequel on réaffilie l'individu à son groupe culturel.

CHAPITRE IX

Le *dibbouk*, un mort ashkénaze ressuscité

Disparition

En Europe, avant la Seconde Guerre mondiale, vivaient environ 9 millions de Juifs, majoritairement des Juifs ashkénazes [1]. Le génocide en a exterminé entre 5 et 6 millions [2] – sans sépulture – et a totalement éradiqué les communautés juives d'Europe plusieurs fois centenaires.

Le projet nazi a consisté à éliminer toute vie juive ; pour ce faire, les autorités nazies et collaboratrices ont pourchassé partout où ils le pouvaient les bébés, les femmes, les hommes, les vieillards et les malades. Ils les ont tués en les fusillant, en les brûlant, en les gazant, en les affamant et en les faisant travailler jusqu'à l'épuisement.

En Pologne, où vivaient 3 350 000 Juifs en 1939, l'estimation officielle en 1946 évalue à 400 000 [3] le nombre de survivants ; la plupart émigrent ou se convertissent dans les années qui suivent la fin de la guerre.

Qui étaient les Ashkénazes ?

C'est surtout au Moyen Âge que les Juifs venus du Sud ont émigré en Europe septentrionale où ils se sont installés et ont constitué des communautés stables. Avec le temps, ils ont développé un judaïsme spécifique : la tradition ashkénaze [4]. Au contact exclusif du monde chrétien, ils ont adopté de nouvelles manières de vivre, tout en conservant leur « noyau ». Ils ont développé une langue : le yiddish [5], issue de l'allemand et s'écrivant avec des caractères hébreux, et des coutumes particulières qui les distinguent à la fois des autres communautés juives – celles qu'on appelle *séfarades* : venues d'Espagne, émigrées dans le bassin méditerranéen – et des peuples païens et chrétiens des pays d'accueil, les non-Juifs, les *goyim* [6]. Ils se sont rassemblés dans des villes, dans des bourgades (les *shtetl* [7]), dans des ghettos, c'est-à-dire des espaces qui leur étaient imposés, entourés d'enceintes, mais qui garantissaient aussi une forte cohésion culturelle, une séparation du monde extérieur et la possibilité de vivre selon leur loi et leurs coutumes [8]. Les relations entre ces communautés ashkénazes et les autochtones ont souvent été difficiles [9]. Les ashkénazes ont régulièrement été chassés par les autorités dominantes, exterminés mais aussi par moments vivement accueillis, réclamés, pour des raisons, dit-on, politiques et économiques. Dans tous les cas, on peut affirmer que les ashkénazes ont établi des relations doubles avec le monde chrétien européen : d'une part, ils se méfiaient de l'antisémitisme traditionnel et constant, et d'autre part ils étaient attirés, et sans nul doute influencés par le monde non Juif. Au début du XXe siècle, une grande partie de la population ashkénaze vivait encore de manière strictement traditionnelle dans ces villages, une autre s'était émancipée, « embourgeoisée » et tendait à l'assimilation (par exemple la famille Freud à Vienne), enfin, une dernière avait rejoint très activement les mouvements marxistes [10] et révolutionnaires. Ces deux dernières catégories avaient donc quitté le monde communautaire ashkénaze et ses modalités spécifiques : une vie sociale rythmée par le calendrier des fêtes juives qui sont pléthores, un quotidien spontanément traversé par des règles de vie typique – parfois très strictes mais toujours négociables – régissant l'ensemble de la vie intime et communautaire. Ces règles concernaient les traditions religieuses, les relations avec la divinité – mais aussi avec les esprits et les démons – les modalités du lien social, l'éducation familiale, les ressources thérapeutiques, les relations entre le monde des hommes et le monde des femmes, le devenir des morts (*avra kadisha* : les pompes funèbres juives), les façons de se nourrir (la *cacheroute*), l'abattage rituel des animaux, etc. Il s'agissait donc d'une vie communautaire arbitrée par des personnages ayant autorité – des administrateurs, des sages, des savants de la loi talmudique, des *rebbe* [11] – et des institutions administratives et juridiques. Les villages, les quartiers ashkénazes disposaient de lieux spécifiques : synagogue, bain rituel, école talmudique, etc. Ainsi, étaient assurées de manière strictement ashkénaze la gestion et la résolution des conflits sociaux, politiques et économiques de même que la prise en charge des malades et le traitement des morts. Enfin, les responsables de communauté régissaient également les relations du groupe avec l'univers *goy*.

L'ÉMIGRATION

Le départ des Juifs d'Europe avait commencé bien avant la guerre, mais il fut quasi total et définitif après la Seconde Guerre mondiale. Les survivants ont émigré majoritairement en Amérique du Nord et du Sud et en Israël, un certain nombre sont venus ou revenus en Europe occidentale (essentiellement en France) et une minorité en Australie. Qu'a engendré cette émigration ? Souvent, les ashkénazes ont changé de monde et en conséquence, ils pensent qu'ils ont changé de *nature*. Ils prétendent s'être assimilés. Ils ne parlent plus leur langue, le yiddish ; ils n'ont pas recréé les communautés d'origine, même si les nouveaux arrivants avaient tendance à se rassembler dans les mêmes quartiers [12]. De manière logique, en l'absence de groupes puissants, visibles et vivants, leurs descendants se sont mêlés aux non-ashkénazes. En France, ils se sont largement inscrits dans les réseaux sociaux *goyim* ; ils ont pleinement et profondément adopté les philosophies, les valeurs et les institutions de la République française, rompant par là radicalement avec leur filiation [13]. Les survivants d'un monde disparu ont donc refait leur vie dans un univers strictement étranger sans aucun retour possible. Ils ont laissé derrière eux cette vie qui les avait construits, ils ont laissé derrière eux leurs morts. La plupart des survivants et des descendants de survivants reçus au Centre Georges-Devereux sont issus de familles ashkénazes dont plus de 80 % des membres ont disparu dans le génocide.

Rachel Lévy, une enfant cachée

Rachel Lévy a une soixantaine d'années. Elle est mariée, a deux enfants et deux petits-enfants. Elle souffre depuis de longues années de dépression grave. Au moment de son inscription au groupe de parole, elle est sous traitement antidépresseur. Parce que Rachel souffre régulièrement de fortes angoisses et de périodes de grande phobie, elle est suivie depuis plusieurs années par un psychiatre-psychanalyste. C'est son psychanalyste qui lui a donné mes coordonnées afin qu'elle s'inscrive au groupe de parole. En effet, Rachel associe sa souffrance à ce qu'elle a vécu pendant la guerre et à la déportation de son père, mort à Auschwitz. Le psychiatre-psychanalyste, connaissant le travail mené au Centre Georges-Devereux avec les survivants et les enfants de survivants de la Shoah, a estimé qu'à ce point de la cure, Rachel avait besoin d'intégrer un groupe de parole pour effectuer un travail thérapeutique d'une autre nature.

Rachel Lévy avait quatre ans quand la guerre a éclaté. Jusqu'à l'arrestation de son père, un matin de l'année 1941, elle vivait heureuse avec son frère aîné et ses parents, des émigrés juifs polonais, dans un petit appartement parisien. Elle était choyée, surtout par son père, qui l'adorait et la qualifiait de toutes sortes de noms affectueux en yiddish. Mais à la disparition de son père, sa vie bascula ; Rachel

Lévy se souvient que sa mère était venue la chercher à l'école. À l'expression de son visage, à la manière de lui tenir la main, au rythme de sa démarche, Rachel Lévy avait compris qu'il se passait quelque chose de grave. Son père venait d'être arrêté le matin même et sa mère, fortement inquiétée, fit comme beaucoup de parents : elle chercha une famille à la campagne qui acceptât d'accueillir sa petite fille contre une certaine somme d'argent régulièrement versée.

Pour Rachel Lévy la vie devint un cauchemar. Elle fut plongée dans un monde inconnu, la campagne française ; placée dans une famille hostile, des « Ténardier[14] ». Elle y fut systématiquement maltraitée. Elle se souvient des peurs terribles qu'elle ressentait quand elle traversait la forêt en plein hiver, la nuit, seule, contrainte par Madame « Ténardier » d'aller chercher le lait. Elle se souvient des barrettes que lui mettait dans les cheveux cette horrible femme et qui lui lacéraient le cuir chevelu. Rachel Lévy, c'était Cosette, et même pire : elle fut plusieurs fois violentée sexuellement par Monsieur « Ténardier » et son fils âgé de dix-huit ans. Elle se souvient comment l'abominable paysan lui courait après dans la maison et comment il la coinçait contre le mur sans qu'elle puisse se défendre. Elle ne pouvait rien dire, car Monsieur et Madame « Ténardier » la menaçaient de la dénoncer aux Allemands. À l'école, bien qu'elle fût la plus douée, à cause de son allure de petite fille chétive, de petite fille de la ville, les autres enfants du village se moquaient d'elle. Elle était seule, abandonnée, pleurait souvent. Quand sa souffrance était trop grande, elle se mettait à parler à son père absent qu'elle aimait tant en le suppliant de venir la sauver. Rachel Lévy vécut ainsi jusqu'en 1946. Quand elle revint à Paris, après la guerre, elle retrouva sa mère, qui avait épousé un rescapé des camps de concentration nazis – son père ne reviendra jamais. Son beau-père, un homme nerveux, la maltraitait. Rachel pensa alors qu'elle devait se marier au plus vite. Elle renonça aux études pour épouser un homme sépharade, honnête et bon, dont elle eut deux enfants. Avec son mari, Rachel Lévy mena une vie tranquille, mais elle garda toujours un sentiment d'abandon et se sentit fondamentalement incomprise.

Lors de notre entretien, Rachel Lévy me fit part des fortes angoisses et des craintes immotivées qu'elle ne parvenait pas à calmer. En outre, elle ne comprenait pas cette propension qu'avaient tous les hommes qu'elle rencontrait à vouloir entreprendre des relations sexuelles avec elle. Que ce soient les médecins qu'elle consultait, les professeurs d'université quand, plus tard, elle reprit ses études, les amis en qui elle croyait pouvoir avoir confiance : tous, sans exception, finissaient par ne vouloir qu'une chose : avoir des relations sexuelles avec elle. Durant toutes ces années, et jusqu'à sa participation au groupe de parole, quand elle était trop malheureuse, quand elle se sentait trop seule et trop abandonnée, Rachel s'isolait pour « parler » à son père et pleurer. Elle s'adressait au défunt, tout comme lorsqu'elle avait cinq ans, et était systématiquement envahie d'une immense tristesse.

À la sixième séance du groupe de parole auquel Rachel Lévy a participé [15], une femme du groupe, qui a perdu la majorité de sa famille à Auschwitz, a proposé que le groupe organise un voyage à Auschwitz, une espèce de pèlerinage. « Vous êtes comme une famille, avec vous, je sens que je peux faire ce voyage ! » avait dit Renée Schwarz. En réponse à cette proposition, des avis différents ont été émis. Certains approuvaient, disant qu'ils avaient depuis longtemps pensé faire le voyage mais jusque-là ne savaient avec qui, et qu'en effet, l'expérience particulière partagée dans le groupe de parole permettait de se sentir suffisamment à l'aise ; d'autres, dont Rachel Lévy, se sentaient incapables de faire un tel voyage. Ils disaient avoir peur des réactions qu'ils pourraient avoir en se trouvant sur un tel site. Une des participantes affirma qu'elle ferait le voyage dans le seul but de ne pas se désolidariser du groupe. Elle expliqua les raisons pour lesquelles elle ne souhaitait pas se rendre à Auschwitz : un été, quelques années auparavant, elle s'était rendue à Dachau, qu'elle avait visité avec un ami non juif. Là, elle avait eu comme une révélation : « J'ai compris que j'étais capable de tuer, d'être une criminelle. » Elle nous expliqua ce qu'elle avait vu :

> C'était en plein été, il faisait très chaud... Il y a, entre la limite du camp de Dachau et les barbelés qui longent les miradors, une espèce de *no man's land*, recouvert de gazon. La personne qui nous faisait visiter le camp nous expliqua que les internés qui crevaient littéralement de soif à cause de la dysenterie – qui est une maladie abominable parce qu'on se vide de partout – pour se réhydrater, se précipitaient sur ce *no man's land* afin d'absorber les quelques gouttes d'eau produites par condensation sur le gazon. Et à ce moment-là, les Allemands, du haut des miradors, leur tiraient dessus.

À ce point du récit, le groupe fut frappé par des sons étranges. C'était Rachel Lévy qui hoquetait, qui gémissait. Elle émettait des sons de faible intensité, des pleurs qui ressemblaient plus à des râles. Elle se tenait le ventre, essayait d'empêcher les gémissements de sourdre, mais en vain. Elle semblait souffrir. Tout en pleurant, tout en râlant, elle disait : « Ce n'est pas moi ! ce n'est pas moi ! » Certains membres du groupe s'approchèrent d'elle, pour la soutenir, la réconforter, d'autres, effrayés, se renfoncèrent dans leur chaise comme pour se tenir le plus éloignés des sonorités inquiétantes. La scène dura une vingtaine de minutes. On lui apporta de l'eau, on lui frotta les épaules et le dos. Une fois Rachel quelque peu apaisée, le groupe chercha à comprendre. On lui demanda ce qui s'était passé. Elle dit qu'elle ne comprenait pas ce qui venait de lui arriver, mais elle était persuadée d'une chose : ce n'était pas elle qui avait pleuré ! Certains participants confirmèrent qu'ils avaient bien entendu un son bizarre s'échapper de sa bouche, et qu'eux aussi pensaient que ce son ne lui appartenait pas. Tous s'interrogèrent, certains d'avoir été témoins d'un événement étrange. Une pensée traversa le groupe : la réaction de Rachel Lévy était liée à l'évocation détaillée du camp de Dachau et à la proposition de voyage à Auschwitz. Plus même, cela avait à voir avec des expériences concentrationnaires ayant réellement eu lieu. Mais qu'était-ce ? Et Rachel continuait à dire, impressionnée par ce qu'elle venait d'éprouver : « Ce n'était pas moi, ce n'était pas moi ! » Qui était-ce alors ? Un mort ? Un prisonnier du camp ? Son père ? Nous lui avons demandé si elle connaissait les conditions précises de la mort de son père, en faisant l'hypothèse que l'évocation de la mort des prisonniers de Dachau souffrant de dysenterie était étroitement liée à ce qu'avait vécu son père.

Rachel Lévy : « Quelqu'un qui était en camp avec mon père et qui a survécu nous a raconté que mon père avait attrapé le typhus et que son corps avait finalement été jeté par la fenêtre de l'infirmerie... mais il n'y a pas eu que mon père qui est mort en camp... il y a eu beaucoup d'autres personnes de ma famille ; des gens que je n'ai pas connus ! »

Je propose alors : « Si ce n'est pas toi, si c'est sorti de toi et que ce n'est pas toi, c'est alors un *dibbouk* ! » Les participants, bien qu'ashkénazes, ne savent pas ce qu'est le *dibbouk*.

Le dibbouk

Le *dibbouk* est une entité typiquement ashkénaze. C'est à la fois un être, une maladie et une thérapeutique. À l'origine, il s'agit d'un mort qui, au moment de son enterrement, est rapté par des « êtres », des sortes d'anges-démons, qui lui barrent l'accès au monde des morts (*'olam aba*). On dit qu'il est en permanence surveillé et persécuté par ces esprits-gardiens [16] qui le torturent et l'empêchent de vivre sa vie de mort, l'empêchent de mourir. Le mort échappe à ses tortionnaires quand il parvient, par ruse, une nuit de *Shabbat*, à déjouer leur attention et à se glisser dans le corps d'un vivant dont il emprunte l'esprit et les sens. C'est à ce moment qu'il devient un *dibbouk*. La personne possédée peut être quelqu'un que le mort affectionnait particulièrement ou tout simplement un vivant qu'il rencontre dans son errance. Il s'agit généralement d'une femme avec laquelle le *dibbouk*, qui est toujours masculin, se comporte comme s'il était un mari jaloux. Le *dibbouk* ne libère la vivante que lorsqu'il est lui-même garanti d'être libéré, c'est-à-dire d'échapper aux gardiens et d'accéder au monde des morts. Cette libération n'est obtenue qu'à certaines conditions : que le vivant procède à des actions juives spécifiques que le *dibbouk* n'est plus en mesure de réaliser étant donné son état de mort. Ces actions constituent des sortes de « réparations » – toujours des actes religieusement conformes – soit de fautes commises par le mort/*dibbouk* de son vivant, soit de manquements dus à la soudaineté de son décès ; dans ce cas il s'agit d'un mort assassiné, tué accidentellement ou décédé trop tôt qui n'a pas eu le temps de réaliser ses promesses ou de transmettre à ses descendants des tâches importantes qu'il assumait lui-même. On comprend pourquoi c'est souvent la personne la plus aimée du mort qui est touchée – car elle est en principe celle qui est la plus disposée à lui « rendre service ». En outre, le sujet possédé par un *dibbouk* tire pour lui-même des bénéfices directs de l'accomplissement des actions libératrices requises. Le *dibbouk* investit toujours un sujet qui est au préalable déjà « fragilisé », « ouvert », parce qu'il est lui-même en faute, qu'il est « souillé » ou susceptible de l'être – de son propre fait ou à cause de parents proches (mari, enfants)[17]. Notons qu'un *dibbouk* peut concerner le devenir d'une famille entière, voire même d'une communauté. Traiter le *dibbouk* consiste alors à rétablir l'ordre et la vie juive pour tout un ensemble de personnes[18]. La thérapeutique du *dibbouk* consiste en une série de métamorphoses ou d'initiation à ce que l'on est voué à devenir : le Juif mort doit devenir un mort juif, le vivant juif devenir un Juif vivant. Autrement dit, le mort devient encore plus un mort juif et le vivant encore plus un vivant juif. Pour ce faire, une série d'actions spécifiques est toujours nécessaire. Ces actions appartiennent à l'ensemble rituel juif et, en tant que telles, parfont des êtres du monde. Le *dibbouk* est un mort mal mort, persécuteur, mais en tant que contraignant à des actes de « réparation », de « perfectionnement » du monde juif, il est aussi de la pérennité de l'existence juive.

Le récit contemporain du *dibbouk* le plus connu[19] met en scène une jeune fille qui, le jour de son mariage, au moment où elle s'installe sous le dais nuptial (la *houpa*) auprès de son promis, se met à gesticuler et à émettre des sons rauques et incompréhensibles. Les parents terrifiés comprennent : c'est le *dibbouk* ! Ils s'empressent d'aller chercher le rabbin capable de la soigner. Le rabbin se met au travail. Il parle au *dibbouk* : « Qui es-tu ? Que veux-tu ? Dis-nous ce que tu veux et laisse cette jeune fiancée tranquille, laisse-la se marier ! » La scène est longue, difficile, conflictuelle et voici ce que nous apprenons quand le *dibbouk* accepte enfin de parler au rabbin. Le père de la fiancée avait un ami d'enfance qu'il avait perdu de vue. Lui et son ami s'étaient promis, quand ils étaient encore très jeunes, de marier leurs enfants si un jour Dieu leur donnait à l'un une fille, à l'autre un garçon. Or, le temps avait passé, et leurs routes s'étaient éloignées ; le père de la fiancée était devenu un homme riche et respectable, il avait complètement oublié son ami d'enfance et surtout sa promesse. Le *dibbouk* n'était rien de moins que le fils de cet ami mort quelques jours auparavant, qui venait rappeler la promesse et réclamer sa fiancée.

Le *dibbouk* met en scène une multitude d'éléments de la vie ashkénaze et juive. Il véhicule et entérine des caractéristiques de l'existence de cette société. Dans cet exemple, il s'agit des règles qui gèrent les alliances matrimoniales. Un certain nombre de notions fondamentales sont nécessairement attachées au mariage juif dont celle de pureté (*nida*), de contrat et d'écriture (*kétouba*). Le *dibbouk* évoque toujours une problématique d'alliance matrimoniale ; par conséquent, il renvoie systématiquement à la création, à la « fabrication » même de l'humain juif, qui, rappelons-le, est un être toujours conçu double, « marié », homme et femme à l'origine (Genèse I, 27)[20]. Sans aucun doute, toute personne souffrant du *dibbouk* présente nécessairement une problématique ayant trait à sa vie de couple, à sa sexualité, ou encore à l'impossibilité de se marier.

Le *dibbouk* est l'occasion, à travers une psychopathologie individuelle, de réparer les désordres, les transgressions qui surgissent immanquablement dans la vie des femmes et des hommes juifs. Il fait pression, entrave les bonnes relations sociales, menace de manière terrifiante et a la capacité de métamorphoser radicalement des humains[21]. Soigner une personne possédée par le *dibbouk* est toujours une négociation longue et ardue ; il faut être patient, il faut vouloir se battre, connaître à la perfection les textes juifs sacrés, être inventif, être respectueux des lois et des coutumes juives, être pur, et enfin posséder une grande force d'âme. Les objets essentiels pour le traitement du *dibbouk* sont : l'encens, les bougies, de l'onyx, le *chofar* (la corne de bélier), un rouleau de la Torah, les psaumes, les châles de prières, les phylactères et, bien évidemment, la présence d'au moins dix hommes en plus du rabbin guérisseur. Depuis le grand cabaliste Isaac Louria[22], un maître de la Torah ayant vécu au Caire puis à Sfad au XVIe siècle, réputé pour avoir guéri des *dibboukim*[23] particulièrement récalcitrants grâce à des formules juives secrètes qu'il avait lui-même inventées, la thérapeutique du *dibbouk* est étroitement liée à la tradition cabalistique.

Un mois plus tard, à la séance suivante, Rachel Lévy, resplendissante, tient à inaugurer les échanges en nous faisant part des modifications impressionnantes qu'elle a vécues depuis notre dernière rencontre. « J'ai rêvé de mon père, dit-elle, c'était un très beau rêve ! J'ai rêvé d'un splendide poisson, tout en couleurs, de superbes couleurs ! C'était mon père, les couleurs étaient tellement belles ! » Rachel a gardé un souvenir extrêmement précis des couleurs du poisson. Elle adore les couleurs ! Elle ne s'est jamais sentie aussi sereine. Il ne fait aucun doute pour Rachel Lévy que son père est venu la visiter en rêve et qu'il était rayonnant. Cette visite lui a procuré une joie et un bien-être qu'elle tient à transmettre au reste du groupe[24]. Depuis notre dernière rencontre, Rachel ne pleure plus quand elle regarde la photo de son père, celle qui est posée sur l'armoire dans sa chambre. Elle tient à nous décrire ce qu'elle a fait : elle a pris cette vieille photo – encadrée par sa mère au sortir de la guerre – a hésité quelques minutes et sans pleurer, a ouvert le vieux cadre, a décollé la photo qui avait été collée sur du papier avec du sparadrap bien jauni, et replacé la photo de son père dans un cadre tout neuf. Depuis, nous dit-elle, elle ne pleure plus. Elle se sent légère. Elle s'étonne : « Comment se fait-il que ma mère avait collé cette photo, avec du sparadrap en plus ! » Je demande au groupe : « Vous savez ce que veut dire le mot *dibbouk* ?... Cela veut dire : collé ! » Une participante qui parle hébreu couramment réagit : « Mais oui, au fait, cela vient du mot *Davak* [25] ! »

Le *dibbouk* est une espèce de mariage sauvage, une alliance entre une femme vivante et un homme mort. Notons que la racine *d.b.q.* (*dalet, bet, qouf*) est présente dans les mots hébreux qui servent à qualifier l'union entre un homme et son épouse, ainsi qu'entre le Dieu des Juifs et son peuple, qui, ensemble, sont considérés dans la tradition juive comme un couple sexué [26]. Le phénomène du *dibbouk* se réfère donc à un lien profond, un attachement tenace, apparemment quasi indéfectible, qui prend toujours une tonalité sexuelle et violente. Le *dibbouk* est un être qui utilise, en les dévoyant, des valeurs et concepts juifs à des fins perverses et destructrices. La cure du *dibbouk* requiert le maniement virtuose des textes juifs sacrés. Quand celle-ci est réussie, elle renforce la judaïté des personnes impliquées dans le désordre.

La vie après la Shoah

Rachel Lévy, à cause de la guerre, a été propulsée, du jour au lendemain et sans aucune préparation dans un milieu d'étrangers – en l'occurrence des étrangers menaçants et sauvages. Elle a subi, petite, l'intrusion de ces étrangers et celle des hommes adultes. Ce plongeon dans un monde non familier a été accompagné d'un processus de souillure qui l'a rendue étrangère à elle-même, cela, toute sa vie durant jusqu'à cette fameuse séance de groupe de parole. On sait que le viol entraîne souvent ces processus de répétition : les femmes qui ont été violées dans leur enfance se retrouvent souvent en situation d'être sexuellement approchées de manière qu'on pourrait qualifier d'anarchique, « sauvage ». À la suite des séances, Rachel Lévy a cessé de se sentir étrangère à elle-même et au monde qui l'entoure. Elle a cessé de ressentir cette haine qui ne la quittait pas depuis la guerre. Elle a commencé à s'accomplir véritablement. Son père n'est plus source de pleurs et de profonde tristesse – comme si lui aussi avait changé d'« état », de « nature ». Aujourd'hui, Rachel Lévy va bien. Elle s'épanouit dans une activité artistique. Quelques semaines après la dernière séance du groupe de parole, suivant les conseils de son psychiatre psychanalyste, Rachel Lévy a cessé de prendre les antidépresseurs et a arrêté sa psychanalyse.

Comment comprendre ce qui est arrivé à Rachel Lévy ? Était-ce un *dibbouk* ? Un mort ? Si oui, son père ? Un autre mort ? Un *dibbouk* d'une nature différente ? Mais à ce point du travail, il me semble que nous ne pouvons rien affirmer car nous ne nous sommes pas donné les moyens de le vérifier. Nous n'avons pas exploré cette hypothèse de manière précise. Seule une technique d'intervention de type « *dibbouk* » pourrait nous informer plus avant. Notons le fait qu'avoir accueilli les réactions de Rachel Lévy sans les interpréter à l'aide de nos catégories psychologiques habituelles (hystérie, conversion, névrose) nous a amenés à nous intéresser à un être nouveau (le *dibbouk*). Cet être peut-il enrichir la science psychologique ? Il semble que la matrice ashkénaze, en nous ouvrant à des données cliniques nouvelles, constitue un dispositif intéressant ; elle correspond à une réalité qui a été vivante et très productive pendant plusieurs siècles. En outre, il semble que cette réalité clinique soit en train de renaître dans certaines communautés d'origine ashkénaze aux États-Unis et en Israël. Le modèle du *dibbouk* procure aux psychopathologistes un supplément d'éléments techniques ; il dote notre discipline d'un nouveau concept, d'un nouveau dispositif[27] et surtout de nouvelles questions. Par ailleurs, le *dibbouk* nous intéresse en tant qu'il élargit le champ de la psychologie clinique puisqu'il concerne autant des individus qu'une entité collective.

Notons enfin, que si soigner, c'est aussi chercher le consensus, la logique inscrite dans la problématique du *dibbouk* offre un certain avantage : satisfaire les exigences du *dibbouk* consiste toujours à satisfaire également les exigences de la personne possédée par le *dibbouk* et en dernière analyse les besoins de sa famille et de l'ensemble de son groupe.

Quand une thérapeutique du *dibbouk* a réussi, les vivants *et* les morts, chacun pour ce qu'il est ou prétend être, y gagne.

La psychiatrie et la psychanalyse affirment que le *dibbouk* n'existe pas et qu'il n'a jamais existé ; qu'il relève du « symbolique », du « déplacement », qu'il a été entretenu par la superstition et la crédulité populaires.

De leur côté, la plupart des rabbins n'aiment pas entendre parler du *dibbouk*, ils disent que les *dibboukim* n'existent plus [28].

Quant à moi, je pense qu'il n'y a jamais eu autant de *dibboukim* qu'aujourd'hui. Et la grande catastrophe, dont les psychologues cliniciens qui s'occupent des survivants et des descendants de survivants de la Shoah ont héritée, consiste en la simultanéité de deux phénomènes singuliers :

1° le nombre hallucinant de morts disparus, non enterrés, de morts avant l'heure – le génocide a produit en très peu d'années plusieurs millions de *dibboukim* ;

2° le génocide a également exterminé les rabbins guérisseurs – un comble ! transformant ceux-là mêmes qui auraient pu soigner en cause de maladie – et a fait disparaître les formules de guérison secrètement transmises de génération en génération depuis plusieurs siècles.

Une grande tâche nous attend : les thérapeutes et les psychologues cliniciens se trouvent dans l'obligation de retrouver, d'inventer et d'adapter les techniques thérapeutiques adéquates à ces nouveaux *dibboukim* issus du meurtre de masse et de la disparition des communautés ashkénazes. Si l'on veut aider les patients issus du monde ashkénaze, je suggère qu'on soit particulièrement attentif aux *dibboukim* car j'ai cru comprendre que certains d'entre eux détenaient les secrets pour soigner tous les autres...

CHAPITRE X

Devenir juif ?

La communication dans les groupes de parole est immédiate et très spontanée. Les participants qui ne se connaissent pas avant leur première rencontre au groupe de parole s'engagent très rapidement dans les discussions et les questions. Après une brève présentation de chacune des personnes présentes, le débat s'engage instantanément. Sans doute grâce au fait qu'ils partagent un certain nombre d'implicites communs, une espèce de noyau – celui des « survivants et enfants de victimes de la Shoah », mais aussi celui des Juifs.

Les psychologues cliniciens ont pour objectif de faciliter les échanges, de faire circuler la parole, de permettre l'exposé des problématiques individuelles, toujours dans une perspective qui peut intéresser l'ensemble des participants. Étant donné qu'il s'agit avant tout d'un groupe de recherche en clinique, les animateurs encouragent le récit détaillé des expériences personnelles et familiales. Ils cherchent aussi à expliciter les théories sous-jacentes incluses dans les discours des participants, sans exclure aucune matrice signifiante disponible et pertinente pour un tel groupe. Ils sont attentifs aux propositions thérapeutiques qui émanent des échanges. Enfin, ils discutent en groupe des effets de ce type d'échange sur les participants eux-mêmes.

Les thèmes

Les réunions des groupes de parole ont permis d'isoler une série de questions et thématiques préférentielles des survivants et descendants de victimes de la Shoah dont voici les contenus principaux :

– Les interactions difficiles avec les parents.
– Qu'ont vécu exactement les parents pendant la Shoah ?
– Comment leurs expériences traumatiques les ont-elles métamorphosés ?
– Quel lien existe-t-il entre ce qu'ils ont vécu, ce qu'ils sont devenus et les difficiles relations qu'ils entretiennent avec leurs enfants et leur entourage ?
– Existe-t-il un lien nécessaire entre le vécu terrible des parents et les difficultés que chacun rencontre dans sa vie personnelle – affective, professionnelle, psychopathologique ?
– Comment entretenir avec les parents de meilleures relations ?
– Comment vivre normalement quand les parents sont hantés par leurs morts ?
– Que deviendront les enfants de survivants après la mort des parents ?
– Comment comprendre la Shoah à partir du vécu intime des familles de survivants ?
– Que sont devenus les Juifs après une telle déflagration ?
– Comment être juif aujourd'hui ?
– Qu'est-ce qu'être juif ?
– Comment se marier, avoir des enfants ?
– Comment avoir une descendance juive ?
– Comment considérer le contenu des psychothérapies (passées ou actuelles) au regard des thématiques abordées dans les groupes de parole ?
– Comment se sentir impliqué dans une carrière, dans un groupe social ?
– Comment prendre sa vie au sérieux ?
– Comment cesser de pleurer ?

– Comment ne plus se sentir à la fois aussi vulnérable et agressif ?

Tous ces thèmes sont abordés librement par les participants. Ces derniers se posent mutuellement des questions, cherchant à la fois à exposer leurs propres hypothèses explicatives, leurs propres solutions, tout en recueillant les expériences, les pensées et les conseils d'autrui. Le groupe est l'occasion d'une mise en commun et d'une confrontation de données individuelles qui, dans un tel dispositif, apparaissent de fait comme des problématiques collectives : celle d'une génération historiquement et culturellement spécifique.

S'interroger sur les conséquences psychologiques de la Shoah – et non d'un traumatisme quel qu'il soit – contraint les cliniciens chercheurs à intégrer les données juives dans le dispositif de recherche. Ces données concernent :

– les parcours de vie des Juifs d'Europe ;
– les événements familiaux et historiques sur plusieurs générations ;
– les mouvements politiques et philosophiques ;
– les mouvements socioculturels ;
– les pensées et traitements du malheur et de la maladie dans les différentes traditions juives d'Europe ;
– les objets juifs, objets rituels ;
– les façons de traiter les morts juifs ;
– les relations des Juifs avec les *goyim* ;
– les textes juifs (la Torah) ;
– enfin et en toute logique dans les groupes, on s'intéresse toujours à la divinité juive et aux différentes relations que les Juifs entretiennent avec elle.

Ces données se sont imposées d'autant plus qu'elles n'avaient pas été traitées dans les dispositifs thérapeutiques expérimentés par les participants jusque-là – sans doute parce qu'elles se présentent comme non pertinentes, voire en opposition aux approches psychologiques courantes.

Les échanges sur ces thématiques intéressent particulièrement les participants des groupes de parole de survivants et de descendants de survivants de la Shoah. Immanquablement, ils donnent lieu à des questions, à des recherches plus approfondies. Étant donné qu'aucun de ces thèmes ne peut être réduit à une réponse unique, mais qu'il convient dans chaque cas d'accueillir diverses propositions, et que par ailleurs chaque participant se sent personnellement concerné par ces thématiques, des controverses mais aussi des solutions émanent des participants eux-mêmes.

Parmi les solutions proposées par les participants, retenons les actes rituels juifs effectués en commun, qui ont, à chaque fois, et pour la grande majorité des participants, des effets psychologiques positifs quasi immédiats.

Quelques résultats chiffrés

Les pourcentages [1] (arrondis) sont calculés sur la base de N = 80. Les données ont été recueillies lors d'entretiens avec les participants, avant et après leur participation au groupe de parole ainsi que pendant les séances de groupe de parole.

LES PLAINTES

Avant ou pendant leur participation au groupe de parole, 46 % des sujets se plaignent de mauvaises relations avec leurs parents. Ils les qualifient d'agressives, de douloureuses, de conflictuelles, d'insupportables ou encore de non existantes.

96 % des sujets témoignent avant le groupe d'un sentiment de profonde solitude. Ils disent n'avoir jamais pu véritablement partager avec quiconque leurs préoccupations liées à la Shoah et au fait d'être membres d'une famille de victimes juives.

57 % font part soit de l'absence de réalisation du travail de deuil pour un père ou une mère décédé (ne peuvent se rendre sur la tombe, pleurent plusieurs années après la mort à l'évocation du parent disparu) soit de l'impossibilité d'envisager survivre au décès à venir du parent survivant.

Plaintes avant la participation au groupe de parole

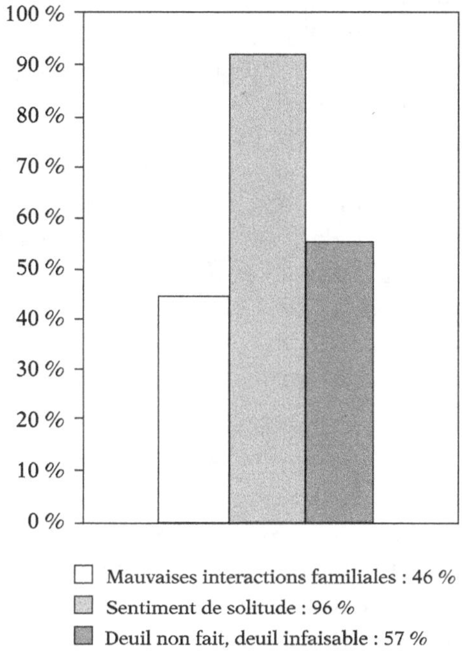

LES ACTIONS

96 % des sujets ont participé à des actions spécifiques inspirées directement par leur participation au groupe de parole – soit pendant l'année du groupe soit dans les trois ans qui suivent leur participation. 90 % des sujets ont participé à un acte rituel juif qui souvent a réuni l'ensemble des participants d'un même groupe.

• Liste des actions spécifiques d'ordre familial.

– Mariage.
– Divorce.
– Récupération de documents (manuscrits, courriers, photo), traitement des documents (archivage, traductions, transcription, publication).
– Écriture de biographie, d'autobiographie.

– Récupération d'objets (bijoux, médailles, objets rituels juifs provenant de la famille).

– Traitement des objets (installation dans la maison, don, transmission, traitement rituel des objets juifs).

– Visite au cimetière.

– Changement de lieu de sépulture (déplacement d'un corps).

– Retrouvailles avec des parents perdus de vue depuis plusieurs décennies. Parfois des parents ayant émigré en Amérique du Nord, du Sud, en Israël.

– Grossesse, naissance.

• Liste des actions spécifiques d'ordre religieux.

– *Kaddish*. Prière pour les morts.

– *Kippur*. Jour de jeune, jour de prière, habituellement traduit par « grand pardon ».

– *Seder* de *Pessah*. La soirée du début de la pâque juive au cours de laquelle on lit, on commente, on revit la Hagadah (récit de la sortie d'Égypte).

– *Rosh Hashana*. Fête du Nouvel An juif.

– *Bar-mitsva*. Cérémonie d'entrée dans le monde des adultes pour les garçons juifs au cours de laquelle l'impétrant monte à la Torah c'est-à-dire lit un passage de la Torah à voix haute.

– Installation d'une *mézouzah*. La *mézouzah* est un petit boîtier renfermant un passage de la Torah que l'on fixe sur le côté droit du linteau de la porte d'entrée de la maison. Cette installation est un commandement. La *mézouzah* est un objet rituel dont l'une des fonctions est de protéger la maison et ses habitants. Elle indique également que la maison est habitée par une famille juive.

– *Mikveh*. Bain rituel, fréquenté entre autres par les femmes une fois par mois après leurs règles dans le cadre des obligations de purification.

– *Brit mila*. Circoncision.

• Liste des actes spécifiques non classés.

– Création d'associations d'enfants de survivants de la Shoah.
– Inscription dans un réseau juif (cultuel, associatif, religieux).
– Conversion au judaïsme pour les « métis » judéo-chrétiens [2].
– Apprentissage de l'hébreu biblique, étude des textes.
– Arrêt de la psychothérapie.
– Consultation chez un rabbin guérisseur.

LES EFFETS NOTABLES DU GROUPE PENDANT L'ANNÉE OU DURANT LES DEUX ANNÉES QUI SUIVENT LA FIN DU GROUPE

95 % des sujets qui témoignaient de l'impossibilité actuelle ou à venir d'effectuer un travail de deuil, envisagent la mort de leurs parents différemment : ceux dont les parents sont morts ont pu réaliser un travail de deuil « normal » (ils ne pleurent plus quand ils les évoquent, ils ne pensent plus qu'ils sont arrêtés dans leur existence par leur absence) quant aux autres, ils ne pensent plus qu'ils ne survivront pas au décès de leurs parents survivants.

94 % des sujets qui se plaignaient d'isolement témoignent de la disparition de ce sentiment. Ils disent avoir rencontré des semblables ; il existe à présent des personnes avec lesquelles ils peuvent partager des éléments et préoccupations secrètes et fondamentales. Beaucoup disent avoir trouvé une sorte de « famille ».

62 % des sujets qui ont fait part de relations difficiles avec leurs parents notent une nette amélioration. Ils participent à des réunions familiales, à des rencontres, des discussions. Ils témoignent d'un intérêt souvent réciproque. Certains ont (re)trouvé une véritable solidarité intrafamiliale.

Effets notables du groupe de parole

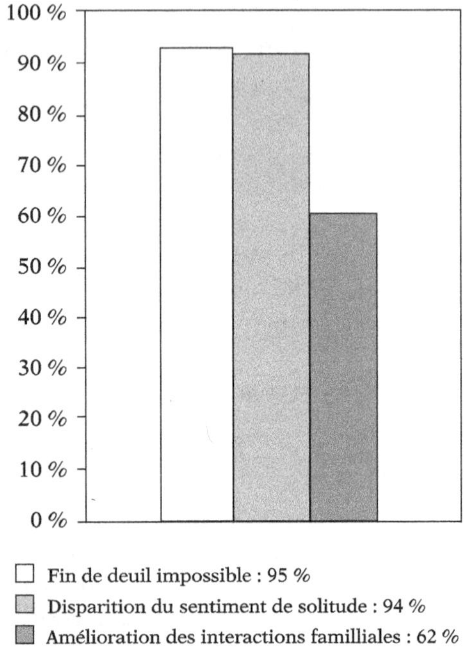

Quand parler fait agir

Participer au groupe de parole de survivants et de descendants de victimes de la Shoah conduit les participants à effectuer des actions. À leur sujet, notons la dimension juive et spécifiquement religieuse au regard du fait que les participants sont majoritairement progressistes et athées. Comment rendre compte du fait que réunir des Juifs et uniquement des Juifs introduit nécessairement à des préoccupations et des questions juives ainsi qu'à des modalités juives d'action et de changement ? Comment la psychologie peut-elle rendre compte de ces actions, dans la mesure où 1) un dispositif psychologique est susceptible de les induire ; 2) elles ont des effets psychologiques manifestes sur des sujets qui souvent se disent ignorants de ces actions avant de les effectuer et surtout non croyants ; 3) les participants aux groupes de parole n'ont apparemment pas changé d'attitude intellectuelle ou d'obédience philosophique ni à la suite de la réalisation des actes ni après le constat des effets positifs qu'ont eus ces actions sur leur fonctionnement psychique.

Questions de recherche

Approfondir ces questions nécessiterait de décrire en détail les actions remarquées, de rechercher les différentes formes qu'elles peuvent prendre, de les situer culturellement, historiquement et surtout de les considérer à partir des théories qui les légitiment « de l'intérieur », des théories et des concepts juifs inscrits dans ces actes. Au fond, il s'agirait ici d'engager un véritable travail de collaboration entre la psychologie, ses concepts et ses outils et une pensée culturelle, la pensée juive, ses concepts et ses outils, grâce à la participation active de sujets potentiellement usagers des deux univers. Dans une telle démarche, qui prend sérieusement en compte le contexte culturel, il sera possible d'investiguer un nouveau statut psychologique pour la *parole* et pour l'*action*.

Les participants aux groupes de parole questionnent les modalités de prise en charge de leurs souffrances en exigeant des psychologues chercheurs de construire avec eux les conditions pour de véritables soins. Le groupe est l'occasion d'expression libre des plaintes : angoisses, symptômes, incapacité à mener une existence satisfaisante (affective, professionnelle) et de recherche de solutions vraies et durables. De ce fait, il est vivement discuté dans ces groupes de la définition des troubles, de la conceptualisation et des dispositifs de soins disponibles dans la société contemporaine. Par ailleurs, une des questions qui jaillit de manière récurrente concerne la transmissibilité et le transgénérationnel – tant en ce qui concerne les troubles physiques et psychiques que l'identité socioculturelle (disparition des juiveries d'Europe). Ces préoccupations doivent pleinement faire partie des échanges dans les groupes de parole de survivants et d'enfants de survivants de la Shoah, à partir de la réalité concrète et précise des vécus individuels et collectifs. Ces thèmes de réflexion, à condition d'être discutés pour eux-mêmes, contiennent, en fait, des solutions spécifiques et donc adaptées. Une première évaluation sur les effets du groupe de parole pendant qu'il se déroule peut être faite à partir de ce que les participants révèlent de l'évolution de leur état psychologique ou psychopathologique en groupe (disparition ou persistance des symptômes, arrêt décidé en accord ou non avec leur psychiatre d'un traitement psychotrope, événements de vie concernant la vie de famille ou professionnelle : mariage, divorce, grossesse, travail, etc.). Mais la plupart des effets (positifs) de ce type de groupe de parole s'exprime durant les trois années qui suivent la participation au groupe. Les participants des groupes de parole restent souvent en contact avec les chercheurs après la fin du groupe. Ainsi, un second temps d'évaluation est possible. En outre, les informations concernant l'état psychologique des participants se fait le plus souvent par l'intermédiaire d'autres participants et pas seulement de la part du participant lui-même. Le fait que des pairs évaluent l'état psychologique de chacun constitue une garantie supplémentaire.

Si je devais définir la problématique générale des enfants de victimes qui participent aux groupes de parole, je la formulerais ainsi, sous la forme d'une vraie question qui appelle une réponse concrète et précise : Comment la vie juive peut-elle continuer après la Shoah ? La Shoah devant être définie par deux éléments indissociables : la mort atroce de la plupart des membres des familles des participants et la disparition des communautés, l'absence des conditions réelles de transmissibilité de la vie juive pour les survivants et leurs enfants.

Ces données générales, issues de plus de quinze années de groupes de parole d'enfants de survivants de la Shoah a amené l'équipe universitaire à reformuler la recherche en clinique. Cette dernière se porte aujourd'hui sur les conditions de revitalisation des secondes générations à partir des questions qui ont émergé dans ces groupes. Ainsi, de nouveaux groupes de parole destinés à étudier la spécificité des communautés d'origine, les trajectoires migratoires des personnes qui en sont issues, les processus de disparition et de revitalisation des individus pendant et après leur émigration, ont été mis en place. Le Centre Georges-Devereux propose aujourd'hui des groupes de recherche en clinique qui accueillent des « personnes et descendants de personnes issues de communautés juives disparues » car il s'agit de comprendre comment être juif dans cette modernité.

Ce que nous ont enseigné les victimes et les descendants de victimes de la Shoah, c'est que soigner un Juif c'est lui permettre d'exister en tant que tel. Ce que les groupes de parole nous ont rappelé, c'est qu'être juif n'est jamais acquis ; au cours du travail clinique avec les victimes et descendants de victimes de la Shoah, nous nous sommes souvenus que les Juifs ne sont jamais garantis de l'être, nous nous sommes rappelés qu'ils accomplissent depuis des millénaires des efforts permanents et parfois démesurés pour le rester. Quant à cette génération de victimes et de descendants de victimes, cette génération de la catastrophe, il semble qu'elle soit engagée dans un effort extraordinaire pour retrouver la vie, pour redevenir juive à nouveau.

CHAPITRE XI

Le bannissement de la mélancolie

Thérapie familiale des survivants

Delphine Winter a trente ans. Elle vit à Paris. Elle est juive orthodoxe. Elle a commencé il y a quelques années à vouloir vivre selon la loi juive. Elle passe beaucoup de temps en Israël, dans une communauté orthodoxe. En réalité, elle s'apprête à émigrer très prochainement (à faire son *alya* [1]), mais elle n'a pas ouvertement prévenu sa mère de l'imminence de son départ, car elle craint ses réactions. Sur les recommandations d'un ami que nous avons en commun – un Juif français devenu orthodoxe et parti vivre à Jérusalem – Delphine Winter a pris contact avec moi et m'a demandé de rencontrer sa mère qui souffre depuis quelque temps d'une grave dépression. Je lui propose une consultation d'ethnopsychiatrie au Centre Georges-Devereux.

L'équipe du Centre Georges-Devereux reçoit en psychothérapie individuelle et familiale des survivants et des descendants de victimes de la Shoah. Les prises en charge, souvent de courte durée – parfois même uniques – bénéficient des données nouvelles et pertinentes produites dans l'espace de liberté que sont les groupes de parole. Les consultations sont mises en place à la demande des intéressés eux-mêmes, à la demande de leur médecin, de leur psychiatre, ou encore de leur assistante sociale. Dans tous les cas, ces consultations sont toujours gratuites pour les patients.

Le Centre Georges-Devereux

Le Centre Georges-Devereux est un centre universitaire de recherche et d'aide psychologique fondé en 1993. Il s'agit d'un centre d'ethnopsychiatrie clinique constitué d'une équipe universitaire pluri-ethnique et plurilinguistique d'une trentaine de chercheurs psychologues cliniciens, qui étudient depuis plus d'une vingtaine d'années les techniques thérapeutiques « sans hiérarchie ni exclusive[2] ». Cette équipe part du constat suivant :

1. une multitude de thérapeutiques (*professionnels exerçant l'art de guérir*) coexistent simultanément dans le monde ;
2. le monde contemporain connaît de grands mouvements de populations qui migrent toujours avec leurs thérapeutes ;
3. toutes les thérapeutiques relèvent de rationalités différentes, et sont scientifiquement investigables ;
4. on ne peut les discriminer d'après la notion d'efficacité et encore moins d'évolution ;
5. les patients, quels qu'ils soient, quelles que soient leurs « croyances » y recourent ;
6. ce qui intéresse la recherche en psychologie clinique, ce ne sont pas les théories mais avant tout les pratiques et techniques qu'utilisent ceux qui soignent les humains.

Ainsi, les travaux de recherche de l'équipe d'ethnopsychiatrie du Centre Georges-Devereux portent sur les méthodes de soins rencontrées aussi bien dans les hôpitaux psychiatriques, dans des églises charismatiques, chez des guérisseurs bambara du Mali, chez ceux de la banlieue parisienne, chez des shamans latino-américains, aussi bien que chez les psychanalystes du boulevard Saint-Germain. Les exigences de la recherche en ethnopsychiatrie impliquent de pouvoir rendre compte de ces différentes techniques et de leur efficacité, à chaque fois selon leur philosophie et leur rationalité propres sans recourir à des raisonnements qui leur sont étrangers et donc forcément réducteurs ou interprétatifs. Pour ce faire, la garantie méthodologique première implique que le chercheur soit lui aussi clinicien et qu'il expérimente la technique dont il prétend rendre compte. Ainsi, une partie du travail de recherche se fait sur le terrain, auprès des thérapeutes, et une autre se fait à l'Université, dans le centre clinique, en consultation, avec les patients d'ethnies et de cultures dont on étudie les thérapeutiques [3]. C'est dans ce cadre que je me suis particulièrement intéressée aux familles de survivants de la Shoah, et plus précisément aux familles ashkénazes.

Une consultation psychothérapique avec une famille de survivants

Nous avons reçu Delphine Winter, sa mère Martine Winter, et Michèle Rozinsky (une cousine de Martine) lors d'une unique consultation d'ethnopsychiatrie [4]. À cette consultation étaient présents plusieurs psychologues cliniciens d'origine ashkénaze du Centre Georges-Devereux habitués à prendre en charge des survivants de la Shoah, ainsi qu'une psychologue d'origine franco-centre-africaine. Lors des consultations d'ethnopsychiatrie, nous sommes toujours installés en cercle. La consultation se déroule en groupe de psychologues [5] pour un seul patient et sa famille et nous veillons à ce que chacun (autant le patient que les thérapeutes) puisse donner son avis sur la situation. Ce faisant, nous clarifions nos pensées et nous mettons en évidence les différents points théoriques d'où chacun puise sa compréhension, ses interrogations et ses propositions. Il est bon d'échanger, de confronter les idées et de rassembler dans ce mouvement thérapeutique les personnages impliqués dans la situation malheureuse. Ce que nous cherchons dans ce travail en groupe c'est avant tout la guérison des patients et pour ce faire, nous avons constaté qu'il était hautement recommandé d'inclure les personnes proches afin d'enrichir les données concernant le patient, de renforcer les liens qu'il entretient avec sa famille et d'apaiser non seulement le patient mais aussi ceux qui sont touchés par son mal-être – ses parents, ses enfants et les personnes qui s'occupent de lui.

La consultation avec Delphine Winter et sa famille a duré trois heures[6]. Lors des premiers temps de la consultation, Martine Winter était « ailleurs ». Par moments, elle se mettait à pleurer. Au fur et à mesure de nos échanges, elle s'est détendue, et a fini par participer très activement à la consultation. Les échanges étaient très riches. Martine Winter et sa fille ont beaucoup pleuré mais quand nous nous sommes quittées, Martine Winter, Delphine Winter et Michèle Rozinsky nous ont chaleureusement remerciés en nous disant qu'elles ne s'attendaient pas à une telle consultation…

Présentation

Delphine Winter est une belle jeune femme, réservée, qui cache sa beauté derrière des vêtements amples à la manière des femmes de *Méashaarim*[7]. Elle porte une jupe qui descend jusqu'aux chevilles et un foulard coloré qui lui couvre la tête. Michèle Rozinsky, la cousine de Martine Winter, est vive et chaleureuse. Martine Winter, quant à elle, a l'air absent, ne semblant pas comprendre ce qu'elle est venue faire en consultation ; elle présente un visage éteint, douloureux qui n'exprime que dégoût et lassitude pour l'existence. En réalité, Martine Winter a littéralement l'air d'une morte vivante. De plus, elle souffre d'une paralysie de toute la partie droite de son corps et ne se déplace que très difficilement.

Une fois tous installés en rond dans la salle de consultation, nous invitons Delphine Winter à nous expliquer ce qui les amène. Aux premiers mots qu'elle prononce, Delphine fond en larmes. C'est Michèle Rozinsky qui prendra longuement la parole pour nous présenter la situation [8].

Martine Winter est suivie régulièrement en psychiatrie depuis deux ans. Elle vit actuellement dans une résidence pour personnes invalides. Elle est suivie par un psychiatre qui lui prescrit des psychotropes, mais elle ne s'améliore guère. Martine a commencé à se dégrader de manière constante il y a environ cinq ans, quand elle a eu soixante ans et que ses deux filles ont quitté définitivement la maison. L'une s'est mariée et est partie vivre en province et l'autre, Delphine, la cadette, a emménagé dans un studio. Depuis lors, Martine Winter fait des séjours fréquents dans différents hôpitaux et cliniques psychiatriques de la région parisienne. Martine Winter n'accepte plus d'être seule chez elle mais ne supporte pas non plus la vie dans la résidence. Bien qu'elle n'ait plus envie de rien, elle souhaiterait pouvoir retrouver une vie normale dans son propre appartement. De plus, aujourd'hui, l'immeuble dans lequel elle a vécu durant trente-cinq ans est sur le point d'être démoli. Michèle Rozinsky précise que Martine est une femme cultivée, qui naturellement est curieuse et vive ; quand elle était en bonne santé, elle écrivait ; elle a d'ailleurs écrit un livre sur sa vie qu'elle n'a pas réussi à faire publier. On devine que Martine a été une très belle femme. Elle a fait des études, a travaillé mais aujourd'hui, elle n'a plus aucune activité et se dégrade de jour en jour.

> *Michèle Rozinsky* : Il y a deux Martine en fait.
> *Psychologue* : Comment est-elle quand elle va bien ?
> *Michèle Rozinsky* : Oh, elle est joyeuse, elle rit...
> *Psychologue* : Et quand ça ne va pas ?
> *Michèle Rozinsky* : Quand elle va mal, c'est tout le contraire. Quand ça ne va pas, chaque mot peut être mal pris ; elle devient agressive.

D'après Michèle et Delphine, Martine Winter a été traumatisée à la mort de sa mère, il y a trente-cinq ans. C'est à partir de ce moment-là qu'elle a cessé de travailler et a de fait commencé à fréquenter les hôpitaux psychiatriques.

De plus, Michèle pense que le divorce de Martine, il y a plus de vingt ans, a été un traumatisme supplémentaire. Michèle et Delphine nous soumettent l'idée que la mort de sa mère, le divorce et sans doute ce qu'elle a vécu pendant la guerre sont à l'origine des tentatives de suicide et des graves dépressions de Martine. La cure psychanalytique qu'elle a suivie dans les années 1950 ainsi que ses nombreuses hospitalisations et traitements psychiatriques n'ont pu enrayer la mélancolie qui l'abat depuis quelques années. En outre, aujourd'hui, avec le départ de ses filles, Michèle pense que Martine est profondément atteinte dans ses capacités de survie. Martine est d'accord sur ce point.

> *Martine Winter* : Maintenant, je ne peux plus vivre dans mon appartement. J'ai une fille à Lyon et une fille qui a un pied à Jérusalem. Et puis je suis amoindrie par le côté droit qui me fait mal ! Je ne veux plus vivre, je veux mourir.

Nous demandons à Martine et à sa cousine d'où elles viennent, d'où vient leur famille.

AVANT LA GUERRE

Martine Winter est fille unique. Elle est née en 1933 à Paris de parents juifs polonais émigrés dans les années 1920. Martine a bien connu sa grand-mère, restée veuve très tôt à la suite d'un pogrom en Pologne. Elle avait survécu courageusement et avait élevé ses quatre enfants toute seule. Dans les années 1920, son fils aîné, jeune marié, avait émigré à Paris avec son épouse et avait ensuite fait venir sa mère et ses sœurs. Comme certains Juifs polonais de l'époque, il pensait qu'en Pologne il n'y avait aucun avenir pour les Juifs. Une fois installées en France, les filles ont toutes épousé des Juifs polonais émigrés comme elles. La mère de Martine a vécu peu de temps avec son mari. Martine a très peu connu son père, dont elle n'a pratiquement aucun souvenir, et autour duquel plane un certain mystère. Elle ne connaît pas exactement les conditions de sa disparition. Il a été emprisonné avant la guerre dans les prisons françaises mais on ne connaît pas les motifs de son incarcération. Le seul souvenir qu'elle a de son père c'est celui d'une visite en prison. Elle ne possède qu'une seule photo de lui, mais son visage a été soigneusement découpé par sa mère. Martine ne sait rien de lui. Elle ne sait pas s'il fut incarcéré pour des raisons politiques ou bien pour des raisons de droit commun. Dans tous les cas, il est mort soit avant, soit pendant la guerre et on n'a jamais trouvé aucune trace ni de lui ni de sa famille. Martine a donc été élevée en partie par des nourrices et en partie par sa mère et sa grand-mère.

LA GUERRE

Martine avait six ans quand elle a fui Paris avec sa mère pour se réfugier en zone libre. Dans le livre qu'elle a écrit, elle raconte comment sa mère et elle ont plusieurs fois échappé à la mort de justesse ; comment elles ont été trahies par des passeurs malhonnêtes ; comment elles ont été arrêtées puis relâchées par les gendarmes français et des soldats allemands. Toujours ensemble, elles ont trouvé refuge dans différentes régions de France alors que la grand-mère était restée cachée durant toute la guerre dans un appartement de la capitale, car elle avait refusé de quitter Paris. Martine avait onze ans à la fin de la guerre. Elle venait de passer une bonne partie de sa jeunesse dans la terreur. Elle a conservé des images et des sensations très précises et très vives de ce qu'elle a vécu pendant cette période. Elle pense qu'elle a été traumatisée car il lui arrive encore aujourd'hui d'avoir peur. Par ailleurs, jusqu'à sa cure psychanalytique à l'âge de vingt-huit ans, elle avait perdu toute mémoire de son enfance. Comme bon nombre d'enfants cachés pendant la Shoah, sensibilisés au discours psychologique, Martine relie son existence et ses souffrances à la théorie du traumatisme de la guerre.

APRÈS LA GUERRE

De retour à Paris, Martine et sa mère ont retrouvé la grand-mère et une de ses filles. La Shoah lui avait pris un fils, une belle fille, une fille, et deux petits-enfants. Depuis lors, la grand-mère de Martine avait conservé une nette préférence pour son fils et sa fille morts en déportation.

> *Psychologue* : Elle était « avec » sa fille morte ?
> *Martine Winter* : Oui, et avec son fils !
> *Psychologue* : Elle était avec ceux qui étaient partis. Elle leur parlait ?
> *Martine Winter* : Oui. Elle ne parlait que le yiddish. Elle faisait des prières toute la journée.

La mère de Martine Winter étant seule avec sa fille, les membres de sa famille insistèrent pour qu'elle se remarie. En secondes noces, elle épousa un homme qu'elle n'aimait pas – un survivant, qui, au dire de Martine, était un homme méchant, violent et qui rendait toute la famille très malheureuse. Martine a d'ailleurs été violée par lui, mais ne l'a jamais dit à sa mère pour ne pas lui faire de mal.

Martine le détestait. Elle le rend responsable de la mort de sa mère. D'ailleurs, quand il mourut à son tour, Martine n'assista pas à son enterrement et refusa de faire graver une inscription sur sa tombe. Cet homme, sans famille, enterré dans un cimetière juif de la région parisienne, gît donc sous une tombe sans nom.

LE MARIAGE

À vingt-sept ans, Martine s'est mariée. Elle a quitté la maison où elle vivait avec sa mère, le second mari de sa mère et sa vieille grand-mère malade. Peu de temps après son mariage, sa grand-mère et sa mère sont mortes à trois mois d'intervalle. Martine se sent coupable de la mort de sa mère. Elle se dit que si elle n'était pas partie, si elle n'avait pas laissé sa mère seule avec ce mari si méchant, elle ne serait pas morte !

LE MARIAGE « MIXTE »

Martine s'est mariée avec un homme qu'elle aimait. Un homme français de tradition catholique.

Martine Winter : Ma tante a dit à ma mère qu'elle ne voulait plus me revoir parce que j'avais épousé un *goy*.
Michèle Rozinsky : Mon mari aussi pensait que ce n'était pas bien.
Martine Winter : Elle m'a rejetée, elle n'a plus voulu que je vienne manger chez elle. Et puis c'est à la mort de ma mère qu'elle a dit : « tu peux venir à la maison quand tu veux ».

L'ENTERREMENT

Au cimetière, le jour de l'enterrement de la grand-mère de Martine, autour de la tombe ouverte, des membres de la famille se sont insultés et battus. Ils se sont mutuellement reprochés très durement de ne s'être pas bien occupés de la vieille femme. La mère de Martine est tombée par terre, évanouie. Les personnes se sont sauvées, l'enterrement n'a pas pu se faire dans la dignité. À la suite de cet événement, différents membres de cette toute petite famille se sont définitivement fâchés ; Martine n'a plus jamais eu aucune nouvelle de son unique cousin germain qu'elle aimait tant. En outre, depuis, Martine n'est pratiquement plus jamais retournée au cimetière. Elle n'a jamais observé la règle juive qui veut que les survivants juifs se rendent une fois par an, entre *Rosh Hashana* et *Kippur* au cimetière pour visiter leurs morts et dire ou faire dire les prières.

LE DIVORCE

Martine a divorcé quand ses filles étaient encore petites. Son divorce fut pénible et humiliant. Martine nous raconte qu'elle se faisait insulter par les maîtresses de son mari. Après le divorce, la vie fut très difficile. Elle s'est occupée seule de ses filles et faisait régulièrement des séjours à l'hôpital psychiatrique. En fait, elle pense que son mari l'a quittée car il était lassé de ses dépressions ; il l'accusait de ne pas vouloir s'occuper des enfants. Quand Martine Winter était hospitalisée, Delphine et sa sœur se débrouillaient toutes seules. Elles ont appris très jeunes à s'organiser et à gérer les difficultés de l'existence. Delphine en particulier dit que, très tôt, elle prenait très à cœur la détresse de sa mère.

LES CAUCHEMARS

Delphine fait des cauchemars récurrents au cours desquels elle tente d'empêcher sa mère de se jeter par la fenêtre, mais en vain. Le suicide est réussi. Delphine, de surcroît, a souvent l'impression que sa mère va l'emmener avec elle. Il est vrai que lors des différentes tentatives de suicide de Martine, c'était souvent Delphine qui la retrouvait et la sauvait. Quant à Martine, elle voit souvent sa propre mère en rêve. Elle a également l'impression que sa mère cherche à l'entraîner vers elle. En évoquant ses rêves, Martine avoue qu'elle a souvent pensé que la mort était une solution.

LA RELIGION

> *Martine Winter* : Ma mère n'était plus croyante. À son enterrement, le rabbin a dit des choses qui ne m'ont pas plu ! Je l'aurais étranglé. C'est à partir de ce moment que je ne voulais plus entendre parler de ce monde ; mais ma fille vit dans ce monde-là.

Martine se sent seule, et rentre parfois en conflit avec sa fille cadette, Delphine, qui s'est plongée depuis quelques années dans le milieu orthodoxe.

> *Michèle Rozinsky* : Martine est contre la religion.
> *Psychologue* : Elle est fâchée avec la religion ?
> *Martine Winter* : Non, je suis en désaccord avec ma fille Delphine qui est juive orthodoxe.

Delphine Winter est une métisse judéo-chrétienne [9]. Elle a été élevée par deux parents d'origine religieuse différente mais tous deux athées. Déjà enfant, elle s'intéressait à Dieu et à la religion et devant le strict et radical athéisme de ses parents, la petite Delphine s'était inventé des prières de manière solitaire. Si le couple parental était antireligieux, les tantes, en revanche, défendaient chacune sa paroisse.

La tante paternelle en ne cachant pas son souhait de faire baptiser ses deux nièces, la tante maternelle en faisant prendre conscience aux filles qu'elles étaient juives. Delphine, qui passait toutes les fêtes de Noël avec ses cousins paternels n'apprit qu'au départ de son père qu'elle était juive.

Depuis quelques années Delphine tend à ne fréquenter que des Juifs orthodoxes. Afin d'être cohérente et en harmonie avec le groupe duquel elle se sent proche, elle a considérablement modifié sa vie. Chaque jour et en toutes choses, elle essaie de respecter les 613 commandements de la loi juive. Elle se soumet au rythme de la vie orthodoxe. Delphine est en train de changer de prénom et revendique déjà depuis quelques années le nom de famille de sa mère. Elle est sur le point de partir vivre en Israël pour rejoindre une communauté juive de Jérusalem. Là-bas, sans aucun doute, on s'occupera d'elle, on l'aidera à se marier et à s'installer dans l'existence – à la manière strictement orthodoxe. Ces transformations engendrent des difficultés dans sa vie de famille.

> *Martine Winter* : À un moment donné, j'ai senti qu'elle s'échappait de moi. Elle ne déjeunait plus avec moi et de plus en plus, elle ne venait plus. Chaque fois, elle disait qu'elle avait un truc à faire, mais en fait, j'ai compris : c'est parce que je ne savais pas faire de la nourriture *casher*. Et moi, je me suis toujours beaucoup appuyée sur Delphine. Ma fille aînée est à Lyon ; aujourd'hui, je ne vois plus mes enfants !

Interprétations

À la fin de la consultation nous discutons ouvertement avec les patientes de ce que nous évoque leur situation, et surtout ce que nous pensons de l'état de souffrance de Martine. Nous leur faisons part de nos interprétations – nous les explicitons à leur demande – et enfin, nous leur faisons des recommandations qui découlent logiquement du déroulement de la consultation et des interprétations que nous avons faites.

LE STATUT DES MORTS

Nous disons aux trois femmes venues nous rencontrer que nous sommes frappées par la quantité d'hommes morts dans la famille. Nous avons en effet pu constater que nombre de femmes restent veuves, ou bien se séparent de leur mari et restent seules. Il nous semble que cette famille est envahie par des absents ; que les vivants sont empêchés, et cela sur plusieurs générations. Martine et sa cousine comprennent ce que nous disons mais sont tout de même étonnées que des psychologues puissent parler ainsi. Nous rappelons qu'en Pologne, chez les Juifs ashkénazes, il n'était pas rare de penser qu'une femme souffrait de folie ou de mal-être à cause d'un mort mal-mort, mal enterré, non respecté [10]. Nous voyons bien que la famille, dont il ne reste que quelques personnes aujourd'hui, est une famille défaite, pratiquement en voie de disparition. Cette famille nous fait penser à maintes familles ashkénazes survivantes de la Shoah dans lesquelles les frères, les sœurs, les cousins sont fâchés et parfois même se mènent une guerre féroce, surtout à la suite de la disparition des anciens. Une des interprétations traditionnelles juives ashkénazes fait référence à l'absence de sérénité du mort. Elle implique qu'on questionne le mort afin de soigner les vivants. Les graves discordes que l'on constate dans certaines familles peuvent être analysées à la lumière des *intentions* [11] des morts – en d'autres termes on se posera des questions du type « pourquoi après sa mort, le décédé laisse-t-il sa propre famille dans cet état ? » « Pourquoi revient-il dans les rêves chercher les survivants ? » Charge aux responsables du groupe, aux thérapeutes, de déchiffrer, de comprendre la conjoncture afin de la modifier, afin de remettre de la vie là où elle semble bien avoir disparu. Ce que nous avons constaté c'est que Martine est happée par la mort, ou plutôt par des morts, et qu'elle se laisse mourir malgré toutes ses tentatives thérapeutiques – chimiothérapie, psychothérapie et psychanalyse. C'est la raison pour laquelle Delphine nous a demandé cette consultation. Nous avons également constaté que Delphine elle-même n'était pas épargnée par cette détresse mortifère. Elle a d'ailleurs fait une psychanalyse pendant quelques années, tout comme sa sœur aînée. Nous avons été sensibles au délitement de cette petite famille : la sœur aînée partie fonder une famille « française » en Province, loin de sa mère ; la fille cadette devenue juive orthodoxe, s'éloignant elle aussi, sans parler des conflits et de l'incompréhension qui règnent entre les trois femmes et qui enveniment les liens malgré l'amour qu'elles se portent. Afin de soulager Martine de ses souffrances, de lui redonner goût à la vie, afin d'ôter la tristesse de Delphine et de lui donner la force de vivre enfin sa vie – celle qu'elle a choisie – afin de rassurer la sœur aînée, il nous a semblé impératif de modifier les relations que les femmes de cette famille entretiennent avec leurs morts. C'est pourquoi nous leur avons fait les trois recommandations suivantes.

Recommandations

• À propos de la tombe du beau-père de Martine, nous nous sommes demandé s'il était possible, s'il était envisageable de laisser la sépulture d'un Juif sans aucune inscription. Étant donné que nous n'avions pas la réponse, nous avons conseillé à Delphine et à sa mère de se renseigner auprès d'un Maître en Talmud assez connu et dont Delphine suit les enseignements.

• À propos de la mère de Martine, nous avons conseillé à Delphine et à Martine de se rendre au cimetière, accompagnées de la fille aînée, le dimanche qui suivait la consultation et de faire dire une prière pour cette femme morte trente-cinq ans auparavant.

• Nous leur avons ensuite préconisé d'aller déjeuner toutes les trois dans un très bon restaurant *casher beth din* [12] dans Paris.

RÉSULTATS

Quelques semaines plus tard, Delphine nous a téléphoné pour nous dire qu'elle partait vivre en Israël définitivement. Sa mère, sa sœur et elle s'étaient rendues au cimetière comme nous le leur avions recommandé, puis elles avaient déjeuné ensemble. Depuis, Martine allait mieux : elle n'était plus paralysée, et pouvait à nouveau se déplacer.

LES LOGIQUES SOUS-TENDUES DANS LES RECOMMANDATIONS

Traditionnellement, les ashkénazes fondent une part essentielle de leur principe vital sur les morts proches de la famille. Le respect des morts, les rituels qu'on leur consacre assurent à la fois les liens et la distance qui s'établissent entre les morts et les vivants. Les modalités relationnelles entre les survivants et leurs morts sont strictement réglementés, ritualisés et jamais laissées au bon vouloir des personnes. Cette mesure protège les survivants ; les empêchant de s'engager dans des relations proches et individuelles avec un mort – chez les Juifs, il est traditionnellement interdit de parler aux morts. Toutes les réglementations qui entourent les procédures effectuées pour les morts sont logiquement et raisonnablement fondées. De manière générale, on peut affirmer qu'elles constituent des garanties pour la pérennisation de la vie juive. C'est dans cette logique que nous avons demandé à ce que Martine et ses filles se rendent au cimetière et fassent dire une prière et qu'elles se renseignent auprès de savants sur le bien-fondé de la tombe sans nom.

Par ailleurs, en réalisant nos conseils, elles ont réintégré toutes les trois un réseau qui les englobe, qui les fait appartenir au même ensemble, à la même famille malgré leur choix de vie différent. De cette manière, en faisant ensemble quelque chose qui ne dépend d'aucune en particulier, elles s'unissent en se reliant à un noyau qui les dépasse et qui les fonde. Ainsi, il existe un univers – le monde des rites juifs – indépendant de chacune et qui permet de transformer leurs relations en un lien cohérent et nécessaire ; cet univers fait d'elles les membres d'une même famille – et cela, non pas sur le mode pathologique mais sur le mode vivant. Enfin, en leur recommandant le restaurant *casher*, nous leur avons montré qu'il existait des solutions négociables. À elles, à présent, d'en trouver d'autres !

Pourquoi des psychologues recourent-ils à des théories non psy ?

Martine Winter et sa fille étant d'origine ashkénaze, nous avons fait l'hypothèse que leurs souffrances relevaient d'une logique typiquement ashkénaze. Nous sommes donc allés puiser dans les descriptions des pathologies, dans les étiologies ainsi que dans les traitements spécifiquement ashkénazes pour aborder cette famille. Nous avons également recouru aux connaissances que nous avons sur le monde ashkénaze, sur son histoire ancienne et récente, ses trajectoires, ainsi que sur les modes de vie et de pensée qui caractérisent cette population aujourd'hui en France.

Ce faisant, nous avons opéré délibérément un choix d'affiliation. Au lieu d'interpréter les souffrances de Martine et de sa fille en termes psychiatriques (maniaco-dépressive, mélancolie, et même hystérie) ou psychanalytique (agressivité/culpabilité, complexe d'Œdipe, difficulté d'individuation-séparation) nous les avons interprétées en termes juifs ashkénazes. Ce faisant, au lieu de relier les patients, de les rattacher au réseau psychiatrique et psychanalytique du malheur et de la maladie, nous les avons affiliées au réseau, au monde juif et cela d'autant plus que notre intervention a porté ses fruits. En réalité, il s'agit plus précisément d'une réaffiliation, puisque cet univers ashkénaze était déjà le leur avant la consultation.

Soixante ans après les terribles événements qui ont détruit les familles juives d'Europe, certains psychologues cliniciens se trouvent régulièrement en situation de soigner les survivants et leurs descendants. Les psychologues, les psychanalystes et les psychiatres ont appris leur métier de thérapeutes en s'initiant à des modèles et à des outils techniques relativement récents et propres au monde occidental contemporain. La pierre angulaire des techniques thérapeutiques du monde occidental est définie par *le sujet psychique*. En d'autres termes, dans notre mission de thérapeutes modernes, ce que nous investiguons, ce sur quoi nous portons notre attention de professionnels, c'est essentiellement la personne « malade », la personne souffrante et plus particulièrement son *fonctionnement psychique*. Vouloir comprendre et soigner le *fonctionnement psychique* implique nécessairement la prise en compte et le renforcement de notions freudiennes telles que : la *psyché*, les *affects*, l'*identification* et le *transfert* [13]. Le point de focalisation du thérapeute occidental se trouve être l'individu et ses mécanismes psychiques plus ou moins inconscients. De longues années de pratique de soins au Centre Georges-Devereux auprès de la population juive ashkénaze survivante de la Shoah m'ont amené à questionner le recours à ces notions dans la mesure où elles conduisent à exclure ou à minimiser dans la pratique thérapeutique un certain nombre de données :

1. Les souffrances ne concernent pas seulement une personne, mais plusieurs membres de la même famille, et souvent sur plusieurs générations.
2. Ces personnes ont traversé des expériences spécifiques, non pas seules mais en famille et en groupe.
3. Ces expériences de nature traumatique sont logiquement liées à l'origine culturelle et à l'identité ethnique des patients : c'est parce qu'ils étaient juifs qu'on les a persécutés.

Ainsi, pour soigner les familles de survivants ashkénazes de la Shoah, pour prendre en compte la spécificité de leur vécu et pour le réparer, il est tout à fait possible – et même conseillé – de se référer à des étiologies et à des « objets » thérapeutiques qui appartiennent au monde juif.

CHAPITRE XII

10 paroles pour mieux soigner un descendant de victimes de la Shoah

1. S'intéresser à son nom.

2. Ne jamais le penser seul, mais toujours avec son groupe et si possible le recevoir avec sa famille, avec ses proches.

3. S'intéresser au monde juif dont il est issu et à celui qui est prêt à l'accueillir.

4. S'intéresser aux choses, objets, livres, vêtements dont il a hérité.

5. S'intéresser aux parcours et aux événements passés : les sociétés et les cultures traversées, les différentes langues parlées ; aux vécus traumatiques, aux expériences de changement, de transformation et d'initiation.

6. S'intéresser à ses « invisibles » : ses ancêtres, ses morts, son Dieu, ses *dibboukim* et négocier avec eux.

7. S'intéresser aux rituels et aux habitudes thérapeutiques de sa famille.

8. Imaginer ses semblables et l'aider à les rencontrer.

9. L'enrichir des savoirs de son groupe et lui éviter de devenir banal.

10. Ne jamais chercher à le convertir ; l'enfant de survivant « appartient », il a un « propriétaire [1] », un monde,

même s'il est inconnu du thérapeute. L'enfant de survivant n'appartient pas au thérapeute, il a une histoire, un passé, un peuple et un avenir. C'est au psy d'aller les chercher, de les retrouver afin d'aider son patient. L'enfant de survivant de la Shoah souffre quand il trahit ceux qui l'ont précédé et auquel il doit malgré tout son existence.

Troisième partie

REVUE CRITIQUE DES THÉORIES PSY DU TRAUMATISME DE LA SHOAH

L'ensemble des travaux sur le traumatisme de la Shoah concerne trois grands aspects : 1) le vécu en camp de concentration et d'extermination ; 2) les conséquences psychologiques et/ou psychiatriques pour les survivants des camps ; 3) les conséquences psychopathologiques pour les survivants qui étaient cachés pendant la guerre (enfants et adultes)[1]. Le premier aspect, le vécu en camp, a été essentiellement abordé par des survivants des camps, eux-mêmes psychologues, psychiatres ou psychanalystes[2]. Le second aspect, la psychopathologie du survivant, a été mis en forme par des psychiatres, psychologues et psychanalystes qui ont soigné les survivants des camps au lendemain de la guerre, et qui ont activement participé à l'élaboration de dossiers appuyant les demandes de réparation financière et d'aide au soin des victimes. Ces professionnels ont isolé un syndrome : *survival syndrome*[3]. Au sujet du troisième aspect, il a été étudié plus récemment, essentiellement par des psychanalystes. Notons dès à présent que dans ces trois approches, l'identité ethnique de la population survivante n'est jamais – absolument jamais ! – considérée comme un élément clef de l'élaboration théorique.

Le traumatisme de la Shoah

On entend habituellement par traumatisme un événement de nature insensé qui plonge le sujet dans le doute quant à la réalité du monde ; qui le fige à un instant donné de sa vie et qui réduit le champ de ses intérêts, annihilant ses capacités créatrices et intellectuelles. Il est survenu un événement terrifiant et inconcevable (un attentat, un viol, un enlèvement, une catastrophe naturelle, un accident mortel, etc.) qui a menacé la vie de la personne et l'a plongée dans l'incapacité de comprendre. Le sujet traumatisé a souvent l'impression que sa vie va s'arrêter, qu'il ne survivra pas. Il se trouve alors dans l'incapacité de rendre compte de ce qui lui est arrivé, dépossédé de ses moyens de penser habituels, comme si le monde des humains, fait de parole et d'échange, avait intégralement disparu. Longtemps après le trauma, parfois toute sa vie durant, l'individu traumatisé conservera cette conviction intime qu'une partie de lui – peut-être même son être tout entier – a été capturée et reste enfermée dans un espace hors d'atteinte. Ainsi le monde s'est-il brutalement vidé, comme s'il n'existait plus personne capable de l'aider, de le comprendre ou de lui expliquer ce qui lui est arrivé. Il souffre d'obsessions ou de pensées figées toujours aussi douloureuses et d'une inconsolable tristesse. Tous ces sentiments l'isolent, le confirment dans sa sensation d'être unique de son espèce [4].

Les spécialistes des survivants ont systématiquement cherché à comprendre l'impact de l'événement sur la psychologie des personnes. Toutes les recherches en ce domaine partent du principe que les sujets ont été modifiés par l'expérience traumatique. Parmi la masse des travaux, les plus célèbres sont ceux de Bruno Bettelheim, un survivant des camps nazis, chef d'entreprise et intellectuel viennois, interné à Dachau et à Buchenwald de 1938 à 1939. Il publia (non sans difficulté) peu de temps après sa libération et son émigration aux États-Unis, en 1943, un article de psychologie psychanalytique décrivant le fonctionnement des camps de concentration nazis et les réactions humaines d'adaptation à cette situation extrême[5]. Par la suite, tout en développant ses recherches en psychologie et en psychanalyse au sujet d'autres problématiques, Bettelheim continua à écrire sur cette expérience hors du commun[6]. On lui doit une description extrêmement fine de la vie en camp, des conditions de survie et de mort ainsi que des propositions psychanalytiques ayant pour ambition d'expliquer les logiques inconscientes du fonctionnement humain dans un tel environnement. Bettelheim n'est certes pas le seul à avoir écrit sur ce thème[7], mais ses textes vont retenir ici notre attention pour plusieurs raisons : Bettelheim est l'un des premiers à avoir rendu compte de manière exhaustive de la vie en camp de concentration nazi ; il tente une analyse des faits qu'il observe, tant du point de vue social, politique que psychologique. Son étude est brillante et elle nous intéresse parce qu'elle propose une rationalisation et des clefs nous permettant de penser réellement la spécificité des camps de concentration dans le champ de la psychologie. Enfin, les propositions de Bettelheim ont influencé la majeure partie des orientations théoriques et méthodologiques des études psychologiques sur la Shoah.

Bettelheim

Bettelheim est issu d'une famille de la bourgeoisie juive viennoise, assimilée et moderne. Il est âgé de trente-quatre ans quand il se fait arrêter et interner en 1938 dans un camp de concentration. Bien qu'il ne l'ait jamais dit ouvertement, Bettelheim est arrêté parce qu'il est juif[8]. Il est chef d'entreprise, mais a obtenu un doctorat en philosophie et s'intéresse de très près à la psychanalyse depuis plusieurs années. C'est essentiel pour comprendre les remarques que soulève son analyse des camps de concentration.

Bettelheim, dans son article paru en 1943[9], relate comment il a survécu après avoir été violemment frappé à la tête lors de son arrestation et avoir subi l'horreur de la déportation vers Dachau. Alors qu'il n'avait plus aucune force, qu'il se sentait littéralement dépérir, arrivé au camp, un interné emprisonné depuis plus de quatre ans lui a dit que, s'il voulait survivre, il fallait qu'il veille à toujours manger et déféquer, et qu'au fond, c'était à lui de décider s'il voulait vivre ou mourir[10]. En outre, il dit qu'il doit sa survie au fait qu'en s'alliant avec d'autres psychologues et psychanalystes internés comme lui, il se mit à observer et à analyser les événements propres à la situation d'internement. Grâce à ses connaissances en psychanalyse, il a « étudié » et retenu tout ce qu'il percevait autour de lui. Il a noté les effets de la situation concentrationnaire tant sur les détenus que sur les bourreaux. Ainsi, dit-il, il eut la force et les moyens de résister en préservant « sa pensée et son individualité ».

QU'A-T-IL OBSERVÉ ?

Bettelheim est immédiatement saisi par la capacité que possède l'environnement concentrationnaire à transformer les hommes. Dès lors, il porte toute son attention sur le fonctionnement du camp, sur les intentions des SS, sur les bourreaux et les réactions des victimes.

LA TORTURE, UNE ACTION DÉLIBÉRÉE

Bettelheim affirme que la terreur et la torture qu'imposent les SS aux déportés sont une action délibérée pour réduire à néant les groupes dont ils sont issus – juifs, communistes, témoins de Jéhovah, etc. – groupes qui s'opposent au pouvoir et qui constituent donc une menace pour l'État nazi. Ainsi, il montre que la déportation et les tortures relèvent de décisions stratégiques, de guerre entre groupes distincts et de techniques d'influence. Les prisonniers sont torturés parce qu'ils sont, en tant que membres de groupes antinazis, des ennemis du pouvoir. « Les nazis avaient toujours besoin d'une institution pour menacer les opposants, car à leur goût, trop d'Allemands étaient mécontents du régime. Les emprisonner tous c'était paralyser le fonctionnement de la production industrielle dont le maintien était le but primordial du gouvernement. *Par conséquent si un groupe d'individus en avait assez du régime nazi, la Gestapo choisissait des membres de ce groupe et les envoyait dans un camp de concentration. Si les avocats s'agitaient, quelques centaines d'entre eux étaient internés, et la même chose arrivait aux médecins si le corps médical se révoltait, etc.* [11]. »

Il s'agit, au fond, d'affaiblir le groupe en affaiblissant un nombre significatif de personnes qui le composent. Il s'agit par conséquent de détruire les liens entre les personnes, liens qui fondent et soudent le groupe. « Quand ils ne se livraient pas à ces tortures, les gardiens obligeaient les prisonniers à se frapper les uns les autres, ou à salir ce qu'ils estimaient être les valeurs les plus chères de leurs victimes. Par exemple, les prisonniers étaient contraints d'insulter leur Dieu [12], de s'accuser des actions les plus viles, de charger leur femme d'adultère et de prostitution. Cela durait pendant des heures et se répétait à différentes reprises. D'après des rapports dignes de foi, ce genre d'*initiation* [13] ne durait jamais moins de douze heures et se prolongeait souvent jusqu'à vingt-quatre heures [14]. »

Les tortures qui leur sont imposées dès l'arrestation et le transport font d'eux des hommes différents. Bettelheim parle d'« initiation ». Il constate une réelle transformation des personnalités selon des modalités induites par les exigences de survie du camp. Il décrit en détail la vie au quotidien dans un camp de concentration et montre en quoi consistent les techniques de torture : les appels, les tortures physiques, le manque de sommeil, les privations de nourriture, l'épuisement, les interdits et les contraintes absurdes et aléatoires, le contrôle des SS sur les besoins physiologiques, l'absence de toute relation avec le monde extérieur, la souffrance, les menaces de mort répétées, l'imprédictibilité des actions des SS. Il note que toutes ces actions sont délibérées : « Le but de la torture était de briser la résistance du prisonnier... Les tortures étaient certainement orchestrées [15]... » Il montre en quoi les tortures participent d'une stratégie d'anéantissement politique et non d'une perversion individuelle de bourreaux sado-masochistes : « Il [l'auteur : Bettelheim] remarqua que les gardiens avaient un sadisme dénué d'imagination ; qu'ils ne variaient guère les procédés de torture. Il [l'auteur : Bettelheim] était plutôt amusé de les entendre répéter qu'ils ne tuaient pas les prisonniers en tirant sur eux mais en les frappant à mort, parce qu'une balle coûte six pfennigs et qu'ils ne valaient même pas ça [16]. »

La transformation des prisonniers

Bettelheim décrit minutieusement les réactions des internés et l'évolution de leur personnalité. Il distingue très nettement les « anciens » des « nouveaux » : les nouveaux se rattachent encore à leur vie d'avant, font référence au monde du dehors, à leur famille, sur laquelle ils font peser leur espoir de libération, ils ne sont pas encore pleinement adaptés aux exigences du camp, les « anciens » sont intégrés, initiés, connaissent toutes les modalités de survie, ne comptent absolument plus sur les personnes du dehors avec lesquelles ils pensent qu'ils n'ont plus rien en commun. Les anciens se savent totalement changés et n'attendent une libération que d'un événement extraordinaire : une révolution ou une guerre mondiale – rappelons qu'il s'agit de l'année 1938/1939. Ils sont persuadés que, s'il leur arrivait de sortir du camp, ils auraient une vie hors du commun.

Bettelheim isole des catégories d'internés : les *musulmans* – c'est-à-dire ceux qui se laissent mourir, les *kapo* c'est-à-dire ceux qui, pour obtenir certains avantages, se mettent au service des SS, ceux qui s'adaptent au jour le jour, et ceux qu'il nomme les *élus*, c'est-à-dire ceux qui se révèlent capables de résister, comme par exemple les Témoins de Jéhovah, ou certains internés politiques. « J'ai rencontré un comportement similaire [solidarité et résistance psychologique des prisonniers politiques] chez un autre groupe d'individus qui, du point de vue analytique, auraient été considérés comme extrêmement névrosés et même délirants, donc exposés à se désintégrer psychiquement en cas de crise. Je veux parler des Témoins de Jéhovah [17]. Non seulement, ils firent preuve d'une dignité et d'un comportement moral exceptionnels, mais ils semblaient protégés contre l'influence du milieu concentrationnaire qui détruisait rapidement des personnes que mes amis psychanalystes et moi-même jugions bien intégrés [18]. »

Grâce à l'étude de Bettelheim, nous comprenons que les camps nazis :

1. participent d'une opération délibérée, technique, pour affaiblir considérablement les groupes opposants au régime hitlérien en capturant et torturant les membres de ces groupes ;
2. visent à désolidariser l'individu de son groupe afin d'affaiblir et de détruire le groupe et de réduire l'interné au statut d'esclave de l'État SS ;
3. ont pour conséquence quasi immédiate une métamorphose tout à fait réelle de la personnalité des individus ;
4. révèlent un mécanisme de survie essentiel : la solidarité. Celle-ci s'exprime par le renforcement de fonctionnements propres à des groupes déjà existants (politiques, religieux, culturels, professionnels) ou dans la constitution de nouvelles alliances directement engendrées par le vécu concentrationnaire [19].

Quand Bettelheim remet en cause la théorie psychanalytique

Face à ce qu'il a observé Bettelheim affirme : « Si je me rendis compte très vite de l'influence considérable de l'environnement, il me fut beaucoup plus difficile de l'accepter intellectuellement. Au moment où je fus envoyé en camp de concentration *j'étais pleinement acquis aux théories de la psychanalyse* [...] En quelques jours, mon expérience des camps m'apprit que je m'étais trompé en pensant que seule une modification de l'homme pouvait entraîner une modification de la société. *Il me fallait admettre que l'environnement pouvait bouleverser radicalement la personnalité, non pas seulement chez le petit enfant, mais chez l'adulte parvenu à maturité.* Si je voulais y échapper, il me fallait tenir compte de l'environnement, et décider dans quelle mesure je pouvais m'y adapter et à quel moment il fallait s'y refuser.

La psychanalyse ne m'était d'aucune utilité dans cette décision vitale[20]. » Il note aussi : « Il semble que les prisonniers réagissent par des mécanismes psychologiques normaux aux expériences du camp qui restaient dans le cadre des références normales de leur vie d'homme libre. À partir du moment où une expérience sortait de ce cadre de référence, les mécanismes normaux paraissaient incapables de fonctionner adéquatement et de *nouveaux* mécanismes psychologiques devenaient nécessaires[21]. »

Bettelheim comprend très vite que pour étudier et saisir l'homme en camp de concentration, il lui faut inverser l'approche psychanalytique : partir de la situation pour comprendre l'humain et non partir de l'humain pour comprendre la situation. Il préconise donc d'opérer un bouleversement de perspective. Il postule que s'intéresser à l'environnement, au dispositif, à ses contraintes, devrait permettre au psychologue de saisir quel type d'homme est « fabriqué » dans les camps. Et pourtant, quand Bettelheim tente une analyse en profondeur des mécanismes psychologiques des comportements induits par le camp de concentration, il ne peut s'empêcher de retrouver l'orientation psychanalytique : il expliquera tout ce qu'il a observé à partir de la « nature humaine » définie au sein de la théorie freudienne. C'est précisément ce qui le conduit par la suite à contredire ses intuitions en affirmant que les mécanismes psychologiques, tant des prisonniers que des bourreaux, ne sont pas nouveaux ; ils sont déjà connus des psy et ne sont que des mécanismes de défense inconscients présents en chacun – mécanismes que tout humain a expérimentés dans les premières années de sa vie.

Quand Bettelheim recourt aux interprétations psychanalytiques [22]

LES INTERNÉS

Bettelheim affirme que l'expérience concentrationnaire contraint les internés à « régresser à l'état infantile » et il compare les internés des camps de concentration à des enfants. Selon Bettelheim, les prisonniers identifient les SS à leurs propres parents ; ils voient en eux, leur « père grandiose et tout-puissant ». Ils sont ramenés, en camp de concentration, à l'âge durant lequel ils étaient dépendants de leurs parents et où ces derniers leur imposaient la propreté. Les internés deviennent « masochistes, passifs, dépendants et puérils [23] ». Ils régressent au « stade anal ». Les SS représentent des « pères cruels et tyranniques ». Les internés ont à l'égard des SS des « sentiments ambivalents d'amour et de haine ». Ils projettent sur eux leurs propres conflits internes datant de leur petite enfance. Les prisonniers sont comme des petits qui n'ont pas encore la notion du temps puisqu'ils sont uniquement préoccupés par le présent immédiat (comment survivre au jour le jour). Les prisonniers qui sont en camp depuis plusieurs années « fantasment » et sont la proie de rêveries « mégalomaniaques » quand ils pensent qu'ils ne sortiront du camp qu'à condition d'un cataclysme, ou d'une guerre mondiale, quand ils disent qu'ils seront alors des êtres d'exception et des leaders [24] ; ils manifestent un mécanisme de « déni de la réalité » quand ils affirment qu'une fois libérés, ils ne seront pas certains de pouvoir reprendre leur vie de famille ni leur rôle de père ou de mari [25]. Pour Bettelheim, les internés en camps de concentration nazis « fantasment », « dénient la réalité », « projettent leurs désirs et leurs conflits inconscients sur le SS », « régressent » en tout point à l'état infantile. D'après la théorie freudienne, ils deviennent parfois des névrosés mais surtout des psychotiques.

Ce qui frappe le lecteur, c'est la dérision et le rabaissement qui transparaissent dans ce type d'analyse. Alors que l'on cherche d'une part à comprendre ce que l'humain devient dans une situation politique extrême, à saisir les enjeux mortels de ces situations extrêmes, la psychanalyse fait de l'apprentissage de la propreté et des sentiments infantiles les clefs de l'intelligibilité du phénomène.

LES SS

Alors que Bettelheim nous avait brillamment démontré que les actes des SS étaient avant tout motivés par des enjeux politiques et des nécessités techniques – par exemple, comment faire pour soumettre n'importe quel ennemi du nazisme – il interprète finalement le comportement des SS en référence à un hypothétique fonctionnement inconscient. Il explique que les actes des bourreaux traduisent la manifestation de désirs ou de besoins psychologiques subjectifs. Selon Bettelheim, les SS veulent ramener psychologiquement l'interné au stade du petit enfant avant l'apprentissage[26], ce faisant, ils « projettent leurs fantasmes » sur les internés, sur les Juifs. En outre, ils prennent plaisir à se moquer des prisonniers, à les dominer[27]. Leur attitude vis-à-vis des internés n'est donc plus due à leur fonction et à leur appartenance à la SS mais au fait qu'ils sont, eux aussi, comme tout homme, la proie de conflits psychiques inconscients.

Ce qui peut nous surprendre dans le recours aux concepts psychanalytiques pour parler des processus qui ont lieu en camp de concentration, c'est l'opposition et la contradiction conceptuelles fondamentales. En effet, les mécanismes psychiques inconscients isolés par Freud décrivent des processus qui se déroulent dans l'inconscient du sujet, indépendamment de la réalité. C'est d'ailleurs là une des grandes originalités de la proposition freudienne : l'appareil psychique serait un univers en soi, autonome, transhistorique, transculturel, totalement indépendant de toute influence externe. En effet, ce qui impulse ces mécanismes et qui sous-tend cette vie psychique, c'est la nature même de ce qui constitue la psyché – c'est-à-dire les « pulsions », le « moi », le « ça », le « surmoi », la « pulsion de mort », etc. Ces éléments sont activés par l'existence même du sujet, ils sont les substances de l'appareil psychique – quel que soit le sujet auquel appartient cet appareil psychique et quels que soient les supports et les occasions dans la réalité de leur expression. Au fond les mécanismes psychologiques, pour la plupart inconscients, usent de la réalité du monde, des événements comme prétexte ou comme support pour s'exprimer. Par conséquent, faire référence à une réalité tangible – ici les camps de concentration nazis – et la concevoir comme source du fonctionnement intrapsychique est une absurdité logique [28].

LA CONCLUSION DE BETTELHEIM : LES CAMPS ATTAQUENT L'« INDIVIDU »

En dépit de son expérience, de ce qu'il a lui-même pu constater, de ce à quoi son terrible vécu en camp l'a amené à s'intéresser – la force des collectifs et des appartenances – Bettelheim conclut son analyse du fonctionnement des camps de concentration sur le principe général suivant : les régimes totalitaires, dont les camps de concentration nazis sont un exemple de dispositif actif, visent à détruire l'homme en tant qu'« individu [29] ». « Ceux qui ne veulent pas de la démocratie évitent délibérément de penser en termes d'individus, et leur substituent les groupes. Ils remettent en cause les juifs, les catholiques, les capitalistes. S'en prendre à l'individu et non au groupe les mettrait en contradiction avec leur thèse fondamentale et impliquerait l'acceptation de concept d'autonomie individuelle [30]. »

QUESTION DE MÉTHODE

L'analyse finale de Bettelheim est surprenante car elle s'oriente dans une direction toute différente de ce qu'il dit avoir constaté. En axant son intérêt sur le devenir et le statut de l'« individu nu », en considérant qu'il est l'objet d'attaque et de destruction du système concentrationnaire nazi, il va à l'encontre de ce dont il témoigne ; en effet, Bettelheim nous avait démontré que l'individu n'est pas ce qui intéresse les SS mais bien le collectif auquel celui-ci est rattaché, et qui est d'ailleurs la raison pour laquelle il a été arrêté et interné. Les SS n'internent pas des « individus », ils n'attaquent ni ne se préoccupent de l'existence d'individus ; ils internent des individus en tant qu'ils revendiquent une identité groupale, une appartenance antinazie – qu'elle se définisse politiquement, religieusement, culturellement ou socialement. Bettelheim nous a d'ailleurs fort bien démontré que les nazis, par l'entremise de la déportation en camp, ont au moins deux buts évidents : défaire le groupe qui est présent dans l'individu en tant qu'il constitue une menace pour l'État nazi et dévitaliser le prisonnier afin qu'il perde sa force et toute velléité d'être résistant dans le camp – ce à quoi résistent justement non pas des individus, mais des fonctionnements de groupes tels que les Témoins de Jéhovah, les communistes, etc. La torture nazie a comme effet justement de métamorphoser des membres affiliés à des collectifs en individus désaffiliés afin de les réduire en esclaves au service des intérêts SS [31].

Il ne s'agit pas ici d'avancer que les concepts psychanalytiques sont faux – je crois au fond, tout comme Bettelheim, qu'ils ne sont ni vrais ni faux – mais certainement d'aucune aide pour nous informer sur le fonctionnement humain en camp de concentration. En revanche, ce qu'il est intéressant d'étudier en profondeur, c'est la technique mise en œuvre pour détacher l'individu de son groupe d'affiliation. Comment s'y prennent les SS pour que le parti communiste allemand ne constitue plus une menace pour le gouvernement hitlérien ? Comment les SS s'y prennent-ils pour qu'un membre du parti communiste ne se comporte plus comme tel au bout de quelques semaines d'internement à Dachau ? À quelle articulation, quel fonctionnement spécifiquement communiste s'attaque la torture SS ? L'interrogation corollaire étant comment, en camp de concentration, le groupe des communistes internés a agi pour conserver ses membres, pour faire en sorte qu'ils continuent à se comporter en communistes malgré le dispositif de torture et de transformation mis en place par les SS et qui a valu à certains de résister ou même de tenter des insurrections ? Quelles sont les ressources propres au parti communiste ? Répondre à ces questions nous permet de comprendre sur quelles modalités se fait l'affiliation au parti communiste de l'époque. Ces interrogations peuvent évidemment aussi s'appliquer aux autres groupes : comment des Témoins de Jéhovah ont pu résister ? Comment des Juifs assimilés ou les Juifs religieux ont résisté ? Comment de nouvelles affiliations se sont-elles constituées au sein même des camps ? Ce sont les modalités d'affiliation et de désaffiliation activées dans un camp dirigé par les SS qui nous intéressent ici. C'est à partir de leur intelligibilité que nous pourrons commencer à comprendre ce que sont devenus les internés. Ici, il faut interroger ce qui est actif dans chaque collectif, ce qui est dynamique, ce qui relie ou délie, ce qui « attire » les sujets, ce qui les « attache[32] » et non les sujets en eux-mêmes et pour eux-mêmes, puisque ce ne sont jamais eux qui sont visés en tant que tels et qu'ils ne possèdent aucune existence historique. Élucider les mécanismes psychologiques en considérant les propriétés de chaque collectif nous permettrait alors 1) de véritablement comprendre ce qui se passait en camp et 2) de proposer des thérapies aux survivants qui présentent en sortant des camps des dysfonctionnements psychologiques résultant des mécanismes d'affiliation et de désaffiliation.

Malheureusement, au lieu de proposer de nouveaux concepts, comme il le jugeait nécessaire, Bettelheim se retourne vers ceux auxquels il était « acquis » avant d'être interné. Au lieu d'approfondir les nouvelles notions psychologiques dont il a l'intuition telles que « agression relevant de stratégies délibérées », « métamorphoses de l'identité », « antagonismes de groupes », « renforcement des propriétés culturelles et sociales » – notions psychologiques capables de rendre compte de ce qui constitue un camp de concentration et de ce qu'il *impose* comme fonctionnement nouveau, comme agencements originaux, comme éléments spécifiques, comme enjeux politiques modernes, Bettelheim se réfère à sa formation psychanalytique. Il en appelle donc à sa formation antérieure, c'est-à-dire à la pensée du groupe auquel il veut appartenir, à la théorie à laquelle il a été « initié », et qu'il a servie durant de longues années avant et après avoir été déporté [33]. En un mot, Bettelheim ne sait rien faire de la spécificité du phénomène qu'il observe. Il annule par conséquent, non seulement la possibilité d'enrichir la psychologie de nouveaux concepts mais, et c'est là le plus surprenant, gomme l'originalité du vécu concentrationnaire. Tout ce qu'il constate d'exceptionnel, de nouveau et bien sûr de terrifiant – l'univers concentrationnaire comme monde en soi – n'a du point de vue de la pensée psychanalytique rien d'original puisque tout humain a déjà connu « cela » dans son enfance... de l'âge de zéro à trois ans. Ce faisant, il nie le fait que les internés en camp ont connu une réelle métamorphose, qu'ils sont devenus des hommes différents – d'eux-mêmes et de leurs pairs. En recourant aux concepts psychanalytiques il nie également les distinctions pouvant exister entre les différentes catégories d'hommes et notamment entre les SS et les internés [34]. Si tout est inscrit dans les mouvements inconscients de chaque homme qui peuple l'espèce humaine et que le camp n'est rien de moins que la possibilité de réactiver ces mouvements inconscients – comme peut l'être toute situation de vie – alors les SS, les Juifs, les Témoins de Jéhovah, les communistes, les résistants, les homosexuels, les prêtres allemands opposés au nazisme, les délinquants n'ont, pour la psychologie, aucun intérêt... Voire même, se dessine un univers où ils ne s'opposent plus, ne sont plus en guerre et sont tous des identiques [35].

Quand Bettelheim questionne et évoque les terribles épreuves qu'il a traversées, il ne fait pratiquement jamais référence au fait qu'il est juif. Comme l'indique la nature de ses interprétations et bien qu'il ne formalise pas cet aspect – à mon sens essentiel – de son expérience concentrationnaire, Bettelheim était et est resté un psychanalyste. Son affiliation théorique ne l'a pas quitté pendant toute la durée de son internement. Il est vrai que la psychanalyse n'est pas seulement un outil théorique pour déchiffrer les souffrances psychologiques mais une véritable philosophie de l'existence, une idéologie proposant une vision globale du monde portée, encore de nos jours, par un groupe de plusieurs dizaines de milliers d'individus, qui s'y sont affiliés au terme d'une longue et coûteuse initiation. Les processus de transformation que Bettelheim a subis ont, me semble-t-il, renforcé ce qu'il était ; on peut même imaginer que son expérience en camp a contribué à faire de lui, peu de temps après sa libération et son émigration aux États-Unis, cet être original, auteur et psychanalyste hors du commun [36].

Bettelheim, comme tous ses collègues psychologues et psychanalystes qui se sont penchés sur les effets psychologiques des camps de concentration, partait du principe qu'un tel événement, une situation exceptionnelle, contenait en soi des propriétés particulières susceptibles de métamorphoser des sujets, quels qu'ils soient et quel que soit leur âge. L'hypothèse, découlant de l'expérience même du penseur et de celle des témoins rescapés, exigeait qu'on érige l'événement en objet d'investigation. Une question de méthode surgissait alors de fait : quelle serait la matrice d'interprétation de l'événement ? À l'aide de quelle théorie, de quels concepts rendre compte de ce qui se passait en camp ? Les chercheurs psy dans ce domaine, dont Bettelheim est le représentant le plus brillant, ont eu recours à la théorie du sujet et, ce faisant, ont malheureusement « dissous » l'événement au profit de leur obédience théorique.

Le syndrome du survivant : création d'un nouvel être

Au lendemain de la guerre, les psychiatres se sont intéressés aux survivants qui avaient tout perdu – leur famille, leur maison, leur travail, leurs biens. En toute logique et étant donnée leur formation professionnelle, ils se sont penchés sur des « sujets psychiatriques », et non sur des membres de communautés. Les statuts de « déporté » puis de « survivant » ont été créés dans un cadre juridique, dans le but d'établir une base légale reconnue par l'ensemble de la communauté internationale et permettant aux juristes d'exiger des réparations de guerre pour leurs clients. Les déportés devaient prendre un avocat et se soumettre à des examens médicaux réguliers effectués par des experts qui confirmaient leurs pathologies physiques et psychiatriques. Ainsi, ont-ils pu bénéficier de pensions et de soins gratuits. Des psychiatres experts ont donc identifié le « syndrome du survivant[37] », un tableau clinique décrivant une liste de symptômes dont souffraient les anciens déportés :

– des sentiments intenses de peur, de terreur et d'abandon ;
– des reviviscences de l'événement traumatique ;
– des évitements de stimuli liés à l'événement ;
– l'émoussement de la réactivité générale ;
– une hyperactivité neurovégétative ;
– des rêves traumatiques ;
– des souvenirs récurrents ;
– des périodes sensibles au moment des anniversaires ;
– des états dissociatifs ;
– une irritabilité particulière ;
– une perte de la capacité de concentration ;
– une labilité émotionnelle ;
– une réduction de la capacité de modulation des affects ;
– des peurs et des soucis injustifiés et excessifs.

Ce syndrome du survivant en tant que création psychiatrique est venu enrichir la discipline quoiqu'il ne tînt pas compte de l'origine des sujets. Il avait pour fonction de s'appliquer à toutes les personnes ayant passé par les camps et présentant des souffrances psychopathologiques, qu'elles soient juives, chrétiennes, athées, résistantes, prisonniers de guerres, tsiganes, délinquantes, homosexuelles.

Ainsi, dans le cadre des recherches sur le traumatisme de la Shoah et de ses conséquences, on constate que les Juifs ayant survécu sont passés de l'identité de « Juifs hongrois », de « Juifs grecs », de « Juifs polonais », de « Juifs turcs », de « Juifs lituaniens », à celle de « déportés ». Sans nul doute, cette transformation nous impose de continuer à nous interroger sérieusement sur le monde de la persécution, de la déportation et de la torture [38]. Il s'agit bien d'un monde fort, cohérent, spécifique, puisqu'il est susceptible de venir enrichir une science, d'amener la psychiatrie à « découvrir », à construire un « nouvel être [39] » ! À travers les survivants, l'univers concentrationnaire a contraint les psychiatres à identifier un nouveau syndrome, qui lui-même a produit une nouvelle identité : le « survivant [40] ». Mais la question reste néanmoins : ce syndrome peut-il intéresser le monde juif ? La psychiatrie occidentale semble avoir proposé une logique de métamorphose : en incluant les Juifs survivants dans ses dispositifs d'expertise et de soins, elle a simultanément transformé des êtres issus de communautés juives d'Europe, en humains génériques définis par un syndrome psychiatrique. Certes, ces Juifs avaient connu une expérience hors du commun, ils avaient été modifiés, littéralement métamorphosés par leur vécu de persécution. Ils attendaient sans doute des professionnels une thérapeutique et surtout une redéfinition d'eux-mêmes. Sans aucun doute, les survivants souffrent-ils de ces symptômes, mais qu'en est-il des implications de la création d'un tel syndrome pour *eux* ? Du point de vue thérapeutique, le syndrome du survivant n'a donné que peu de résultats. Il constitue avant tout une « reconnaissance » des souffrances. Néanmoins, le syndrome du survivant a réveillé l'intérêt des professionnels pour la notion de traumatisme et ses conséquences. Il a concouru au développement d'une nouvelle entité nosologique : « PTSD [41] » (Post Traumatic Stress Disorder – État de stress post-traumatique) élaboré par la psychiatrie américaine dans les années 1970 au retour des vétérans de la guerre du Vietnam et est devenu depuis une notion mondialement explorée, centralisant toutes les recherches sur les traumatismes – y compris celles sur la Shoah [42].

Si les professionnels de l'après-guerre se sont saisis de cette nouvelle entité, le « syndrome du survivant » ne semble pas avoir rencontré l'adhésion de ceux dont il prétend rendre compte. Les survivants se savent différents du fait de leur expérience hors normes, mais ils se refusent à être définis par la psychiatrie. Il n'existe pas d'association de survivants déterminés par ce syndrome, alors qu'il existe un nombre important de regroupements de survivants – l'« Amicale de Blechhammer Auschwitz III », l'« Association française Buchenwald Dora », « Amicale de Mauthausen », etc. En d'autres termes, on constate que la proposition « syndrome du survivant » créée par la psychiatrie pour les survivants des camps n'a été adoptée par les personnes concernées que dans le cadre juridique des réparations de guerre et non comme une entité leur permettant de se redéfinir dans leur existence réelle. La psychiatrie et la psychologie auraient tout à gagner en se mettant à l'école des humains et des groupes concernés afin d'avancer dans ses recherches sur les processus de métamorphose et sur les expériences traumatiques – d'autant que les survivants acceptent volontiers de venir enrichir nos données et nos réflexions sur les conséquences et les implications d'un tel vécu. Ma propre expérience clinique m'a montré que les survivants revendiquent facilement le statut d'interlocuteur et de contradicteur avec ceux qui prétendent comprendre ce qu'ils sont. Puisqu'ils se présentent ainsi, nous avons tout intérêt à considérer les survivants comme des cochercheurs souhaitant participer au travail d'investigation, souvent prêts à livrer leurs connaissances parce que, de fait, leur réalité est bien plus subtile que ce que laissait supposer la description psychiatrique. Les survivants que j'ai rencontrés m'ont dit être, en vrac :

– Juifs (Grecs, « Litvaks », Polonais, Roumains, Russes, Viennois, etc.) ;
– déportés, survivants ;
– descendants de rabbins ;
– rabbins eux-mêmes ;
– émigrés ;
– athées ;
– croyants ;
– communistes ;

- sionistes ;
- peut-être « *mishiguené* », « fous » ;
- peut-être « possédés » ;
- etc.

DES INITIÉS

Dans tous les cas, ils ont été métamorphosés et « initiés » à un monde, à un univers spécifique, inconnu des non-initiés. De quel monde s'agit-il ? Quelle sorte d'initiés sont-ils devenus ? Comment concilient-ils ce qu'ils étaient avant et ce qu'ils sont devenus ? Qu'ont-ils à nous enseigner ? En quoi leur survie peut-elle enrichir leur descendance ? Il apparaît que la notion d'« initié » nous introduit à une multitude de propositions, susceptibles d'intéresser les survivants en tant qu'experts.

Matrice signifiante

À l'aide de quelle théorie, de quel monde rendre compte de ce qu'ils sont, de ce qu'ils ont traversé et de ce qui les a modifiés ? La psychiatrie ? Ce champ se préoccupe de définir des êtres à partir d'un univers très éloigné de celui dont proviennent généralement les sujets que nous rencontrons. Il nous faut donc penser une psychiatrie capable de réfléchir sur les mondes, les espaces qui ont contribué à la « fabrication » de ces personnes. Cette démarche consisterait à aller puiser dans les pensées et les pratiques du monde dont ils proviennent : le monde juif, celui des communautés d'origine, la mythologie, les logiques culturelles profondes et spécifiques, les processus et les pratiques thérapeutiques. Mais aussi, comme on l'a vu, connaître les particularités de la vie en camp, son organisation sociale, la nature précise des différentes persécutions, les détails concrets des stratégies de survie quotidienne, les transformations lentes ou brutales des pensées, des rêves, des modalités relationnelles, les apprentissages d'autres univers. Et pour ne rien omettre de ce qu'ils sont, étudier également avec eux leur parcours de vie après la guerre, les choix qui se sont posés à eux, les différentes institutions qu'ils ont rencontrées, les émigrations, leur vie de famille, leurs métiers, leurs engagements politiques et sociaux, les interprétations qui leur ont été proposées, les associations qu'ils ont constituées [43], leur statut de survivants, etc. Il me semble qu'il serait bon de toujours les intégrer dans la recherche en s'adressant à eux comme à de véritables « spécialistes », en s'armant d'un bagage de connaissances qui permet la rencontre, l'échange, voire la médiation [44].

Constat

Les survivants de la Shoah se posent une multitude de questions parmi lesquelles, essentielles :

– Pourquoi cela est-il arrivé ?
– Comment ai-je survécu ?
– Pourquoi moi ?

Ces questions interrogent nécessairement le contexte de pensée et renvoient fondamentalement à une ontologie. Or :

1. Ce sont des Juifs qui ont perdu leur monde ; le monde dans lequel ils puisaient le sens de leur existence et qui était source de résolution.
2. Ils ont subi un traumatisme : c'est-à-dire un événement métamorphosant qui exige nécessairement une recherche de sens. Tant qu'ils ne trouvent pas de réponse, ils restent en suspens.
3. La psychiatrie, la psychologie et la psychanalyse ne leur donnent aucune réponse ; elles ne leur offrent, au pire, qu'un constat de « pathologie », au mieux, une intégration dans un univers de pensée et d'action où le fait d'être juif devient secondaire. Elle les introduit à une « souffrance banale ».

Les survivants de la Shoah ont été persécutés *parce qu'*ils étaient juifs ; c'est pour cette raison qu'on a tenté de les éliminer de la surface de la terre. La psy, tout en voulant les soigner, a exclu le fait qu'ils étaient juifs. Elle s'est penchée sur eux sans distinction [45].

Interprétations psychanalytiques et psychothérapies des survivants et enfants cachés

La psychologie et la psychopathologie ont interprété les souffrances des survivants essentiellement à partir de deux concepts issus de la psychanalyse : le *sentiment de culpabilité* et l'absence de *travail du deuil*. D'après les auteurs, les survivants se sentent coupables d'être en vie alors que leurs proches sont morts, et ils souffrent d'une série de « pertes » non élaborées.

Ces concepts (*sentiment de culpabilité* et *travail de deuil*) sont toujours discutés dans un cadre théorique psychanalytique et sont utilisés pour rendre compte de l'ensemble de la dynamique psychologique des survivants [46]. Afin de réfléchir sur l'usage de ces concepts dans le champ de la psychologie des survivants, rappelons leur définition.

« LE SENTIMENT DE CULPABILITÉ »

Dans leur vocabulaire de la psychanalyse, Laplanche et Pontalis définissent ainsi le sentiment de culpabilité :

> « Terme employé en psychanalyse avec une acceptation très large. Il peut désigner un état affectif consécutif à un acte que le sujet tient pour répréhensible, la raison invoquée pouvant d'ailleurs être plus ou moins adéquate (remords du criminel ou autoreproche d'apparence absurde), ou encore sentiment diffus d'indignité personnelle sans relation avec un acte précis dont le sujet s'accuserait. Par ailleurs, il est postulé par l'analyse comme système de motivations inconscientes rendant compte de comportements d'échec, de conduites délinquantes, de souffrances que s'inflige le sujet, etc. En ce dernier sens, le mot sentiment ne doit être employé

> qu'avec réserve dans la mesure où le sujet peut ne pas se sentir coupable au niveau de l'expérience consciente [47]. »

Du point de vue psychanalytique la culpabilité est l'expression d'un mécanisme de défense inconscient résultant en quelque sorte d'une erreur de jugement : le sujet ressent de l'agressivité vis-à-vis d'un tiers mais, ne pouvant se l'avouer, retourne (sans en être conscient) cette agressivité contre lui-même en s'accusant. Ce retournement sur soi – qui est un dysfonctionnement psychique – produit ensuite des symptômes et des pathologies. Pour Freud, le sentiment de culpabilité est un mécanisme inconscient qui naît et se développe dans la petite enfance à l'occasion de l'émergence du complexe d'Œdipe. Ce sentiment serait à l'origine de la constitution du *surmoi* : l'enfant, en rivalité sexuelle avec le parent du même sexe, ne peut exprimer son désir à cause des interdits et du pouvoir des adultes ; de ce fait, il retourne son dépit et sa haine contre lui-même. Au lieu de continuer à souhaiter la mort de son père ou de sa mère, le sujet retourne son agressivité contre lui-même, se rendant responsable du malheur des autres. Bien évidemment, ces désirs sexuels sont refoulés dans l'inconscient ainsi que le mouvement psychique qui les accompagne et ne sont révélés que dans une cure psychanalytique. Une fois mis en place par l'expérience infantile du complexe d'Œdipe, le mouvement inconscient du sentiment de culpabilité (retournement contre soi-même de l'affect agressif ressenti envers autrui) est un mécanisme psychique susceptible de se manifester tout au long de l'existence. Pour la psychanalyse, tout individu ayant traversé l'épreuve du complexe d'Œdipe souffre forcément de sentiment de culpabilité – en d'autres termes tout humain « normal » a forcément voulu avoir des relations sexuelles avec le parent du sexe opposé et, n'ayant pu satisfaire ses désirs, a développé un mécanisme de défense inconscient qui a fait de lui un *névrosé*. Ceux qui n'ont pas eu accès à ce désir, ceux qui n'ont pas développé un sentiment de culpabilité, ceux qui ont dénié l'interdit n'appartiennent pas au monde des névrosés : ils sont soit *psychotiques* soit *pervers*. La cure psychanalytique a prétention de révéler l'existence de ce mécanisme inconscient et de le « soigner ». À l'occasion de son expression à l'âge adulte chez le patient, le psychanalyste invite le patient à se souvenir de pensées refoulées : ses désirs sexuels et agressifs pour ses parents. Ainsi, remontant à l'origine enfouie de la naissance du mécanisme de défense inconscient (identique pour tous les névrosés) et de la constitution de son surmoi, le patient est supposé l'apprivoiser, voire, se libérer de son influence pathogène. Pour résumer, le *surmoi*, dans ce type de névroses, *est* le persécuteur du sujet ; c'est la « chose », l'« organe » invisible qui attaque la personne, la hante et lui rend la vie douloureuse et parfois impossible.

Quand ce mécanisme s'applique aux survivants, il permet d'expliquer que les survivants ressentent de la culpabilité car ils ont survécu alors que d'autres sont morts – leurs proches, leurs amis. D'après la théorie psychanalytique, ce sentiment de culpabilité cache un affect non avoué, refoulé : l'agressivité contre les parents qui n'ont pas su se défendre, qui n'ont pas réussi à survivre, qui n'ont pas su les protéger. Le mouvement peut se traduire ainsi : au lieu d'accuser les parents ou les amis, ils s'accusent eux-mêmes. Selon la logique d'équivalence ou de symbolisation psychique – *représentation* – pour laquelle les personnes réelles n'ont d'existence qu'en tant qu'elles renvoient toujours aux parents fantasmés de l'enfance, la logique thérapeutique d'un tel mécanisme névrotique chez le survivant consisterait nécessairement à modifier la dynamique psychique inconsciente du *surmoi*. Lors de la cure, il faudra retrouver, à partir de l'expérience de survie, le vécu infantile, le moment où le survivant était un petit enfant qui voulait coucher avec sa mère ou son père et tuer le parent du sexe opposé. Ainsi, la psychanalyse doit permettre de soigner le sentiment de culpabilité du survivant en remontant la ligne de déplacement : des amis aux parents morts dans le génocide, et des parents morts dans le génocide aux parents du complexe d'Œdipe. En d'autres termes d'un point de vue psychanalytique, les internés et les parents morts ne sont qu'une représentation symbolique des parents du désir œdipien de l'enfant de trois ans. Pour les psychanalystes, ce qui persécute et rend malade un Juif survivant, ce ne sont pas les nazis, ce ne sont pas les morts, ce n'est pas son Dieu, mais son *surmoi*. Par conséquent, pour soigner un survivant, c'est sur son *surmoi* qu'il faut agir à condition d'avoir au préalable réduit toutes les entités du monde réel à l'état de symbole.

J'ai mené ici le raisonnement jusqu'au bout dans la stricte orthodoxie psychanalytique bien que je n'aie jamais lu dans aucun texte psychologique ou psychanalytique sur les survivants le compte rendu d'une cure qui témoigne de cette démarche logique. D'ailleurs, il n'existe à ma connaissance aucun écrit relatant la cure psychanalytique classique d'un survivant de la Shoah. La plupart des auteurs ne cessent d'affirmer que les survivants n'acceptent pas de se soumettre au dispositif psychothérapique classique. On comprend aisément pourquoi. La conclusion de la proposition freudienne est difficile à tenir face à des survivants : elle « engendre » *ipso facto* un « patient-survivant-récalcitrant » qui renvoie à son thérapeute l'épreuve des faits, la réalité de l'intention des agresseurs, leur identité et leurs actes.

1) Quel est le psychanalyste qui soutiendra à son patient survivant qu'il n'est, au fond, rien d'autre qu'un névrosé [48] ?

2) Pourquoi spécifier que le patient est un survivant s'il est pris en charge comme un banal névrosé, c'est-à-dire dont l'expérience de survie est annulée dans son essence ?

Encore une fois, la psychanalyse induit – permet ? – la dissolution de l'événement Shoah : le fait que le patient soit un Juif, le fait qu'il soit passé par l'expérience de destruction nazie, le fait qu'il soit un survivant alors que la plupart de sa famille a disparu, toutes ces données sont disqualifiées, au sens où elles n'offrent plus aucun intérêt, dès qu'on recourt à la notion de « sentiment de culpabilité inconscient ».

LA VÉRITABLE CULPABILITÉ DES SURVIVANTS

Comment dès lors penser la culpabilité dont certains survivants ont parlé [49] ?

Autour des survivants il a été bien évidemment question de culpabilité, et cela à plusieurs titres :

1. Ceux qui ont vu revenir les rares déportés se sont demandé en toute légitimité pourquoi les autres n'étaient pas revenus. Après avoir entendu les témoignages sur l'horreur des camps, ils se sont interrogés sur ce que les survivants avaient dû faire pour revenir vivants d'un tel enfer – tout comme les survivants eux-mêmes d'ailleurs ! Ils ont souvent soupçonné les survivants [50].
2. Les survivants eux-mêmes se savent coupables d'avoir commis des gestes immondes durant leur déportation, d'avoir été témoins de faits insupportables. Ils se savent coupables non pas d'avoir voulu cela, d'avoir prévu cela, mais coupables en tant qu'ils ont, comme tous les autres déportés, vivants ou morts, fait partie de l'univers concentrationnaire. Ils portent cette culpabilité.

La culpabilité dans le cas des survivants ne relève en rien de la sphère sentimentale ou inconsciente. Les survivants ne souffrent pas du *sentiment* de culpabilité, ils souffrent *d'être* coupables : ils ont été contraints de faire partie d'un monde odieux et inhumain, ils ont été forcés à y participer. Ils ont été mêlés de jour comme de nuit aux cris, aux immondices, aux maladies, aux cadavres, et aux lois régissant les camps et les ghettos de la mort. Ils ont peuplé ces lieux pensés par les nazis, en ont été profondément souillés et abîmés. Les libérer de cette culpabilité relève non pas d'une analyse de leurs pensées inconscientes, mais plutôt d'une démarche réparatrice comme le prévoit toute juridiction. Déculpabiliser les survivants de ce qu'ils ont été amenés à faire et de ce dont ils ont été témoins sans pouvoir l'empêcher doit se traduire en toute logique par un jugement de leurs *actes* et non de leur *être psychique* et par une obligation d'agir et non de ressentir ou de penser [51].

Analysons à présent l'autre concept psychanalytique princeps.

« LE TRAVAIL DE DEUIL »

Les auteurs affirment que les survivants souffrent de l'absence de *travail du deuil*. Le travail de deuil étant compris au sens de la « perte d'objet » défini par Freud. Dans le vocabulaire de Laplanche et Pontalis, on peut lire la définition suivante :

> « Processus intrapsychique, consécutif à la perte d'un objet d'attachement, et par lequel le sujet réussit progressivement à se détacher de celui-ci [52]. »

La « perte d'objet » est un processus psychique qui repose sur les notions de « pulsion » et de « destin des pulsions ». Les « pulsions » et leurs « destins » sont limités en nombre et en qualité à la manière des entités biologiques ou génétiques. Tout être humain, d'après la psychanalyse, est constitué d'un nombre limité de pulsions de nature prédéfinie qui tendent toutes vers un « but », c'est-à-dire la satisfaction – que la psychanalyse identifie fondamentalement comme la baisse de la tension provoquée par la pulsion elle-même. Pour ce faire, les pulsions s'attachent à des « objets ». Ces objets peuvent être de nature très variable et sont reconnus comme aléatoires – il peut s'agir d'une personne réelle, d'une idée, d'une chose, d'une abstraction, d'un pays, etc. Le travail du deuil est un mécanisme inconscient par lequel le sujet détache la pulsion de l'objet qui lui permettait jusqu'alors la satisfaction. Quand le détachement est réalisé, la pulsion trouve un autre objet qui viendra prendre la place de l'ancien afin de perpétuer sa satisfaction. Parler de deuil, dans ce contexte, ne donne aucune indication sur l'état réel de « l'objet » – il peut être vivant, mort, exister ou non – mais informe uniquement sur la nature de l'investissement de la pulsion du sujet. Ainsi, du point de vue psychanalytique, on peut tout à fait être conduit à devoir faire le deuil de quelqu'un qui n'est pas mort mais qui est seulement parti ou avec lequel on s'est brouillé. On peut également faire le deuil d'une bague que l'on a perdue, qui a été volée, ou le deuil d'une théorie ou d'une idéologie à laquelle on est amené à renoncer. Le deuil en psychanalyse n'a rien à voir avec la mort d'un être, mais traite de la relation inconsciente qu'entretient le sujet – et surtout ses pulsions – avec des « éléments », des « objets » définis psychanalytiquement. Le deuil, dans cette définition, est une affaire strictement privée et inconsciente. Ainsi, il est généralement admis que les victimes de la Shoah n'ont pu élaborer, qui la mort des membres de la famille, qui l'émigration et la perte de l'univers culturel – dont certains thérapeutes disent qu'elle constitue une des plus importantes souffrances des survivants [53] – qui la « perte de la vie familiale » ayant induit un isolement socioaffectif, qui le « vol de l'enfance », pour les enfants et adolescents survivants [54] et les enfants cachés. Tous ces éléments appartiendraient, d'un point de vue psychanalytique, à une même catégorie, seraient interchangeables et n'exigeraient pas de réponse spécifique adaptée. Au fond, ils réclameraient tous une élaboration de leur « dimension symbolique ». Or, certains thérapeutes n'hésitent pas à répondre à ces problématiques par des prescriptions d'actions singulières et culturellement adéquates telles que faire dire un *kaddish* [55] (une prière pour le mort) ou inciter à s'inscrire pleinement dans une vie communautaire juive. En outre, les concepts de « travail de deuil » et de « perte d'objet » soulèvent un certain nombre de questions :

1) Si le travail de deuil est en fait une élaboration de la perte d'objet, c'est-à-dire le retrait de l'investissement de la pulsion libidinale sur un support quel qu'il soit, et son réinvestissement sur un autre « objet », lui aussi, quel qu'il soit ; si « l'objet » ne possède en lui-même aucune propriété et peut donc être : une personne, une chose ou encore un univers culturel, pourquoi alors faire le *kaddish* pour un mort ? La théorie de la perte d'objet invite le thérapeute à s'intéresser exclusivement aux processus inconscients de son patient : la nature de la pulsion, les fantasmes qui lui sont liés, son cheminement inconscient, les mécanismes de

défense qu'elle choisit et non l'être ou l'objet dont parle le patient. L'objet choisi par la pulsion n'a aucune existence en soi. Il n'est que support de la pulsion, occasion de sa satisfaction « but » et s'il offre un quelconque intérêt pour le psychanalyste, ce n'est qu'en tant qu'il informe sur l'état de la pulsion. En d'autres termes la psychanalyse prend comme point d'ancrage pour comprendre l'état psychologique du patient non pas l'être ou l'événement qui font partie de sa vie, mais la pulsion et son « destin » ; c'est cela qu'elle traite, qu'elle modifie. Pour la psychanalyse, ce qui induit le dysfonctionnement psychologique c'est le mauvais destin de la pulsion. Par conséquent, les morts n'ont aucune existence propre. Ils ne constituent pas une réalité objective agissant sur les vivants. Ils n'exigent donc aucune attention particulière, ils ne sont pas un élément à investiguer par les thérapeutes. Ils peuvent être remplacés par n'importe quel « objet » dès lors que la pulsion est capable de se « désinvestir » d'eux et de s'investir ailleurs. S'il en est ainsi, pourquoi prendre en considération les morts dans un cadre thérapeutique ? Pourquoi distinguer entre les morts d'Auschwitz et les autres ? Pourquoi faire le *kaddish* pour un mort juif et non une messe à l'église ? Et d'ailleurs pourquoi faire un rituel ? Si les morts n'ont pas d'existence en eux-mêmes, s'ils ne constituent pas des « êtres » possédant une nature particulière en fonction de leur identité, de la manière dont ils sont morts, s'ils ne sont pas des êtres qui contraignent les vivants à s'adapter à eux, à agir en fonction de ce qu'ils sont et sont en train de devenir, s'ils sont interchangeables et symboliques, alors pourquoi ne pas simplement se débarrasser d'eux comme on se débarrasse de n'importe quel détritus [56] ?

2) La théorie de la pulsion et de son investissement met sur le même plan des réalités qui ne sont pas de même nature et qui entretiennent en outre, des relations hiérarchisées : « un mort », « la culture », « l'enfance [57] ». D'après la théorie de la « perte d'objet », un sujet peut « perdre » ces différents éléments qui sont réduits à l'état d'« objet psychanalytique » et présenter une souffrance identique, un

« travail du deuil non fait ». La question qui découle de ce type d'énoncé concerne bien entendu la définition du sujet humain. Pour l'instant, bornons-nous à dire que ce sujet qui peut « perdre sa culture » comme on perd une chose qu'on possède, n'est en toute logique ni un Juif, ni un *goy*, ni un Indien mohave, ni un Kabyle, c'est-à-dire qu'il n'est pas un être de culture. Il est envisagé comme un être « pur », un être en « soi », nu, auquel s'ajoute éventuellement une culture, comme un vernis. Car un Juif, pas plus que quiconque, ne peut logiquement « perdre sa culture » ; il peut sans doute être désaffilié, rapté, traumatisé, converti, mais toujours en tant que Juif, et la notion de perte ici ne saurait s'appliquer. La culture peut difficilement être un « objet » dont les sujets auraient la possession [58] à moins de prêter au sujet un statut d'extraterritorialité, de le définir comme une espèce d'être hors du monde, indifférencié, fait d'un nombre limité de pulsions identiques : un humain de science-fiction qui pourrait attraper une culture, la perdre, puis en attraper une autre, etc. Penser ainsi présuppose un postulat : celui de l'existence d'un être, d'une ontologie définie hors univers local, culturel ou collectif, dont la constitution serait indépendante du contexte et qui, de ce fait, pourrait prendre n'importe quelle allure en fonction des aléas de l'existence. Cet humain a été défini par Freud sur un modèle biologique ; il est fait de pulsions, de mécanismes inconscients, de « moi », de « ça » et de « surmoi ». Il n'existe bien évidemment nulle part, dans aucun collectif humain – bien que le collectif des psychanalystes ait rêvé de le voir advenir.

En résumé, lorsqu'on s'arme de notions telles que le « travail de deuil » et la « perte d'objet », on est dispensé de porter un intérêt particulier au survivant en tant que Juif et à la façon dont ses proches sont morts.

Psychothérapies de groupe de survivants et communautés juives

L'approche psychodynamique récente aux États-Unis et en Europe du Nord réagit à l'étiquette « syndrome du survivant » qu'elle juge négative, l'accusant de figer des sujets dans une perspective non thérapeutique [59]. Pour les nouveaux auteurs, les survivants ne sont plus des patients névrosés ou psychotiques incurables mais deviennent des personnes intéressantes au vécu exceptionnel qui ont réussi à survivre. À partir de cette proposition, les thérapeutes cherchent à « apprendre » de leurs patients, ils mettent en avant leur force, leur créativité existentielle, leurs ressources. Il est intéressant de constater que bon nombre de psychothérapies de survivants de la Shoah se déroulent toujours dans des institutions spécialisées dans la prise en charge de patients juifs [60]. Généralement, elles sont mises en place dans des institutions médico-psycho-sociales juives où les assistantes sociales, les psychiatres, les psychologues, les éducateurs sont tous juifs. Certaines y incluent même la présence de rabbins, soit en tant que rabbins thérapeutes, soit en tant que *counsellers*. Ces institutions ont pour mission de proposer à leurs clients, qu'ils soient survivants ou non – mais tous juifs – des prises en charge globales : aide socio-économique, médicale, psychologique, culturelle et communautaire. La réalité ethnico-religieuse de ces institutions n'est jamais analysée par les auteurs. Il est vrai que dans l'univers anglo-saxon, le concept de communauté ethnique ou religieuse fait pleinement partie de l'organisation même de la société et ne rencontre pas le rejet, voire le dégoût, que l'on peut observer en France. Certains thérapeutes, sans le théoriser pour autant, affirment que l'identité juive tant des participants des groupes que des thérapeutes est un élément essentiel du travail thérapeutique. D'après eux, le travail psychothérapique avec les survivants de la Shoah repose pour une grande part sur la possibilité d'offrir aux survivants cet espace communautaire. Ils évoquent la confiance qu'une telle homogénéité ethnique induit chez les patients.

Cette identité juive partagée par les thérapeutes est mise en avant pour expliquer l'intérêt qu'ils portent à leurs patients survivants. Elle induit des positions thérapeutiques originales avec les survivants de la Shoah telles que : accompagner les survivants sur la tombe d'un défunt de la famille, proposer de dire un *kaddish*[61] pour un parent mort en déportation, proposer d'inscrire son nom sur une tombe, organiser les fêtes juives avec les patients dans l'institution médico-sociale, aller demander des conseils à un rabbin quand les thérapeutes le jugent nécessaire, encourager les survivants à s'impliquer activement dans les activités culturelles et d'entraide de l'institution. Les auteurs constatent que tous ces actes ont des effets thérapeutiques rapides et durables sur les survivants. Néanmoins, les thérapeutes – des psychologues, des assistantes sociales diplômées en psychothérapie – se réfèrent aux théories psychodynamiques pour rendre compte des processus en jeu dans les dispositifs qu'ils mettent en place. Bien que réunissant essentiellement des Juifs, bien qu'insistant sur la nécessité de prendre en considération les événements ainsi que l'origine ethnique des patients et même les rituels juifs, l'analyse de la souffrance et celle de leur technique thérapeutique reposent exclusivement sur des concepts issus de la psychanalyse – « la perte de l'objet » – et de la dynamique de groupe – « le moi et le surmoi du groupe ». À l'évidence, certains psychothérapeutes de survivants juifs de la Shoah, malgré leur formation psychologique d'orientation psychanalytique, se sont laissé guider par les exigences du groupe juif en tant qu'univers culturel fort possédant ses propriétés, ses théories sur la vie, la mort, la maladie, ses façons de traiter les êtres et leur diversité. Ce qui leur manque ici, c'est bien la pensée pour rendre compte de la richesse et de la spécificité de leurs actions[62]. Les explications données par les auteurs sont banales et surtout incongrues : « si les survivants vont mieux c'est qu'ils parlent et qu'ils expriment leurs émotions ». Or nous savons bien que parler, raconter, se confesser n'ont jamais soigné personne ! Cela a même, la plupart du temps, pour les survivants, un effet désastreux. Raconter, c'est toujours se replonger dans des scènes atroces, c'est retrouver les souffrances passées, c'est se couvrir à nouveau de honte... Nous savons que la nuit qui suit les témoignages lors des procès, lors des différents enregistrements « pour la mémoire », lors des rencontres avec les jeunes dans les collèges, sont de véritables moments de torture pour les survivants qui sont rattrapés dans leurs cauchemars par leurs persécuteurs. Parler est un acte complexe et peut prendre des valeurs fort différentes qui dépendent du contexte dans lequel la parole est émise, des modifications qu'elle introduit, en commençant par l'effet qu'elle produit sur ceux auxquels le discours s'adresse[63]. La plupart des survivants que j'ai interviewés ont exprimé la déception systématique – qui s'apparente à mon avis à un réel traumatisme – née de chaque conférence, chaque rencontre publique au cours de laquelle il leur est arrivé de témoigner. Car de leurs confidences, de leur discours, de l'exposition de leur être et de leur souffrance, ils attendent à chaque fois une vraie parole, un conseil, une prescription en retour. Ils attendent qu'on leur dise : « Après avoir vécu cela et vous en êtes sorti, et être là pour nous le raconter, voilà ce que je vous conseille de faire ou de penser afin d'être plus fort et moins malheureux dans ce monde. » Au lieu de cela, les réponses des auditeurs – qu'ils soient des collégiens ou des adultes, des Juifs ou des non-Juifs – ont trop souvent été d'ordre moral, de compassion et même de méfiance. Après leur discours émis envers des « non-initiés » les survivants s'en retournent chez eux, seuls, encore plus seuls comme si parler n'avait servi qu'à réanimer leur traumatisme et les isoler davantage.

Les cures et théorisations d'inspiration psychanalytique avec les enfants cachés et les enfants de survivants

Les données factuelles concernant la persécution, la force des faits, les traumatismes et les morts en série ont conduit certains psychanalystes à tenter une nouvelle théorisation sans pour autant introduire de modification dans le dispositif thérapeutique psychanalytique ou d'inspiration freudienne. Certains, comme J. Kestenberg aux États-Unis, ou P. Wilgowicz en France, ont vu la nécessité de proposer des notions qu'ils voulaient nouvelles et originales pour parler des survivants et de leurs descendants. Dans une perspective métapsychologique, ils se sont inspirés directement des apports de Melanie Klein, d'Anna Freud et de Donald Winnicott [64]. Ils ont introduit des notions à partir des grands concepts psychanalytiques – « appareil psychique », « moi », « ça », « surmoi », « fantasmes », « ambivalence », « affects », « identification » et « mécanismes de défense ». Ainsi, Kestenberg [65] propose de parler de « transposition psychique », Wilgowicz [66] introduit, quant à elle, la notion de « vampirisme psychique ». Dans les deux cas, leur terminologie n'est pas reprise dans la théorie psychanalytique générale parce qu'elle est une sorte de « sous-produit » des concepts clefs préexistants et échoue dans son ambition d'innover ou de moduler des concepts freudiens ou postfreudiens. Notons que cette approche ne fait qu'entériner la position psychanalytique qui tient à interpréter à partir de la notion de fantasme ou de vie psychique des événements réels [67]. En outre, ces élaborations donnent lieu à des réflexions d'une telle abstraction – parfois, il est vrai, quelque peu poétique – qu'elles ne peuvent en aucune manière être discutées, ni confirmées ni infirmées [68]. Ces énoncés sur le fonctionnement inconscient des survivants et des descendants de survivants ne peuvent intéresser que des initiés à la psychanalyse. Quand les auteurs parlent de pulsions, de fantasmes, d'agressivité inconsciente, les survivants non psychanalystes ne se sentent pas concernés et ne peuvent engager la discussion avec eux. Par ailleurs, étant élaborées dans le cadre théorique de la psychanalyse, ces réflexions psychologiques ne débouchent jamais sur des propositions thérapeutiques originales. Au fond, ces propositions aboutissent à renforcer le principe de la cure psychanalytique, c'est-à-dire l'analyse du « transfert » et des « fantasmes œdipiens » ou « préœdipiens », de « l'ambivalence », de « l'homosexualité refoulée », du « narcissisme », de la « perversion » et « de la pulsion de mort », qui, d'après les théories freudiennes, sont présents dans tout sujet humain [69].

Notons tout de même l'effort pour prendre en considération la dimension ethnique de la population étudiée : les Juifs d'Europe. Ainsi, Wilgowicz introduit-elle le *dibbouk* [70] dans l'analyse d'un cas ; malheureusement, la tentative est suspendue quand l'auteur recourt aux notions de « culpabilité », de « fantasme » et d'« identification ». Ainsi, le *dibbouk* disparaît au profit du psychisme freudien. Au lieu d'être investigué en tant qu'« être » et processus thérapeutique juif et particulièrement présent dans l'univers yiddish, il devient un support de fantasmes, c'est-à-dire qu'il est réduit à l'état de métaphore et de représentation. De plus, quand l'auteur mêle le concept de *dibbouk* aux problématiques « œdipiennes » et « préœdipiennes », le *dibbouk* et les patients qui pourraient en souffrir deviennent alors des personnages de la Grèce antique – ce qui, pour des Juifs, n'est pas sans poser question [71] ! L'analyse de la relation qu'entretiennent les patients avec leurs morts subit le même type de contorsion – pour ne pas dire conversion – quand les Juifs deviennent des Antigone, des Électre ou des Jocaste. Dans la même logique, le recours à la notion de « vampirisme » pour parler du fonctionnement psychique de personnes appartenant à un monde où le sang possède un statut spécifique, une gestion codée – *cacheroute, sh'hita, nida* – aurait mérité quelques précautions... En conclusion, les problèmes de méthodologie se font de plus en plus précis : comment aborder les Juifs victimes de la Shoah à l'aide d'une pensée et d'une pratique qui les « respectent » et non en recourant à des théories passe-partout – psychiatriques, grecques, etc. – qui les convertissent ou les annulent ? Comment une approche psychologique peut-elle réellement rendre compte de la souffrance d'un collectif parfaitement identifié, ici les Juifs d'Europe ?

La contradiction, comme nous l'avons vu dans le cas de Bettelheim, est flagrante. Ces nouvelles propositions voudraient venir nourrir la psychanalyse, qui n'a nul besoin de faits réels et encore moins spécifiques et historiques pour penser la psyché. En voulant s'appuyer sur une réalité événementielle, historique, politique et ethnique – la destruction des Juifs d'Europe par les nazis – ces psychanalystes commettent une erreur de raisonnement et n'enrichissent malheureusement ni l'univers psychanalytique ni celui des familles juives.

Approche psychanalytique de la transmission du traumatisme

Les recherches psychologiques sur la transmission du traumatisme de la Shoah à la seconde génération rencontrent les mêmes problèmes logiques que ceux que soulèvent les travaux sur les survivants. Identifier, d'un point de vue psychologique, la nature de l'événement pour une population donnée implique de renoncer pour un temps à recourir aux concepts universels et de développer des notions psychologiques appropriées au groupe qu'on veut étudier. Je vais montrer, à l'aide de quelques exemples, comment ces questions difficiles ont été très généralement esquivées.

Les enfants de survivants définis par la psychanalyse

Les recherches psychologiques et psychiatriques sur les enfants de survivants ont commencé à la fin des années 1970 aux États-Unis. Elles étaient essentiellement menées par des psychologues, psychanalystes, eux-mêmes enfants de survivants de la Shoah ayant émigré en Amérique après la guerre [72]. Qu'a-t-on recherché ? La spécificité des enfants de survivants. À l'aide de quels concepts ? À l'aide des concepts psychanalytiques, psychiatriques et psychologiques. Et quelles étaient les questions ? Les enfants de survivants sont-ils plus schizophrènes que les autres ? Ont-ils un « moi » plus fort ou plus faible ? Souffrent-ils d'un « surmoi » plus menaçant ? Quel type de relation psychologique entretiennent-ils avec leurs parents ? Ont-ils des difficultés à s'« autonomiser » ? Comment fonctionne leur inconscient ? Quelle est la nature de leur « production fantasmatique » ?

Rencontrent-ils des difficultés particulières durant leur processus d'« individuation » ? etc.[73]. Aucun résultat n'a été statistiquement validé[74]. Est-ce à dire que les enfants de survivants de la Shoah n'ont rien de spécifique ? Est-ce une bonne question ? Il me semble qu'il faudrait inverser la proposition : qu'est-ce que les observations des enfants de survivants évoquent de spécifique à la psychologie ? Car, à y regarder de plus près, les tentatives de théorisation du fonctionnement psychique de cette population aboutissent à une myriade de propositions, le plus souvent psychanalytiques, qui ne parviennent à rendre compte que des modèles théoriques des auteurs. C'est bien compréhensible puisque lorsque la psychiatrie et la psychanalyse s'intéressent aux enfants de survivants de la Shoah, elles présupposent implicitement l'existence d'une catégorie culturellement déterminée – les Juifs – or, elles ne possèdent aucun concept, aucune notion, et encore moins de dispositifs techniques pour penser et accueillir ce groupe spécifique. Au contraire, la psychiatrie et la psychanalyse assoient leur théorie et leur pratique sur une définition universelle de l'être humain, recherchant toujours les propositions d'ordre général.

Dans un ouvrage dédié à la psychologie et à la psychothérapie des enfants de survivants de la Shoah, D. Wardi[75], psychologue et psychanalyste israélienne, écrit que la thérapie des *bougies du souvenir*[76] consiste à « identifier » – en fait à construire – un sujet psychique, c'est-à-dire une personne faite de ses pulsions, de ses affects, de son « ça », de son « moi » et de son « surmoi ». Quel lien reste-t-il avec la Shoah ? Pourquoi l'auteur insiste-t-elle sur l'importance des faits qui ont marqué les familles juives pendant la Seconde Guerre mondiale et l'absolue nécessité pour les thérapeutes de les connaître et de les utiliser dans la thérapie ? D'après sa conclusion théorique, la prise en considération des éléments qui amènent la patiente à venir la consulter – celle-ci est issue d'une famille juive ayant été persécutée et meurtrie par la Shoah, quant à D. Wardi, elle se présente comme une psychothérapeute spécialiste de cette question – ne sert qu'à mieux inculquer à la patiente les principes psychanalytiques auxquels D. Wardi a elle-même été initiée – par sa formation professionnelle et par son analyse personnelle. Pourquoi alors prétendre à une prise en charge ciblée vers un type de patients spécifiques ?

Encore une fois, les enfants de survivants sont abordés à l'aide d'une théorie qui leur préexiste. La prise en charge va essentiellement consister à appliquer au patient les propositions théoriques et techniques auxquelles le psychothérapeute a été formé. Ces théories – qu'elles soient psychanalytiques, psychiatriques, systémiques ou gestaltistes – ont été mises au point en dehors de l'événement Shoah. La logique de telles prises en charge revient donc à tendre au maximum à faire rentrer l'entité « enfant de survivant » dans les théories du professionnel et à agréer sa formation. Au bout du compte, on peut affirmer que lorsque des thérapeutes disposent de ce type de matrice d'interprétation – totalisante et systématique [77] – et surtout lorsqu'ils y adhèrent profondément – lorsqu'elles constituent les soubassements de leur existence intellectuelle, professionnelle (et financière) – nous n'apprenons rien de spécifique sur les enfants de survivants.

La majorité des textes psychanalytiques inspirés par des psychothérapies d'enfants de survivants rendent compte de mauvaises interactions entre parents survivants et leurs enfants. Ils mettent l'accent sur la transmission de processus psychiques inconscients négatifs selon les critères psychanalytiques tels que le sadisme, le masochisme ou les relations d'« amour archaïques [78] ». Certains, par exemple, pensent que les mères sont « dangereuses » à cause de la nature de leurs fantasmes [79]. La thérapie consistera logiquement à « sauver » l'enfant de survivants de l'influence néfaste de tels parents [80]. « Dans ces cas, le but avoué de la thérapie est d'arrêter le processus de transmission de symptômes induit par la mère [81]. »

Les psychothérapeutes des enfants de survivants, comme bon nombre de psy spécialisés dans le traumatisme, ne parvenant à se défaire d'une pensée causale, aboutissent à des propositions contradictoires qui grèvent l'ensemble de leur démarche. D'un côté ils occupent une position purement psychanalytique, se référant aux mécanismes inconscients de leurs patients et en travaillant avec eux les processus transférentiels – et de ce fait rejettent tout intérêt pour les événements, ne se préoccupant que de la façon dont ils ont été vécus et interprétés. D'un autre côté, ils jugent fondamental de prendre en compte les terribles expériences passées. Ces thérapeutes tiennent quant au fond un double discours : « d'une part, il ne s'est rien passé, et nous devons nous intéresser aux pulsions et aux mécanismes psychiques inconscients des enfants de survivants comme on le fait avec tout autre patient, de l'autre si nos patients sont ainsi, c'est qu'ils ont subi, dès leur naissance, le fonctionnement psychopathologique de leurs parents, eux-mêmes rendus dysfonctionnels par l'horreur du génocide ».

Les groupes de parole psychanalytiques d'enfants de survivants

Les groupes de parole d'enfants de survivants de la Shoah ont débuté aux États-Unis à la fin des années 1970 à l'initiative de psychologues eux-mêmes enfants de survivants. Au début, il s'agissait de groupes limités dans le temps, de « groupes fermés » ; certains étaient à la fois des groupes de discussion et de soutien, d'autres des groupes de thérapie brève [82] ; plus tard, furent mis en place des groupes à double fonction : thérapeutique et de formation, s'adressant exclusivement à des psy enfants de survivants [83]. La plupart des psy responsables de ces groupes offrent simultanément une prise en charge individuelle au travail en groupe [84].

Les animateurs de ces groupes sont généralement des psychanalystes, des psychologues, des psychiatres, des « *social workers* », formés à la dynamique de groupe, à la psychanalyse et à la thérapie systémique. Ils souhaitent, avant tout, faire parler les enfants de survivants, leur permettre d'exprimer leur souffrance ; ils supposent que cette « génération » – dont ils font eux-mêmes partie – présente des douleurs singulières.

Que se passe-t-il dans ces groupes ? Il s'agit essentiellement de faire prendre conscience aux participants de leurs affects et représentations refoulées. Les groupes permettent d'analyser les « mouvements transférentiels » et « contre-transférentiels », les « fantasmes de groupe inconscients », le « leadership », la « culpabilité inconsciente », les « mécanismes œdipiens et préœdipiens », les « processus de double lien », les « mécanismes de défense », de « projection », de « clivage », le « narcissisme », les difficultés à « s'autonomiser et à s'individualiser ». Quelquefois, ces groupes s'inspirent de conceptions kleiniennes. Ils prennent alors pour modèles les groupes psychodynamiques mis en place par les psychanalystes aux États-Unis et en Angleterre dans les années 1950 et 1960 [85], et en France dans les années 1970. À cette époque, les psy qui animaient ces groupes étaient motivés par une authentique générosité ; ils voulaient introduire la psychanalyse dans les entreprises, les institutions et les usines afin de prodiguer ses bienfaits au plus grand nombre [86]. Dans ces expériences, on s'intéressait plus particulièrement à ce qui se passait dans le groupe lui-même ; on analysait les réactions des participants à l'expérience même du groupe : les prises de position, le leadership, les réactions de « régression », on invitait les participants à « exprimer librement leurs affects ». Le groupe était l'événement qui retenait tout l'intérêt des animateurs, eux-mêmes psychanalystes. Il s'agissait d'un temps où les psy étaient particulièrement attentifs aux mouvements sociaux, aux mouvements politiques de masse et pensaient que la psychanalyse pouvait apporter son savoir à l'effort d'émancipation des masses et des minorités sociales oubliées ; la psy témoignait ainsi de sa volonté de prendre part au progrès social.

À la différence des expériences de groupe de psychothérapie habituelle, ce qui frappe dans le recours aux théories psy dans le travail avec les enfants des survivants de la Shoah c'est qu'ici, le « groupe » n'est pas une création des psy, les sujets ne sont pas étrangers les uns aux autres ; ils ne sont pas réunis parce que des psy les ont pensés ensemble. Ils ont en commun d'être juifs. Mais encore une fois, cet aspect essentiel parce que constitutif du groupe et des sujets qui le composent est complètement ignoré par l'approche clinique et théorique courante.

Former et superviser des psy spécialisés

Récemment, une psychologue psychanalyste, formatrice dans l'association AMCHA – centre israélien de psychothérapie spécialisé dans la prise en charge des survivants de la Shoah et de leurs enfants [87] – a fait paraître un ouvrage [88] relatant une démarche de recherche effectuée auprès de collègues de son institution. Son but était de mettre en lumière la spécificité du travail de ces psy avec les populations juives survivantes de la Shoah. Son ambition avouée est de montrer en quoi les psychologues psychothérapeutes prenant en charge cette population ont profondément besoin d'une supervision spécifique. Elle interroge ses collègues sur la perception de leur activité thérapeutique avec les survivants. À cette occasion, ils évoquent en pointillé leur propre histoire – ils sont tous survivants ou enfants de survivants. Ils parlent des relations qu'ils entretiennent avec leurs parents. Elle les interroge sur leurs sentiments personnels vis-à-vis du judaïsme, sur l'éventualité de soigner un *kapo* ou un nazi. Elle les questionne sur les émotions et les « affects » qu'ils ressentent dans leur travail. En fait, l'auteur cherche avant tout à connaître la nature du « contre-transfert » de ses collègues, c'est-à-dire les sentiments conscients et inconscients que leur inspirent les patients survivants. Étant donné que l'interviewer et les interviewés sont tous formés à la psychanalyse, les entretiens, dont l'auteur cite des extraits, sont truffés de références psychanalytiques du type : « Arrête de projeter sur moi comme ça ! » ou bien : « Oui, là, c'est vrai que sans doute il me faudrait faire une nouvelle tranche [d'analyse] pour régler cette question. »

L'auteur insiste sur la nécessité pour le thérapeute d'être au fait de ses émotions et de ses mécanismes de défense quand il prend en charge des patients survivants de la Shoah. De quels affects et mécanismes de défense parle-t-elle ? Des notions identifiées par Freud et qui constituent les fondements de la psychanalyse, c'est-à-dire : « l'agressivité inconsciente », la « culpabilité », le « déni », la « projection », les « mouvements œdipiens », etc. Mais pour quelle raison psychothérapique spécifique ? Tous ces éléments sont systématiquement isolés dans n'importe quelle cure d'inspiration psychanalytique et particulièrement travaillés dans toute formation de psychanalyste. Sur la Shoah en tant qu'événement concernant les Juifs, sur la spécificité de l'expérience vécue, sur la particularité ethnique des patients et leur psychopathologie, l'auteur ne fait aucun commentaire particulier ; elle recourt systématiquement aux concepts généraux de la psychologie et de la psychanalyse. Au fond ses recommandations de psychologue et de thérapeute peuvent concerner n'importe quelle prise en charge d'obédience psychanalytique avec n'importe quel patient [89]. En réalité, l'auteur, elle-même enfant de survivant, formée à la psychanalyse, est profondément convaincue que le traumatisme de la Shoah est incurable. Il n'existerait aucun moyen de guérir les souffrances des survivants qui se transmettent de génération en génération. Elle préconise pour de telles souffrances une écoute empathique. Le maître mot est « faire parler » et laisser « s'exprimer la souffrance ». On reste tout de même circonspect, surtout lorsqu'on sait que faire parler les traumatisés réveille systématiquement leur trauma.

Au fond, le livre de Tauber, page après page, développe l'idée que la Shoah n'est pas pensable dans les champs psychanalytiques et psychothérapiques. Il s'agit d'une idée intéressante, mais alors à quoi bon avoir créé et fait prospérer un centre de psychologues psychanalystes spécialisés dans le traitement des survivants de la Shoah et de leur famille ?

Si l'expérience des camps n'a pas produit de nouvelles propositions en psychanalyse, n'a pas forcé la pensée psychanalytique à fabriquer de nouveaux concepts ; si la Shoah ne vient pas questionner la psychanalyse, c'est donc que pour la psychanalyse, la Shoah n'existe pas. Du point de vue de la théorie et de la pensée psychanalytiques, la Shoah est un non-événement. Bien que scandaleuse, cette conclusion est intéressante pour la psychanalyse. Au lieu de la discuter, la psychanalyse s'est systématiquement dérobée [90]. La pensée psychanalytique, dans son souci permanent d'universaliser, d'uniformiser, et de réduire tout ce qu'elle rencontre à une problématique du sujet infantile inconscient, est malheureusement passée à côté de l'un des paradigmes de l'histoire européenne contemporaine les plus déterminants.

Quelques problèmes méthodologiques

On aura compris que la majorité des psy qui se penchent sur les problèmes psychologiques des enfants de survivants est confrontée à une absence de résultat spécifique [91] dans la mesure où un certain nombre de problèmes méthodologiques essentiels n'ont pas été sérieusement pris en compte.

1) L'entité « enfant de survivant de la Shoah » est avant tout une hypothèse de travail introduite dans la pratique psychothérapique et psychologique des années 1970 et en aucun cas une donnée naturelle. Par conséquent, envisager le travail psychologique à l'aide d'une telle catégorie pour appréhender des sujets exigeait avant tout une réflexion et une étude de l'aspect « constructiviste » de la démarche.

2) Au lieu de rendre compte des effets qu'a eus une telle proposition sur les techniques psychologiques ainsi que sur les sujets, au lieu de discuter de sa pertinence et de sa spécificité, les professionnels ont eu pour ambition d'en faire une catégorie psychique, au même titre que la « personnalité multiple » ou la « personnalité addictive ».

3) Pour ce faire, ils se sont appuyés sur une série de concepts propres à leur champ dont le « sujet » (*self*) est l'élément princeps.

4) Ils utilisent, pour vérifier leur hypothèse – l'existence de cette catégorie psychique – une technique interprétative, c'est-à-dire qu'ils disposent avant même de commencer à travailler avec leurs patients d'une matrice cohérente externe tant aux sujets qu'aux éléments nouveaux révélés par la proposition originale. En d'autres termes, quel que soit ce que l'enfant de survivant dira ou montrera, le psy est en possession d'un outil, d'une grille de lecture qui a prétention d'inclure n'importe quel élément, n'importe quel matériel apporté par le patient.

5) De ce fait, ici, l'enfant de survivant, en tant que sujet, ne fait que « confirmer » la théorie du professionnel. Le psy en se reposant sur sa théorie préexistante du psychisme humain dispose *a priori* d'un savoir sur le patient à condition que le patient soit appréhendé comme un sujet psychique. Dans un tel contexte, la catégorie « enfant de survivants » ne peut être testée, elle ne peut venir interroger la théorie du psy, étant donné qu'elle y a déjà été dissoute. Par conséquent, les psy ne peuvent que conclure que, de leur point de vue, ils ne trouvent rien de spécifique chez les enfants de survivants.

6) Il semble bien que les psy utilisent les matrices d'interprétation et d'intervention thérapeutique auxquelles ils ont été formés. Ils ne peuvent dès lors qu'appliquer celles-ci, n'en possédant pas d'autres, et surtout appartenant à un groupe de professionnels qui les incarne, les entretient et les défend à tout prix.

7) En conclusion, la majorité des psy sont rentrés en collision avec un groupe réel et n'ont malheureusement pas su ou pas voulu dialoguer avec lui.

Face à l'absence de rigueur dans la prétendue démarche de recherche psychologique et derrière les contradictions que soulève l'approche psychanalytique des enfants de survivants de la Shoah, se cache tout de même me semble-t-il une proposition forte les concernant : les descendants de victimes juives de l'Holocauste nazi seraient des êtres en errance, des sujets en manque de cadre, des orphelins attendant d'être adoptés par une famille ou un groupe – religieux, culturel, intellectuel, idéologique ou politique. En d'autres termes, les rescapés de la Shoah ainsi que leurs enfants seraient des âmes à prendre et la psychanalyse, au travers de ses tentatives maladroites de les penser, fait part de sa candidature pour l'adoption.

Soigner n'est pas neutre

Les théories psychologiques ne vont pas de soi ; elles ne sont pas une donnée de la nature mais des matrices conceptuelles construites. Les réflexions psychologiques sur la Shoah se présentent toujours comme l'édification d'une réalité en soi, voire comme la révélation d'une vérité : « les survivants sont ceci », « les enfants de survivants sont cela ». Or nous savons bien que les cliniciens « fabriquent », construisent les données[92]. C'est-à-dire qu'ils mettent en place des dispositifs artificiels à l'intérieur desquels ils observent de manière sélective les faits qui les intéressent. Soit parce que ces « faits » viennent confirmer leurs théories, soit au contraire parce qu'ils les contredisent et leur permettent ainsi de découvrir de nouvelles hypothèses. Dans tous les cas, nous savons que ce sont les cliniciens qui *produisent* les faits cliniques et cela à l'aide de propositions méthodologiques et théoriques qui d'ailleurs varient selon les époques et les lieux. Mais il y a plus encore : les récentes recherches sur les psychothérapies, en portant toute l'attention non pas sur les malades, non pas sur la psychopathologie mais sur la formation des thérapeutes, sur les actions thérapeutiques, sur les outils – objets, théories des professionnels – sur les réseaux et les dispositifs de soins, ont montré que tout dispositif thérapeutique était de nature à influencer le patient, voire à le métamorphoser et à le fabriquer comme « cas[93] ». Ainsi, quand un clinicien, quelle que soit sa formation, quel que soit son groupe d'affiliation – qu'il soit « savant » ou « traditionnel[94] » – guérit un sujet, il ne peut le faire qu'à condition de modifier en profondeur les pensées que le sujet a sur sa propre situation au moment où il vient consulter. Un thérapeute agit donc contre le mal en transformant le patient, en le délogeant de sa situation et en lui imprimant une nouvelle manière de se penser. Un patient qui accepte le cadre de son thérapeute est un patient initié, dans le processus thérapeutique, à la pensée de son thérapeute ; il s'en saisit et réinterprète rétroactivement toute son existence à travers elle. Le thérapeute introduit le « patient » dans un réseau théorique et social auquel lui-même est affilié. Ainsi, quand un psychanalyste soigne un survivant, il « fabrique » nécessairement un « sujet psychanalytique » et si un rabbin guérisseur avait soigné ce même survivant, il aurait « fabriqué » tout aussi nécessairement un « sujet juif » de son obédience religieuse spécifique. Dans le premier cas, comme dans le second, le patient, une fois guéri, adhérera à la pensée du groupe du thérapeute. Il recourra aux théories et à la philosophie de son thérapeute – thérapeute qui n'est, au demeurant, jamais seul mais toujours relié à un groupe. Le patient guéri s'impliquera dans des actions et dans les réseaux sociaux qui correspondent à ceux qui ont permis au thérapeute d'effectuer un travail bénéfique à son égard. Il tentera même de convaincre ses proches, son entourage de la valeur et du bien-fondé de la pensée de son thérapeute. Soigner n'est jamais neutre. Soigner est aussi un acte « politique » qui participe entièrement de la mise en œuvre d'un choix de société[95]. Guérir induit toujours l'affiliation du patient au système de pensée du thérapeute. Reste aux chercheurs et aux cliniciens à analyser les conséquences sociales et politiques de chaque thérapeutique[96]. Chaque fois qu'un psychanalyste soigne un patient, il vient accroître le « groupe psychanalytique » ; chaque fois qu'un rabbin guérisseur soigne un patient, il renforce le « groupe juif » auquel il appartient. L'expérience de soin psychologique avec les survivants et descendants de victimes de la Shoah m'a appris que lorsque la guérison s'accompagne du sentiment d'être fidèle à ses origines, elle se révèle plus durable et plus joyeuse.

Petit glossaire

Alya : littéralement « montée », l'immigration des Juifs en Israël.

Auschwitz Blechhammer : un des camps satellites d'Auschwitz.

Bar-mitsva : cérémonie initiatique du jeune Juif à treize ans marquant son entrée dans la communauté des adultes.

Bet Din : tribunal rabbinique traitant toutes sortes de problèmes juridiques, les conflits ainsi que les questions de la vie juive (*halakha*) ; il a également entre autres tâche de valider la *cacheroute* dans les restaurants.

Brit mila : circoncision ; chez les Juifs elle est une obligation inscrite dans la Bible et se pratique huit jours après la naissance.

Cacheroute : ensemble de règles alimentaires juives.

Dibbouk : l'âme d'un mort qui possède un vivant. Généralement un homme mort qui se glisse dans le corps d'une femme.

Froum : mot yiddish tiré de l'allemand, signifiant : très pieux.

Gheniza : cimetière pour les textes et les objets juifs sacrés.

Glatt casher : expression constituée d'allemand (*glatt* veut dire lisse et fait ici référence à l'aspect du poumon de l'animal tué) et d'hébreu (*casher*) qui signifie : « strictement casher ».

Goy (*goya, goyim*) : signifie littéralement : peuple, païen ; adjectif qualifiant celui qui n'est pas juif.

Kaddish : prière pour les morts.

Mazel Tov : signifie littéralement : bonne chance, s'utilise pour féliciter lors d'un heureux événement.

Mezouza : petit boitier renfermant un texte sacré apposé sur les linteaux des portes.

Mishiguéné : mot hébreu (ici dans sa version yiddish) voulant dire : fou.

Mikveh : bain rituel.

Mitsva : commandement.
Nida : mot hébreu voulant dire impur, utilisé pour qualifier les femmes en période de règles.
'Olam aba : signifie littéralement : le monde futur, c'est-à-dire la mort.
Pessah : la pâque juive.
Rosh Hashana : le Nouvel An juif.
Schull : mot allemand signifiant : école ; s'utilise en yiddish pour signifier la synagogue.
Shabbat : le dernier jour de la semaine, chômé absolument.
Shomer Shabbat : gardien du shabbat, c'est-à-dire qui respecte le shabbat.
Shoh'et : sacrificateur rituel.
Shrita : le meurtre rituel des animaux, l'égorgement des animaux.
Yom Kippur : jour du grand pardon.

Notes

PRÉSENTATION ET REMERCIEMENTS

1. Zajde, 1993.
2. *www.ethnopsychiatrie.net*

Première partie. – La Shoah : un événement public

1. Parmi lesquels, Antelme, 1947 ; Rousset, 1946 et 1947 ; Wellers, 1946.
2. Essentiellement des films de soldats américains ayant participé à la libération des camps, comme ceux de Samuel Fuller.
3. Poliakov, 1951.
4. Eitinger, 1961 et 1962.
5. Sur le devenir de ce syndrome en psychiatrie *cf. infra.*
6. Kestenberg M., 1982 ; Wasserstein B., 1996.
7. Epstein, 1979 ; Vegh, 1979.
8. Répertoire chronologique des convois ayant déporté les Juifs de France avec les noms des déportés, leur date et lieu de naissance ; sont spécifiés les numéros des convois, les dates et lieux de départ et d'arrivée, le nombre de déportés pour chaque convoi, le nombre de femmes et le nombre d'hommes, le nombre de déportés immatriculés à l'arrivée en camp et celui de tués immédiatement dans les camps d'extermination, enfin, le nombre de déportés revenus vivants. La publication de ce *Mémorial de la déportation des Juifs de France* constitua un événement marquant dans la vie des survivants et surtout des enfants cachés, *cf.* Zajde, *op. cit.*
9. « *Yom Ha Shoah* » le jour de la Shoah, le 27 *Nissan* (généralement au mois d'avril) ; « La cérémonie des déportés », le 24 *Eloul* (généralement au mois de septembre) ; ces différentes dates donnent lieu à des cérémonies variées : rituels religieux inventés tout spécialement pour la commémoration de la déportation, se déroulant dans les synagogues en présence de rabbins, d'anciens déportés et de personnalités politiques ; réunions laïques d'anciens déportés et de familles de survivants dans des lieux symboliques, lors desquels sont tenus des discours

d'ordre plus politique et moral ; « Cérémonie de lecture des noms », instituée par le rabbin Farhi, qui consiste à lire à haute voix tous les noms des Juifs déportés de France, répertoriés par Klarsfeld dans son *Mémorial de la déportation des Juifs de France*, qui se tient durant 24 heures d'affilée, chaque année, au Pont de Bir Hakeim à Paris (l'ancien emplacement du Vélodrome d'Hiver – là où furent parqués les Juifs de la région parisienne arrêtés lors des grandes rafles des 16 et 17 juillet 1942).

10. Par exemple, l'église catholique et la gendarmerie françaises.

11. En France, Josette Zarka, professeur d'histoire à l'université de Paris-X, sollicitée par l'Université de Yale aux États-Unis mit en place un groupe d'interviewers (Zarka, 1993), Perel Wilgowicz (*cf.* Zajde, 1993) psychanalyste, membre de la Société psychanalytique de Paris, fit de même, supervisée par Judith Kestenberg (1982), psychanalyste membre d'un groupe de réflexion new-yorkais et Yolanda Gampel d'Israël, 1982.

12. À ce jour, on compte plus d'une centaine de thèses de doctorat – essentiellement en anglais – soutenues dans les universités des États-Unis et du Canada ; en France, *cf.* Abalan, thèse de doctorat en médecine soutenue en 1987, Waintrater thèse de doctorat en psychologie soutenue en 1999 publiée en 2003, Zajde, thèse de doctorat en psychologie soutenue et publiée en 1993.

13. Surtout aux États-Unis dans les « Holocaust studies ».

14. *Cf. infra.*

15. En 1999 l'association avait réalisé 50 000 enregistrements.

16. Les réglementations ayant trait aux réparations financières pour les dommages subis par les survivants civils des camps nazis ont commencé à être édictées en 1953 et ce n'est qu'en 1961 que débute la prise en compte des dommages d'ordre psychique, *cf.* Wasserstein, *op. cit.* Aujourd'hui il est question d'utiliser des fonds récupérés dans le cadre de ces procédures pour dédommager non plus les seuls survivants mais les familles de survivants des conséquences psychopathologiques dues aux traumatismes de la Shoah. Il est question de considérer dans le cadre juridique, la seconde et même la troisième génération comme victimes de la Shoah ayant droit à des réparations.

17. Le procès de Klaus Barbie eut lieu à Lyon de mai à juillet 1987, celui de Maurice Papon à Bordeaux d'octobre 1997 à avril 1998.

18. 16 juillet 1995.

19. Par exemple, dans le domaine religieux, en France, l'initiative du rabbin Farhi du MJLF cité plus haut ; chez les historiens, le livre de Finkelstein, 2000, *cf. infra.*

LE RETOUR DES SURVIVANTS

1. Eitinoer L., 1961, 1962 ; Krystal H. et Niederland W.G., 1968.

2. Le syndrome du survivant comprend : des sentiments intenses de peur, de terreur et d'abandon, des reviviscences de l'événement traumatique, des évitements de stimuli liés à l'événement, l'émoussement de la réactivité générale, une hyperactivité neurovégétative, des rêves traumatiques, des souvenirs récurrents, des périodes sensibles au moment des anniversaires, des états dissociatifs, une irritabilité particulière, une perte de la capacité de concentration, une labilité émotionnelle, une réduction de la capacité de modulation des affects, des peurs et des soucis injustifiés et excessifs ; pour une présentation critique du syndrome, *cf. infra.*

3. Pross D., 1988.

4. Sur les conditions dans lesquelles ces expertises se sont déroulées, *cf.* Kestenberg M., 1982.

5. Au sujet de problèmes méthodologiques dans la recherche sur les conséquences psychologiques et psychiatriques du traumatisme de la Shoah, *cf.* Lomrenz, 2000.

6. Par exemple dans les normes de construction des bâtiments, dans l'industrie automobile – crash tests, etc.

7. Bien que la décision remonte à l'année 1941 (*cf.* la lettre datée du 31 juillet 1941 de Goering à Heidrich) c'est lors de la conférence de Wannsee (20 janvier 1942), que fut annoncé en secret le plan précis de « la solution finale », *cf.* la déposition de Hoess lors du procès de Nuremberg 1945/1946.

8. De novembre 1945 à octobre 1946, Heydecker et Leeb, 1959.

9. 1961.

10. Arendt, 1963.

11. Nathan, 2001.

12. Tels que Hilberg, Poliakov et Lanzmann, qui se sont attachés à rapporter les détails des faits en restant très prudents à l'égard de toute pensée psychologique ou sociologique.

13. *Cf. infra.*

14. *Cf.* Bauman, 1989.

15. Le dernier exemple de ce type d'approche est celui de Finkelstein, *op. cit.*, Dans son ouvrage, qui se veut polémique sur les réparations financières de la Shoah, il dénonce le fait qu'un État (Israël) revendique des réparations financières afin de prendre en charge les dizaines de milliers de survivants juifs ayant choisi de vivre en Israël au sortir de la guerre. Finkelstein prétend que les réparations ne sont légitimes que lorsqu'elles sont demandées par les survivants de manière individuelle et octroyées à des victimes isolées – cette option est surprenante au regard de la position gauchiste et anticapitaliste que Finkelstein veut servir en développant une thèse aux relents antisémites et ouvertement antisionistes. Ce faisant, Finkelstein adhère sur le fond à la thèse du duc de Clermont-Tonnerre, qui voulut tout donner aux Juifs en tant que citoyens, en tant qu'individus isolés, et rien en tant que peuple doué d'une influence réelle, pouvant revendiquer une terre, se doter d'une armée et d'une force internationale. Enfin, Finkelstein rejoint bon nombre d'auteurs, pour lesquels les Juifs en tant que victimes d'un génocide de masse sont intéressants car ils peuvent servir des intérêts intellectuels étrangers au judaïsme – ici une problématique gauchiste antisioniste qui malheureusement ne s'adresse pas aux victimes. À moins que Finkelstein n'ait pensé honnêtement faire ici une proposition aux survivants du type : « Pour dépasser et pour comprendre ce qui vous est arrivé, devenez trotskistes ! » Si c'est le cas, c'est peu pertinent car bon nombre de survivants étaient déjà marxistes avant leur déportation et le sont restés sans que cela ne les aide en rien à guérir leurs profondes blessures.

16. Y compris Bauer, 2001, qui veut pourtant étudier la Shoah selon une « perspective juive » et qui cherche désespérément une explication psychologique athée et universelle.

17. Stengers, 1992.

18. Nathan, 1994 ; Zajde, 1998.

19. Le *Post Traumatic Stress Disorder*, en français : État de Stress Post Traumatique, *cf. infra.*

20. Calimani, 1997.

21. Amery, 1966 ; Bettelheim, 1960 ; Rousset, 1946 et 1947 ; Pollak, 1990.

22. Lévi, 1958, 1963 et 1986.

23. Wieviorka, 1992 ; Ouzan, 1995.

24. Bettelheim, *op. cit.*

25. Essentiellement dans le Lévitique ; elles sont présentes tout au long des

cinq livres du Pentateuque et en résumé détaillé dans le *Choul'hane Aroukh* de Joseph Caro.

26. Wexler, 2002.

27. En hébreu : *Tikoun*. *Cf.* Le Tikoun Haklali, de Rabbi Nah'man de Breslev, l'un des commentateurs les plus célèbres sur cette question.

28. Essentiellement de l'OSE et du COJASOR.

29. Par exemple le docteur Baruk, 1976, à l'hôpital de Charenton.

30. J'ai remarqué, en parlant avec les survivants, qu'il existe en fait une nette hiérarchisation dans l'accusation portée aux « responsables » de la persécution antisémite. Par exemple, les Juifs polonais déportés de France tiennent Dieu pour le plus coupable, ensuite viennent les catholiques polonais (présentés comme les pires antisémites) puis les Français – les Allemands ne sont évoqués que d'une manière quasi abstraite et semblent ne présenter que fort peu d'intérêt pour la réflexion !

Deuxième partie. – Soigner les survivants et leurs enfants

1. Poliakov, 1951 ; Hilberg, 1985.

2. Les « descendants de victimes » concernent également une catégorie particulière : les enfants des morts – ceux qui ont été conçus avant l'arrestation et l'assassinat de leur père ; *cf. infra*, le cas de Myriam Trotman dont la mère était enceinte de trois mois quand le père fut arrêté pour être ensuite déporté et assassiné à Auschwitz.

3. *Cf.* les recherches du Centre Georges-Devereux sur les traumatismes de la migration, les traumatismes de la torture, les traumatismes de la guerre, les traumatismes de la maltraitrance. Pour une présentation détaillée, *cf.* le site du Centre Devereux : *www.ethnopsychiatrie.net*

4. Les sujets donnent leur accord pour être enregistrés. Le Centre dispose à l'heure actuelle de 300 heures de bandes vidéo et de plus de 800 heures d'enregistrement audio des différentes séances et entretiens menés dans le cadre de la recherche clinique.

5. Notons que selon la définition que je propose, les enfants juifs cachés pendant la guerre appartiennent aux deux catégories : ils sont à la fois descendants de victimes juives et eux-mêmes des survivants.

6. Ces revendications ont été clairement exprimées lors des récentes réunions d'associations d'enfants cachés et d'enfants de survivants en France et à l'étranger.

7. Essentiellement aux États-Unis, en Israël et en Europe du Nord – la France, bien qu'abritant l'une des plus grandes communautés juives au monde, se trouve être étrangement l'un des derniers pays à s'intéresser à cette question, *cf. supra*.

LES GROUPES DE PAROLE DE SURVIVANTS ET DE DESCENDANTS DE VICTIMES DE LA SHOAH

1. *Cf. infra*.

2. Ce type de démarche est en train de changer ; voire une tentative dans ce sens *in* Goldhagen, 1996.

3. Les témoins évoquent toujours des « causes » soit ethniques, soit religieuses, soit politiques qui leur ont valu d'être persécutés. « Causes » qu'ils continuent, en majorité, à revendiquer haut et fort le restant de leur vie.

4. Lorsqu'on demande par exemple aux Juifs religieux ce qu'ils pensent, ce qu'ils comprennent de la Shoah et de ses conséquences, ils n'évoquent jamais le nazisme ou l'antisémitisme mais ils répondent que l'événement questionne le rapport du peuple juif à sa divinité. C'est-à-dire qu'ils répondent de l'intérieur de leur monde et en respectant leurs intérêts profonds, *cf.* Zajde, 1993. Lorsqu'on interroge, comme je l'ai fait, des survivants tsiganes du nazisme, ils parlent des Allemands en termes de « *gadjé* primitifs », c'est-à-dire qu'en prenant bien sur la mesure de l'événement, ils incluent les persécutions qu'ils ont connues pendant la Seconde Guerre mondiale dans l'ensemble de celles qu'ils subissent depuis des siècles de la part des sédentaires, des « *gadje* », des « non-tsiganes », qu'ils jugent en général sauvages, « non civilisés » et « non libres ». D'ailleurs il ne correspond à ma connaissance aucun terme spécifique (du type Shoah pour les Juifs) en langues tsiganes pour cette tragédie – ce que j'ai entendu en *manouche* le plus souvent peut se traduire par « ce que les Allemands nous ont fait » – expression qui confirme l'importance des identités dans l'événement. Sur la persécution des Tsiganes par les nazis, *cf.* Asseo, 1989 ; Bernadac, 1979 ; Kenrick et Puxon, 1995 ; Lewy, 2000.

5. « Nathalie Zajde, chercheur et psychologue à l'université de Paris-VIII Saint-Denis, recherche des enfants de survivants souhaitant participer à une recherche universitaire sur la transmission du traumatisme à la seconde génération. Vous pouvez me contacter au.... »

6. *Cf.* Zajde, 1993.

7. *Cf.* Pour une présentation détaillée de ce qu'est un entretien psychohistorique, voir ci-dessous.

8. Dans le souci de respecter l'anonymat, tous les noms et prénoms, ainsi que les informations permettant de reconnaître les sujets dont je parle dans ce livre ont été changés – ces changements respectent dans chaque cas une logique d'équivalence afin que soit conservée la cohérence du propos.

9. Sur le dispositif de recherche, *cf. infra.*

10. *Cf.* Zajde, 1993.

11. Mémorial israélien de la déportation et de l'extermination des Juifs d'Europe où sont inscrits les noms des victimes. Yad Vashem est également un musée et un lieu de documentation.

12. *Cf.* Nathan, 2001.

13. Sur la disparition du monde juif polonais comme événement dévastateur pour les descendants d'immigrés survivants *cf.* l'autobiographie de Pierre Goldmann, 1975.

14. En filmant les séances après accord donné par les patients, le Centre Georges-Devereux respecte les règles éthiques internationalement adoptées par les laboratoires de recherche en psychologie et psychothérapie qui exigent l'accord du sujet et une trace fiable du recueil des données.

15. *Cf.* ci-dessous.

16. Janvier 2003.

17. Nous disposons à l'heure actuelle de 300 heures de bandes vidéo – enregistrement intégral des groupes de parole et de 600 heures d'enregistrement audio d'entretiens psychohistoriques et de 4 films destinés à la formation spécialisée.

18. Le premier élément perturbateur introduit par Tobie Nathan dans une consultation de psychologie qui permit une réelle innovation dans la pratique et la théorie psychothérapiques fut l'usage de la langue maternelle des patients et l'accent mis sur la traduction en consultation, *cf.* Nathan, 1993, 1994, 1995 et 2001.

19. *Cf.* Hermant, 2004.

20. Nathan, 2001 p. 127.

21. Le 15 du mois de Nissan.

22. *Cf. infra.*

23. Dictionnaire encyclopédique du judaïsme, p. 981.
24. Nathan, *op. cit.*
25. Anzieu, 1972, 1975 ; Kaes, 1976 ; Balint, 1957.

QUI SONT LES PARTICIPANTS ?

1. Les chiffres et les statistiques sont élaborés à partir des données recueillies lors d'entretiens avec les participants (N = 80), avant et après leur participation au groupe de parole ainsi que pendant les séances de groupe de parole. Les statistiques présentées ci-après ne concernent que les sujets rencontrés par les chercheurs ; elles sont strictement indicatives et ne représentent aucunement une population générale.
2. Grandsard, 2000 et 2001.
3. Sauf un participant, *cf. infra*.
4. Dans le cas des mariages mixtes, le vécu de persécution antisémite concerne bien évidemment la lignée du parent juif.
5. Nathan, 1995.
6. Zajde, 1993.
7. *Cf.* Grandsard, 2005.

L'ENTRETIEN PSYCHO-HISTORIQUE

1. Sur l'abominable extermination des Juifs lituaniens *cf.* Ilya Ehernbourg et Vassili Grossman, 1995.

PRÉSENTATIONS

1. Je rappelle que tous les noms et prénoms ont été totalement changés pour d'autres pouvant être considérés comme « équivalents » du point de vue de l'appartenance juive.
2. Epelbaum, 2002.
3. *Cf. infra*.
4. *Cf. infra*.
5. Fogelman et Savran, 1979.

PENSER ENSEMBLE

1. Selon la pensée juive, il existe dans le peuple juif des êtres de différentes natures. Le *tsaddiq* est un Juif particulier, ayant une relation à la divinité et aux hommes spécifique (Schwartz-Bart A., 1959). C'est l'une des propositions des autorités religieuses juives que d'identifier les survivants de la Shoah comme des *tsaddiqim* (Schwarz Y. et Goldstein Y., 1987).
2. *Dictionnaire du judaïsme*, 1998, p. 805.
3. Bagneux : ville de banlieue parisienne, abritant un des grands cimetières de la région, où est enterré une grande partie des Juifs ashkénazes immigrés à Paris avant et après la Seconde Guerre mondiale ; y sont édifiées de nombreuses stelles funéraires en souvenir des morts en déportation.
4. *Kaddish* : prière pour les morts, en araméen, au cours de laquelle on loue la divinité. Cette prière est prononcée par le mari ou le fils aîné endeuillé, en

présence d'au moins dix hommes juifs, à l'occasion du rituel funéraire et plusieurs fois par jour lors des offices religieux quotidiens à la synagogue, *cf. infra*.

5. *Cf. infra*.

6. *Rosh Hashana-Yom Kippur*, p. 6, Éditions Peylim-« Yad-Laa'him ». Belgique, 1986.

7. Entre le 1er et le 10 *Tichri* ; cette période se situe en général au mois de septembre du calandrier chrétien.

8. En hébreu : « *Zé 'halifati, zé kaparati, zé temourati...* », traduction de J. Salavize : ça me remplace, c'est le pardon, l'expiation, ça me remplace (au sens où il est possible de faire transférer la sanctification d'un être sur un autre) *in Rosh Hashana-Yom Kippur*, p. 30, Éditions Peylim-« Yad-Laa'him », Belgique, 1986.

9. Que m'avait si généreusement expliqué la gardienne du savoir qu'était Ranou Nathan, qu'elle repose en paix.

10. *Shoulhan 'Aroukh*, littéralement « la table dressée », est un manuel de vie et de conduite juives. « On a l'habitude d'offrir des *kapparoth* (animaux offerts à titre d'expiation) la veille de Yom Kippur (Jour du Pardon), tôt le matin, car alors la miséricorde est très grande. On prend pour un homme un coq non châtré, et, pour une femme, une poule ; pour une femme enceinte, on prendra un coq et une poule, un coq, car l'enfant sera peut-être un garçon, et si c'est une fille, il suffira d'une poule pour la mère et la fille ; même d'autres gens pourront prendre une *kapparah* pour deux personnes. On choisira des animaux blancs car il est dit : « Si vos péchés sont comme l'écarlate, ils blanchiront comme la neige... » (Isaïe, I, 18). Mais on ne cherchera pas explicitement, au moment de l'achat, des animaux blancs, pour les acheter plus cher, car ce serait un usage des Amoréens (à proscrire) ; mais si, entre autres, il se présente un blanc à acheter, on le choisira. Chacun prendra sa *kapparah* avec la main droite, dira les versets : « Les hommes, etc. » (Psaumes CVII, et Job XXXIII, 23), et fera tournoyer l'animal autour de sa tête en disant : « Ceci est à ma place, etc. », à trois reprises. Si on le fait pour d'autres, on dira : « Ceci est à ta place... » On fera tournoyer l'animal d'abord pour soi, ensuite pour autrui. Il est bon que la *che'hitah* (abattage rituel) ait lieu également le matin, tôt, aussi tôt que l'on a fait tournoyer l'animal. L'on ne doit pas penser que c'est une véritable expiation, mais l'on pensera qu'il aurait dû nous arriver tout ce qui arrive à ce poulet, à cause de nos fautes, et l'on se plaindra de ces fautes, et, dans Sa Miséricorde, le Saint, béni soit-Il, acceptera notre repentir. On a l'habitude de jeter les intestins, le foie et les reins des *kapparoth* sur les toits ou dans un jardin, là où la volaille pourra les manger, car il faut avoir pitié des créatures, ce jour-là, pour qu'on ait pitié de nous, du haut du ciel ; également parce que ces animaux ont mangé des mets volés, afin que l'homme pense à se détourner du vol. Si on ne peut pas trouver de poulets, on pourra prendre une oie, ou tout autre animal vivant que l'on ne pouvait pas offrir (au Temple) ; certains parlent même de poissons, mais pas de tourterelles ou de jeunes colombes, que l'on pouvait offrir, et cela semblerait offrir des sacrifices saints, à l'extérieur (du Temple). Certains ont l'habitude de donner les *kapparoth* aux pauvres, mais il vaut mieux les racheter avec de l'argent, et donner cet argent aux pauvres.

11. *Cf.*, par exemple, *Lévitique*, I, II, III, etc.

12. Étrangement, au moment (début des années 1990) où la pratique de ce rite connaissait une recrudescence impressionnante, attirant toute sorte de Juifs, des plus riches aux plus pauvres, des plus croyants aux plus athées, ashkénazes comme séfarades, le consistoire et les autorités parisiennes en charge de l'hygiène de la Ville ont de concert interdit la *kappara* dans la capitale. Désormais, elle se déroule tout une nuit, dans un abbatoire musulman d'une banlieue parisienne mal éclairée et difficile à trouver, loué pour l'occasion par des sacrificateurs

appartenant à un mouvement religieux orthodoxe. Néanmoins, elle attire toujours autant de monde !

13. Hormis des cas exceptionnels de conversion – qui fonctionne du reste selon une logique d'adoption du converti par le groupe tout entier.

14. Chapitre XVIII de la Genèse.

15. Nathan, 2001, 2004.

UN MORT NON DISLOQUÉ

1. Camp de Noé, situé en Haute-Garonne ; un des nombreux camps de concentration du sud-ouest de la France pour Juifs et étrangers, voir Cohen, Malo (1994).

2. *Le mémorial de la déportation des Juifs de France*, Klarsfeld, 1978. Répertoire de tous les noms, dates et numéros de convois des déportés juifs de France.

3. Actes de disparition établis par l'État français, dans les années 1950, *cf.* Wieviorka, 1992.

4. Lutétia : grand hôtel parisien, siège de l'administration, centre de retour des déportés au lendemain de la guerre.

5. Rue des Rosiers, quartier juif de Paris, situé dans le Marais.

6. Bon nombre de lettres envoyées du camp de Drancy ou des trains de déportation sont archivées au CDJC de Paris, certaines ont été récemment réunies pour une publication par A. Sabbagh, 2002.

7. Nathan, 1994.

8. *Dibbouk* : l'âme d'un mort qui erre et qui vient posséder un vivant, *cf. infra*.

9. Il pourrait s'agir ici d'une nouvelle expression du paradoxe d'Épyménide (voir Devereux, 1969).

10. *Torah* : en hébreu : la doctrine, la loi. Au sens étroit, le Pentateuque. Au sens large, l'ensemble de la loi juive.

11. Le *minian* : Quorum obligatoire pour la prière.

12. Le cimetière en hébreu se dit aussi : *beit el haïm*, ce qu'on peut traduire par : la maison de la vie, la maison des vivants.

13. Pour paraphraser M. Mauss qui parle de « fait social total ».

14. Nathan T., 1994.

KADDISH POUR LE PÈRE DE LILI

1. *Goy* : en hébreu signifie « peuple » ou « païen », mais s'utilise pour nommer un non-Juif.

2. *ESH*, *cf. supra*.

3. Il s'agit des marches forcées d'évacuation des camps de concentration et d'extermination, organisées par les nazis devant l'avance des alliés. Le taux de mortalité des prisonniers et des déportés au cours de ces marches de repli fut extrêmement important. Cette dernière épreuve est souvent décrite par les survivants comme l'épreuve la plus terrible de toute leur déportation, la plus atroce, voire même irréelle. *Cf.* Hilberg, 1985.

4. *Mazel Tov*, littéralement : bonne chance ; se dit pour féliciter quelqu'un ; à l'occasion d'un heureux événement.

5. Petit boîtier renfermant un parchemin biblique que les Juifs fixent – selon des règles très précises – sur le chambranle de la porte de la maison.

6. Nathan, 1995.

7. *Kaddish* : en hébreu, probablement de même racine que *kaddosh* qui signifie sacré, sanctifié.

LE *DIBBOUK*, UN MORT ASHKÉNAZE RESSUSCITÉ

1. Les fameuses communautés judéo-espagnoles et ladino telles celles de Corfou ou de Salonique ont malheureusement connu un sort identique. Lire par exemple, le très émouvant témoignage sur la déportation des Juifs de Salonique de Stroumsa, 1999. Étant donné que les survivants et les descendants de survivants que nous recevons au Centre Georges-Devereux sont essentiellement d'origine ashkénaze, les conclusions présentées dans ce livre découlent du travail effectué avec cette population.

2. *Cf.* Hilberg, 1985.

3. Hilberg, *op. cit.*

4. Sur la culture ashkénaze et son histoire, *cf.* Baumgarten et Ertel et Noborski et Wieviorka, 1998.

5. Baumgarten, 2002.

6. Pluriel de *goy*, mot hébreu signifiant « nation », c'est-à-dire non-Juif.

7. *Cf.* l'ouvrage de référence sur le *shtetl* : la bourgade juive, de R. Ertel, 1982.

8. Au sujet de la création officielle du premier ghetto (Venise, 1516), Calimani écrit : « *C'était un moment unique dans l'histoire des Juifs de Venise : même enfermés entre les murs du ghetto, ils voyaient, pour la première fois, leur résidence juridiquement reconnue. Il s'agissait là, bien sûr, d'une stabilité toute relative, mais en définitive, et malgré les tensions, leur situation n'était pas des plus mauvaises, et notamment, par rapport à celles des Juifs d'autres villes italiennes ou européennes. La réputation du ghetto de Venise ne cessait du reste de croître, atteignant même les communautés diasporiques les plus éloignées* », *in* Calimani, 1997, p. 62.

9. *Cf.* Poliakov, 1961, 1968, 1977.

10. En fait, il s'agit bien ici d'un processus d'assimilation chrétienne des Juifs d'Europe. *Cf.* A. Besançon (1998) pour comprendre le lien entre le projet communiste et le projet chrétien, tous deux fondés sur le principe rédempteur et universel de l'humanité.

11. Mot yiddish signifiant rabbin.

12. *Cf.* Roland C., 1962.

13. Ne sachant pas lire l'hébreu, ignorants des contenus de la *Torah*, des modalités de pensée talmudiques, ils sont convaincus de la pertinence et du caractère de vérité absolue des propositions de la société occidentale (bon nombre d'entre eux s'en sont faits les chevaliers servants en devenant enseignants, chercheurs, acteurs humanitaires, militants politiques et syndicaux, etc.) ; l'un des enfants de survivants d'un groupe de parole, scientifique de haut niveau, à propos du fait qu'il descendait d'une famille juive de Lituanie très pieuse qui fut totalement exterminée pendant la guerre, disait lui-même : « Je ne suis pas allé étudier la Torah, moi, je suis allé faire de la recherche dans un labo de physique... »

14. Ce surnom emprunté à Victor Hugo est souvent utilisé par les anciens enfants cachés pour parler des paysans chez qui ils étaient malheureux.

15. Ce groupe de parole s'est déroulé au cours de l'année 1997.

16. Ils sont parfois deux, parfois trois.

17. Winkler, 1981.

18. À ce sujet, *cf.* Singer, 1955, l'un des plus beaux récits de *dibbouk* traduit du yiddish.

19. Anski, 1917.

20. *Cf.* Gikatila, 1994.

21. Dans les récits de Singer, on peut ainsi voir des hommes et des femmes, sous la domination d'un *dibbouk*, s'adonner aux pires actions telles que coucher avec des animaux, se dénuder dans la synagogue, prononcer le nom de Dieu.

22. Surnommé dans la tradition juive « *Ha Ari* ».

23. Pluriel de *dibbouk*.

24. Bien que Rachel Lévy n'ait reçu aucune éducation juive, l'interprétation immédiate qu'elle fait de son rêve est strictement conforme aux interprétations oniriques juives – chez les Juifs, les morts peuvent s'incarner dans des poissons, *cf.* Almoli. J'ajoute ici que j'ai appris depuis qu'une des prescriptions proposées à quelqu'un qui a rêvé d'un parent disparu est de cuisiner du poisson au *Shabbat* suivant – probablement selon une logique d'offrande et de réponse à la demande du mort. Rachel a-t-elle, sans même connaître cette prescription, cuisiné du poisson dans la semaine qui a suivi son rêve ? Je regrette que cette question ne lui ait pas été posée au moment du groupe de parole.

25. La racine trilittère (*dalet, bet, qouf*) donne en hébreu les mots : coller, adhérer, attaché, fervent, colle, collant, adhésif.

26. *Cf.* Le Cantique des cantiques.

27. *Cf.* Winkler, 1981 ; Bilu et Beit-Hallahmi, 1989.

28. Est-ce par crainte ou se sentent-ils accablés devant la charge de travail et l'exigence de créativité nécessaires ? Notons que les efforts, pourtant nombreux, *cf.* Farhi, 2000, pour honorer et commémorer les morts juifs de la Shoah, s'ils présentent des intérêts moraux et sociopolitiques évidents, sont malheureusement psychologiquement inefficaces ; comme si, au fond, ces actions ne s'adressaient ni à ces morts-là ni à leurs survivants.

DEVENIR JUIF ?

1. Ces pourcentages n'ont aucune valeur générale ; ils sont strictement indicatifs pour la population qui a participé aux groupes de parole du Centre Georges-Devereux.

2. Grandsard, 2000, 2001 et 2005.

LE BANNISSEMENT DE LA MÉLANCOLIE

1. Mot hébreu qui signifie : montée, et qui s'utilise pour parler de l'installation des Juifs en Israël.

2. Nathan T., 1997 et 1999.

3. Il s'agit majoritairement d'ethnies qui proviennent des anciennes colonies françaises : d'Afrique du Nord et d'Afrique subsaharienne, ainsi que des Antilles françaises et du bassin méditerranéen.

4. Les consultations d'ethnopsychiatrie se déroulent en groupe de thérapeutes pluriethnique et plurilinguistique. Elles sont dirigées par un thérapeute principal qui invite les cothérapeutes à intervenir en utilisant les connaissances qu'ils ont des cultures et des langues différentes. Pour une présentation détaillée du dispositif ethnopsychiatrique, *cf.* Nathan, 1993, 1994.

5. Quand nous le jugeons nécessaire, des linguistes, des historiens, des philosophes peuvent participer à la consultation, afin d'optimiser la prise en charge. Ces spécialistes, qui acceptent de venir partager leur savoir pour aider des psy à mieux soigner leurs patients, se transforment pour l'occasion en cothérapeutes et sont alors soumis aux mêmes règles déontologiques que les professionnels du soin psychologique.

6. Les consultations d'ethnopsychiatrie durent le temps estimé nécessaire

par le thérapeute principal pour la recherche d'efficacité et d'explicitation – deux, trois ou quatre heures. Il s'agit presque toujours de consultations demandées par des institutions pour des patients qui présentent des réactions négatives au traitement habituel. Les consultations d'ethnopsychiatrie sont le plus souvent des interventions ponctuelles, en complément de la prise en charge régulière. C'est pourquoi, le médecin, le psy, l'infirmier, l'éducateur ayant fait la demande de consultation assistent le plus souvent à la séance. Lorsqu'il s'agit, ce qui est rare, d'une démarche individuelle, nous nous assurons toujours que les professionnels en charge du suivi régulier du patient soient mis au courant. Dans le cas de Martine, c'est sa fille qui a fait la démarche. Nous avons mis en place la consultation en lui priant d'inviter le psychiatre de sa mère, qui, bien qu'ayant témoigné de son vif intérêt pour cette consultation, n'a pu se libérer pour y assister. Précisons enfin que les consultations sont gratuites pour les patients.

7. Quartier ultra religieux de Jérusalem, *cf.* Greilsammer, 1991.

8. Lors de la convocation à la consultation, nous proposons toujours au patient de venir avec les personnes qu'il juge nécessaires pour un tel travail, ou tout simplement qu'il a envie d'avoir auprès de lui. Il peut s'agir de parents, d'amis, de voisins, de collègues, de personnes en charge socialement ou médicalement du patient.

9. Grandsard, 2005.

10. *Cf.* le *dibbouk*.

11. Sur cette notion, *cf.* Dagognet et Nathan, 1999.

12. Le *beth din* est un tribunal religieux. Une de ses nombreuses missions est d'évaluer la *cacheroute* des restaurants et des magasins d'alimentation.

13. La majorité des articles et des livres traitant de la psychothérapie des survivants et de leurs enfants se basent sur ces notions freudiennes, *cf. infra.*

10 PAROLES POUR MIEUX SOIGNER UN DESCENDANT DE VICTIMES DE LA SHOAH

1. Dans le sens de la définition que lui donne T. Nathan, 2001.

Troisième partie. – Revue critique des théories psy du traumatisme de la Shoah

1. Depuis peu, des psychologues et psychanalystes s'intéressent de près au vécu des Juifs qui étaient enfants pendant la guerre et qui ont été cachés, considérant qu'ils ont eux aussi été traumatisés quand bien même ils n'ont pas été déportés ; ils sont répertoriés sous la catégorie du PTSD, *cf. infra.*

2. Les plus célèbres étant Frankel, 1959 et Kogon, 1950, et bien sûr Bettelheim, *cf. infra.*

3. *Cf. supra.*

4. Pour un exposé plus complet sur la notion de traumatisme en psychologie, *cf.* Zajde, 1998.

5. « Comportement individuel et comportement de masse dans les situations extrêmes », « Individual and Mass Behaviour in Extreme Situations », *Journal of abnormal and social psychology*, oct. 1943, rééd. *in* Bettelheim, *Surviving and other essays*, 1952.

6. Bettelheim, 1960.

7. Frankl, *op. cit.*, Kogon, *op. cit.*

8. *Cf.* Pollak R., 1997.

9. Bettelheim, *op. cit.*

10. Bettelheim *op. cit.*, p. 168.

11. Bettelheim, 1952, p. 93 et 94, c'est moi qui souligne.

12. Bettelheim ne le précise pas mais on peut penser qu'il s'agit du Dieu des Juifs.

13. Bettelheim, *op. cit.*, p. 74, c'est moi qui souligne.

14. Bettelheim, *op. cit.*, p. 80. Pour une analyse récente de la logique inscrite dans ce type de torture, *cf.* Sironi, 1999 et Talaban, 1999.

15. Bettelheim, *op. cit.*, p. 80.

16. Bettelheim, *op. cit.*, p. 81. *Cf.* également le remarquable ouvrage de Lifton, 1986, sur les médecins nazis où l'auteur montre que l'activité meurtrière des bourreaux diplômés n'avait rien à voir avec une quelconque perversion mais relevait essentiellement d'un professionnalisme mis au service du pouvoir nazi en place. Avant des questions d'ordre moral ou psychologique, les tortionnaires disent rencontrer surtout des problèmes techniques et institutionnels. *Cf.* un texte tout récent sur le génocide au Rwanda qui rend compte de la même analyse, Hatzfeld, 2003.

17. Rappelons qu'entre 2 000 et 3 000 Témoins de Jéhovah périrent dans les camps nazis, *cf.* Canonici, 1998.

18. Bettelheim, 1960, p. 32. Plus loin p. 142, Bettelheim dit d'eux : « Ils étaient encore moins affectés par leur détention et conservaient leur intégrité grâce à leurs convictions religieuses rigides. » Notons en passant que le jugement de valeur contenu dans le qualificatif « rigide » s'oppose nettement aux notions d'intégrité et d'adaptation au milieu.

19. *Cf.* l'excellent ouvrage de M. Pollack, 1990, sur la naissance et la force d'amour homosexuel entre femmes en camps de concentration.

20. Bettelheim, 1960, p. 26 et 27, c'est moi qui souligne.

21. Bettelheim, 1952, p. 84, c'est moi qui souligne.

22. On pourra retrouver l'essentiel des concepts freudiens utilisés par Bettelheim dans les écrits de Freud de 1894-1924, 1900, 1905, 1917, 1920 et 1926.

23. Bettelheim, 1960, p. 151.

24. Bettelheim, *op. cit.*, p. 190 et 224.

25. Bettelheim, *op. cit.*, p. 190.

26. Bettelheim, *op. cit.*, p. 152.

27. Bettelheim, *op. cit.*, p. 140.

28. Cette contradiction fondamentale (confrontation de « l'appareil psychique » avec une réalité connaissable : les camps de concentration) pousse malheureusement Bettelheim à faire par moments des énoncés incompréhensibles, à mener des raisonnements confus menant à des conclusions pour le moins choquantes, par exemple : « Tous les prisonniers n'avaient pas la ressource de se décharger de leur agressivité sur les groupes minoritaires, soit parce qu'ils en faisaient partie, soit parce qu'ils ne pouvaient accepter une telle attitude ni en eux-mêmes ni chez les SS. La seule solution de rechange consistait à extrapoler et à projeter leur agressivité sur le SS. Cela leur permettait de s'en décharger partiellement tout en évitant de s'en prendre à un ennemi auquel ils attribuaient une force écrasante. Mais c'était un système de défense complètement inefficace, qu'on peut comparer à l'effort illusoire de maîtriser des tensions internes en les extériorisant... Les fantasmes naissaient des peurs infantiles et de la fureur qu'éprouvait le prisonnier d'être contraint à un comportement infantile. Il projetait ses fantasmes sur un SS mythique. Le réel qui alimentait le mythe c'était la toute-puissance des SS. » Bettelheim, 1960, p. 242-243. De quel fantasme parle Bettelheim ? Si les prisonniers « attribuent » une force écrasante aux SS, c'est donc qu'ils ne sont pas tout-puissants et là pour les tuer ? Décidément, les concepts psychanalytiques ne sont pas faits pour parler du monde réel, de la guerre, des luttes sociales, des sujets qui y sont impliqués, mais uniquement d'un monde

intérieur et subjectif, et lorsqu'on force, comme le fait Bettelheim, la rencontre entre ces concepts et la réalité historique, la théorie psychanalytique s'en trouve fortement ridiculisée.

29. Il note par exemple : « On finissait par haïr le gardien en tant que SS mais non pas en tant qu'individu qui avait infligé le châtiment. Cette différenciation était certainement irrationnelle, mais elle apparaissait comme inévitable. » Bettelheim, 1952, p. 87. Mais comment fait-on la différence entre « l'individu » et le SS quand il s'agit de la même personne ? Existe-t-il vraiment, cet individu dont parle Bettelheim, sans groupe, sans religion, sans parti politique, sans appartenance, sans qualificatif social ?

30. Bettelheim, 1960, p. 317.

31. Si l'on rechigne à laisser de côté le concept d'« individu », si on souhaite véritablement l'inclure dans une réflexion psychologique sur les effets des camps de concentration, on admettra alors que la conclusion de Bettelheim est simplement inversée : les nazis n'aiment que les « individus » et détruisent les groupes.

32. Latour, 2001 ; Nathan, 2001.

33. Bettelheim, dans son essai autobiographique, parle même de sa « conversion » à la psychanalyse à l'âge de treize ans. Bettelheim, 1989, p. 45.

34. Raisonnement contre lequel s'est si justement insurgé P. Levi, *in* « Les naufragés et les rescapés » cité par Wardi C., 1995.

35. « Par exemple, les Juifs et les SS se comportaient les uns et les autres comme s'ils étaient en proie à des illusions paranoïdes. Chaque groupe était convaincu que les membres de l'autre étaient des sadiques dénués d'inhibition, inintelligents, d'une race inférieure et sexuellement pervers. Chaque groupe accusait l'autre de ne s'intéresser qu'au bien matériel et de n'avoir aucun respect pour un idéal et des valeurs intellectuelles et morales. Dans chacun des groupes il y avait des individus qui méritaient ces critiques. Mais leur curieuse similitude montre que les deux groupes avaient recours à des mécanismes de défense analogues. » B., 1960, p. 246-247. Ainsi, au fond, grâce à l'interprétation psychologique – grâce aux fameux « mécanismes de défense » – nous apprenons que les Juifs et les bourreaux SS sont identiques ! Mais alors, pourquoi se disent-ils différents et pourquoi les Juifs sont-ils marqués par les 6 millions de morts de la Shoah puisque, d'après la théorie psychanalytique, ils auraient pu tout aussi bien être à la place des nazis. Notons en passant que certains éminents historiens de la Shoah (Bauer, 2001, par exemple), adeptes des théories freudiennes, rencontrent le même genre de problèmes théoriques et aboutissent au même type de conclusion monstrueuse.

36. Créateur d'une nouvelle approche de l'autisme et leader d'une institution mondialement connue : l'École orthogénique de Chicago. Bettelheim, 1967 et 1974.

37. *Cf.* Eitinger, 1961 ; Niederland, 1964.

38. *Cf.* l'ouvrage de référence de Sironi F., 1999.

39. Stengers, 1997.

40. Ils disent eux-mêmes : « *Ich bin a deportiert* » (je suis un déporté).

41. *Cf.* Young, 1995.

42. C'est en adoptant le concept universel de PTSD que le centre israélien AMCHA, spécialisé dans la prise en charge du traumatisme de la Shoah, animé essentiellement par des thérapeutes juifs, promeut ses « services psy » dans le reste du monde – au Rwanda, en ex-Yougoslavie.

43. Pour une liste française de ces associations, *cf.* http://www.fmd.asso.fr/web/index.php ?id_contenu = 12 et lang = lang1

44. À la manière de ce que fit le regretté M. Pollack, *op. cit.*, dans son exceptionnel travail de recueil de témoignages avec des femmes survivantes.

45. D'après mes recherches avec des descendants de Tsiganes déportés, il

apparaît clairement que les interprétations du traumatisme, les modalités de survie et de restructuration après la sortie des camps sont totalement différentes selon les groupes d'appartenance.

46. Et également des enfants de victimes de la Shoah, *cf. infra*.

47. Laplanche et Pontalis, 1967, p. 440.

48. À moins qu'il ne soit en train de l'initier à être un psychanalyste, passant de survivant à futur membre d'un groupe qui fait profession de soigner des névrosés !

49. Hass, 1995, révèle que parmi tous les survivants qu'il a interviewés pour sa recherche sur la culpabilité du survivant, seulement la moitié disent se sentir coupables. Mais cela ne l'empêche pas de dire que ceux qui ne se disent pas coupables « dénient » leurs sentiments ! Il semble que Hass confonde le sentiment de culpabilité inconsciente et l'aveu de culpabilité, et qu'il soupçonne ses interviewés de ne pas connaître leur propre vérité. Dans ces conditions, faire participer les survivants à la recherche dans le cadre d'entretiens devient une démarche peu fiable.

50. *Cf. supra*.

51. *Cf. supra*.

52. Laplanche et Pontalis, 1967, p. 504.

53. Hassan, 1995.

54. Tomkiewicz, 1999.

55. Sur l'importance du *kaddish*, *cf. supra*.

56. Nathan, 1999 B. Sur la notion de deuil chez les Juifs, *cf. supra*.

57. Dans la théorie psychanalytique, ce qui est systématique et tristement dommageable pour les sciences humaines, c'est cette volonté de tout réduire au même paradigme, de rechercher toujours le plus petit dénominateur commun !

58. En réalité, c'est bien le contraire : ce sont les cultures, les collectifs qui « possèdent » des humains, qui en sont les « propriétaires » et non l'inverse.

59. Hassan, *op. cit.* ; Kinsler, 1995 ; Krystal, 1984.

60. Fried, 1995.

61. Pour une explication de ce terme *cf. supra*.

62. Ces productions thérapeutiques sont évidemment essentielles. Sur le caractère primordial de ces actes, sur les logiques de leur efficacité thérapeutique et sur une compréhension psychologique et psychothérapique qui les prend au sérieux, *cf. supra*.

63. Sur la parole comme déclencheur d'actions thérapeutiques spécifiques dans les groupes de recherche *cf. supra*.

64. Klein, 1921-1945 ; Freud A., 1946 ; Winnicott, 1971.

65. Kestenberg J., 1983.

66. Wilgowicz P., 1991.

67. Oliner, 1982.

68. Dans Wilgowicz, *op. cit.*, p. 121 et 122 on peut lire par exemple : « Cette survie d'un revenant à l'intérieur d'un être vivant, visant à éviter le travail du deuil, la perte réelle et sa cicatrisation, conserve, en quelque sorte, au mort une vie, au vivant une mort. Si l'identification est un mécanisme inhérent à ce phénomène, nous pourrions appeler identification vampirique cette manifestation qui inclut une dimension magique. Il s'agirait d'une identification anténarcissique, sur un mode fœto-placentaire de non-séparation, de nidation à l'intérieur d'une matrice où les échanges, la circulation, semblables à ceux des lacs sanguins fœto-maternels, sont en deçà du langage, en prise continue sur le corps. Nul miroir ne viendrait signifier la réalité d'un plan de séparation. Nulle image ne serait perceptible. Un seul corps réunirait affects, sensations, pensées, à l'intérieur d'une sphère magique. » Qui s'aventurerait à vouloir contredire de tels propos...

69. Ces concepts qui se veulent universels et hors du monde ont un effet

étrange sur la pensée. Ainsi, Bergman et Jucovy (1982) les utilisent pour analyser le fonctionnement psychique des enfants de nazis et aboutissent à l'idée que ces derniers présentent des problématiques identiques à ceux des enfants de victimes. *Cf.* également Eckstead (1982) et Bar-On (1989). Au vu de mon expérience, j'aurais plutôt tendance à croire qu'un enfant de survivant de la Shoah faisant une demande de psychothérapie fuira la scène thérapeutique s'il s'entend dire que sa souffrance et son dysfonctionnement psychiques sont au fond identiques à ceux d'un enfant de nazis.

70. Pour une explicitation de ce concept et sa logique thérapeutique *cf. supra*.

71. La confusion des matrices de références des psychanalystes qui s'intéressent depuis peu aux particularismes culturels des survivants et descendants de survivants de la Shoah aboutit à des incongruités, et même à de véritables profanations de la mémoire des victimes : lorsqu'on sait par exemple que les Grecs de l'Antiquité ont tout fait pour anéantir les Juifs en tant que peuple, on se demande quelles causes servent les psychanalystes qui ne savent que se référer, en imitant Freud, au monde grec antique pour parler des humains dont ils disent se préoccuper ! À quand des références à Wotan, Siegfried et Siegmund ? Ou encore, quand, pour montrer l'importance de la dimension identitaire des survivants, certains psy mentionnent la Bible et ses « fables et légendes qui ensemble forment la base de l'identité judéo-chrétienne » (*sic*) pour ensuite préciser qu'« il est bien connu que nombre de survivants, toujours libidinalement attachés à leurs objets morts, ne peuvent parler ouvertement de leur passé... » (Wardi D., 1995, p. 336) on se dit que le manque de rigueur et de respect règne bel et bien dans le monde des psy qui traitent des familles de survivants juifs de la Shoah ; on ne peut que s'interroger sur ce qui confine les psy dans leur refus d'utiliser la matrice et les concepts spécifiquement juifs pour parler des survivants juifs !

72. Pour une revue de la bibliographie, *cf.* Zajde N., 1993.

73. Je suis à chaque fois frappée par la nature insultante des descriptions psychologiques des survivants, des descendants de survivants et des relations intrafamiliales. Par exemple, d'après Rustin et Lipsig (1972, p. 87), la psychothérapie avec les enfants de survivants révèle qu'ils « se décrivent eux-mêmes comme étant déprimés, en colère, en quête d'affection, guidés par la culpabilité et confus ».

74. Solkoff, 1981.

75. Wardi D., 1992.

76. C'est ainsi qu'elle nomme les enfants de survivants et de déportés de la Shoah. Cette expression traduit en réalité le concept de « patient désigné » la thérapie systémique (l'enfant de survivant qui porte les souffrances des parents, qui incarne les deuils non faits, etc.). Précisons que le terme « bougie du souvenir » renvoie directement à un objet réel : des bougies qui brûlent au moins 25 heures et que les Juifs utilisent dans les rituels funéraires et la commémoration de leurs morts. Quand Wardi y recourt pour définir ce qu'est un enfant de survivants de la Shoah, elle procède à une double symbolisation, celle de l'objet réel et celle des personnes de la seconde génération. Ce faisant, elle annule la spécificité de chacun : la nature et la fonctionnalité de ces bougies d'une part et la nature humaine, juive, historique des enfants de survivants d'autre part. Non seulement on comprend mal comment une personne peut devenir une bougie, mais surtout, on notera que l'attrait pour le mécanisme logique de « symbolisation » ou de « représentation » est une propriété saillante de la tradition chrétienne.

77. Deleuze, 1995.

78. Kogan, 1995.

79. Verag, 1984.

80. *Cf. supra*, un exemple de cette position technique chez le psychanalyste d'une participante d'un groupe de parole.

81. Verag, 1984, p. 59 : « *In these cases, the direct aim of therapy is to stop the process of symptom generation induced by the mothers.* »

82. Fogelman et Savran, 1979 et Kinsler, 1981.

83. De Jong, 1995.

84. Par exemple, D. Wardi accueille environ quinze patients par groupe, pendant deux heures, deux fois par semaine et par ailleurs, chaque participant est suivi en psychothérapie individuelle par la psychologue qui anime le groupe. Wardi D., *op. cit.*

85. Foulkes, 1948 ; Moreno, 1959 ; Balint, 1957 ; Bion, 1961.

86. Anzieu *et al.*, 1972 ; Anzieu, 1975 ; Kaes, 1976.

87. Amcha, un organisme israélien d'aide psychologique aux survivants de la shoah et à leurs enfants, a été créé en 1987 au moment de la guerre du Golfe par un groupe de psychanalystes juifs d'origine hollandaise pour la plupart survivants.

88. Tauber, 1998.

89. Tauber affirme que le psychothérapeute d'un patient survivant de la Shoah doit éviter de « projeter » sur ce dernier ses propres angoisses, ses propres peurs, sa propre agressivité, enfin, être au fait de ses propres mouvements inconscients. Pour cela, il doit mettre au jour ses propres mécanismes de défense – certainement dans le cadre de supervision ou de travail psychanalytique personnel.

90. Cette position me fut clairement rappelée par le regretté Pr S. Lebovici, survivant de la Shoah, que mes travaux intéressaient mais qui m'affirma, dès le début de mes recherches, que bien que poursuivi chaque nuit, dans ses rêves, par des nazis, il était intimement persuadé qu'il n'était victime, au fond, que de son complexe d'Œdipe.

91. Solkoff, *op. cit.*

92. Devereux, 1980.

93. Barret, 1996 ; Estroff, 1981 ; Hacking, 1995.

94. Nathan, 1998.

95. Nathan, 2000.

96. Nathan a proposé une méthodologie de recherche sur cette question *cf.* Nathan, 1995 et 2001.

Bibliographie

ABALAN F. (1987), *Les conséquences neuropsychiques de la déportation dans tes camps de concentration nazis de la Seconde Guerre mondiale chez les adultes.* Mémoire en vue de l'obtention du DES en psychiatrie, université de Bordeaux-XI.

ALMOLI C. (1516), *La clef des rêves. Traité d'oniromancie juive « Sefer Pitron 'Halomot »*, Jérusalem, Éditions Salomon, 2001.

AMERICAN PSYCHIATRIC ASSOCIATION, 1995, *DSM-IV. Manuel diagnostique des troubles mentaux*, trad. fr., Paris-Milan-Barcelone, Masson, 1996.

AMERY J. (1966), *Par-delà le crime et le châtiment*, Arles, Actes Sud, 1995.

ANCELIN SCHUTZENBERGER A. (1993), *Aïe, mes aïeux !*, Paris, Desclée de Brouwer, 1998.

ANSKI (1917), *Le dibbouk*, Paris, L'Arche Éditeur, 1957.

ANTELME R. (1947), *L'espèce humaine* (rééd. Gallimard, 1957 et 1978).

ANZIEU D. et coll. (1972), *Le travail psychanalytique dans les groupes, cadre et processus. 1*, Paris, Dunod.

ANZIEU D. (1975), *Le groupe et l'inconscient*, Paris, Dunod.

ARENDT H. (1951), *Les origines du totalitarisme. Sur l'antisémitisme*, Paris, Le Seuil, 1984.

ARENDT H. (1963), *Eichman à Jérusalem*, Paris, Gallimard, 1966.

ASSEO H. (1989), « Pour une histoire des peuples – résistance ». *Tsiganes : Identité évolution.* Textes réunis sous la direction de P. Williams. Études tsiganes, Syros Alternatives, p. 121-127.

BALINT M. (1957), *Le médecin, le malade et sa maladie*, Paris, PUF, 1960.

BAR-ON D. (1989), *L'héritage infernal ; des filles et des fils de nazis racontent*, Paris, Eshel, 1991.

BARRETT R. (1996), *La traite des fous. La construction sociale de la schizophrénie*, Paris, Les Empêcheurs de penser en rond, 1998.

BARUK H. (1976), *Des hommes comme nous*, Paris, Robert Laffont.

BAUER Y. (2001), *Repenser l'Holocauste*, Éditions Autrement, 2002.

BAUMAN Z. (1989), *Modernité et Holocauste*, Paris, La fabrique éditions, 2002.

BAUMGARTEN J., ERTEL R., NOBORSKI, WIEVIORKA A. (sous la dir. de) (1998), *Mille ans de cultures ashkénazes*, Paris, Éd. Liana Levi.

BAUMGARTEN J., (2002), *Le yiddish, histoire d'un langue errante*, Paris, Albin Michel.

BELLAÏCHE N. (1996), « Les Loubavitch : chemin juif de la repentance. Description d'un groupe juif orthodoxe à Paris », in *Nouvelle Revue d'ethnopsychiatrie*, n° 31, Grenoble, La Pensée sauvage.

BERGMAN M. (1982), « Thoughts on Superego Pathology of Survivors and their Children », *in* BERGMAN M. et JUCOVY M. éd. *Generations of the Holocaust*, New York, Columbia University Press, 1990.

BERGMAN M. et JUCOVY M. éd. (1982), *Generations of the Holocaust*, New York, Columbia University Press, 1990.

BERNADAC C. (1979), *L'holocauste oublié, le massacre des tsiganes*, Paris, Éditions France Empire.

BESANÇON A. (1998), *Le malheur du siècle. Sur le communisme, le nazisme et l'unicité de la Shoah*, Paris, Fayard.

BETTELHEIM B. (1943), « Individual and Mass Behaviour in Extreme Situations », *Journal of abnormal and social psychology*, oct. 1943.

BETTELHEIM B. (1952), *Survivre*, Paris, Robert Laffont, 1979.

BETTELHEIM B. (1960), *Le cœur conscient*, Paris, Robert Laffont, 1972.

BETTELHEIM B. (1967), *La forteresse vide*, Paris, Gallimard, 1969.

BETTELHEIM B. (1974), *Un lieu où renaître*, Paris, Robert Laffont, 1975.

BETTELHEIM B. (1989), *Le poids d'une vie*, Paris, Robert Laffont, 1991.

BILU Y. & BEIT-HALLAHMI B. (1989), « Dybbuk-Possession as a hysterical symptom psychodynamic and socio-cultural factors », *Isr. J. Psychiatry Relat. Sci.*, vol. 26, n° 3/138-149.

BION W.R. (1961), *Recherches sur les petits groupes*, Paris, PUF, 1965.

BROWNING Ch. (2002), *Des hommes ordinaires. Le 101e bataillon de réserve de la police allemande et la Solution finale en Pologne*, Paris, Les Belles Lettres.

CALIMANI R. (1997), *L'errance juive I & II*, Paris, Diderot éditeur, arts et sciences.

CANAULT N. (1999), *Comment paye-t-on les fautes de ses ancêtres*, Paris, Desclée de Brouwer.

CANONICI G. (1998), *Les Témoins de Jéhovah face à Hitler*, Paris, Albin Michel.

CARO J., *Abrégé du Choul'hane Aroukh*, Paris, Les éditions Colbo.

COHEN M.L. et MALO E. (sous la dir. de) (1994), *Les camps du sud-ouest de la France 1939/1944*, Toulouse, Éd. Privat, 1994.

DANIELI Y. éd. (1996), *International Handbook of Multigenerational Legacies of Trauma (Plenum Series on Stress and Coping)*, Baywood Pub.

DELEUZE G. & PARNET C. (1995), *Dialogues*, Paris, Flammarion.

DEVEREUX G. (1969), *Mohave Ethnopsychiatry. The psychic disturbances of an Indian tribe*, Washington, Smithsonian Institution Press.

DEVEREUX G. (1980), *De l'angoisse à la méthode dans les sciences du comportement*, Paris, Flammarion.

Dictionnaire du judaïsme (1998), Paris, Encyclopédie universalis et Albin Michel.

ECKSTEADT A. (1982), « A Victime of the Other Side » *in* BERGMAN and JUCOVY éd., *Generation of the Holocaust*, New York, Columbia University Press, 1990.

EHRENBOURG I. & GROSSMAN V. (1995), *Le livre noir*, Solin, Actes Sud.

EITINGER L. (1961), « Pathology of the concentration camp syndrome », *Archives of General Psychiatry*, 5 : 371-379.

EITINGER L. (1962), « Concentration Survivors in the Postwar World », *American Journal of Orthopsychiatry*, 32 : 367-375.

EPELBAUM D. (2002), *Les enfants de papier. Les Juifs de Pologne immigrés en France jusqu'en 1940*, Paris, Grasset.

EPSTEIN H. (1979), *Children of the Holocaust. Conversation with sons and daughters of survivors*, New York, Penguin Books, 1988.

ERTEL R. (1982), *Le Shtetl. La bourgade juive de Pologne*, Paris, Payot.

ESTROFF S. (1981), *Le labyrinthe de la folie – ethnographie de la psychiatrie en milieu ouvert*, Paris, Les Empêcheurs de penser en rond, 1998.

FARHI R. F. (2000), *Au dernier survivant. Sermons sur la Shoah*, Biblieurope.

FINKELSTEIN G. N. (2000), *L'industrie de l'Holocauste, réflexions sur l'exploitation de la souffrance de la Shoah*, Paris, La Fabrique, 2001.

FOGELMAN E. et SAVRAN B. (1979), « Therapeutic groups for children of survivors », *International Journal of Group Therapy*, 29, 211-235.

FOULKES S.-H. (1948), *Introduction to group-analytic psychotherapy*, Londres, Heinemann.

FRANKL V. E. (1959), *Man's search for meaning : an introduction to logotherapy*, New York, Simon and Schuster.

FREUD A. (1946), *Le moi et les mécanismes de défense*, Paris, PUF, 1996.

FREUD S. (1894-1924), *Névrose, psychose et perversion*, Paris, PUF, 1981.

FREUD S. (1900), *L'Interprétation des rêves*, Paris, PUF, 1976.

FREUD S. (1905), *Trois essais sur la théorie de la sexualité*, Paris, Gallimard, 1978.

FREUD S. (1917), « Deuil et Mélancolie », *Métapsychologie*, Paris, Gallimard, 1981.

FREUD S. (1920), « Au-delà du principe de plaisir », *Essais de psychanalyse*, Paris, Payot, 1981.

FREUD S. (1926), *Inhibition, symptôme et angoisse*, Paris, PUF, 1981.

FRIED H. (1995), « Cafe 84 : Social Daycare Center for Survivors and their Children », in *A Global Perspective on Working with Holocaust Survivors and the Second Generation*, Éd. John Lemberger, JDC-Brookdale Institute, 1995, 81-91.

GAMPEL Y. (1982), « A Daughter of Silence », *in* BERGMAN M. et JUCOVY M. éd., *Generation of the Holocaust*, New York, Columbia University Press, 1990.

GIKATILA R. J., *Le Secret du mariage de David et Bethsabée*, traduit et commenté par C. Mopsik, Éditions de l'Éclat, 1994.

GOLDHAGEN J. D. (1996), *Les bourreaux volontaires de Hitler, les Allemands ordinaires et l'holocauste*, Paris, Seuil, 1997.

GOLDMANN P. (1975), *Souvenirs obscurs d'un Juif polonais né en France*, Paris, Le Seuil, 1977.

GRANDSARD C. (2000), *Psychologie et psychopathologie des métis judéo-chrétiens*. Thèse pour le doctorat en psychologie, université de Paris-VIII.

GRANDSARD C. (2001), « Psychologie et psychopathologie des métis judéo-chrétiens », *Psychologie française*, n° 46-1, p. 89-97.

GRANDSARD C. (2005), *Juifs d'un côté : portraits de descendants de mariages entre Juifs et Chrétiens*, Paris, Éditions Les Empêcheurs de penser en rond, Le Seuil.

GREILSAMMER I. (1991), *Israël, les hommes en noir*, Presses de la Fondation nationale des sciences politiques.

HACKING I. (1995), *L'âme réécrite. Étude sur la personnalité multiple et les sciences de la mémoire*, Paris, Éditions Les Empêcheurs de penser en rond, 1998.

HASS A. (1995), « Survivor Guilt in Holocaust Survivors and their Children », *A Global Perspective on Working with Holocaust Survivors and the Second Generation*, Éd. John Lemberger, JDC-Brookdale Institute, 1995, p. 163-183.

HASSAN J. (1995), « Individual Counseling Techniques with Holocaust Survivors », in *A Global Perspective on Working with Holocaust Survivors and the Second Generation*, Éd. John Lemberger, JDC-Brookdale Institute.

HATZFELD J. (2003), *Une saison de machettes*, Paris, Seuil.

HERMANT E. (2004), *Clinique de l'infortune*, Paris, Éditions Les Empêcheurs de penser en rond, Seuil.

HEYDECKER J. & LEEB J. (1959), *Le procès de Nuremberg*, Paris, Éditions Corrêa Buchet-Castel.

HILBERG R. (1985), *La destruction des Juifs d'Europe*, Paris, Fayard, 1988.

JONG DE A.J. (1995), « Personnal Therapy Group – Berlin : Experience with a closed Group of Jewish, German Psychotherapysts », in *A Global Perspective on Working with Holocaust Survivors and the Second Generation*, Éd. John Lemberger, JDC-Brookdale Institute, 1995, 305-317.

KAES R. (1976), *L'appareil psychique groupal*, Paris, Dunod.

KENRICK D. & PUXON G. (1995), *Destins gitans : des origines à la solution finale*, Paris, Gallimard.

KESTENBERG J. (1982), « Survivors-Parents and their Children », *in* BERGMAN and JUCOVY éd., *Generation of the Holocaust*, New York, Columbia University Press, 1990.

KESTENBERG M. (1982), « Discriminatory Aspect of the German Indemnification Policy : A Continuation of Persecution », *in* BERGMAN and JUCOVY éd., *Generation of the Holocaust*, New York, Columbia University Press, 1990.

KINSLER F. (1981), « Second generation effects of the holocaust : The effectivness of group therapy in the resolution of the transmission of parental trauma », *Journal of Psychology and Judaism : Holocaust aftermath – Continuing impact on the Generations*, 6 (1) : 53-67.

KINSLER F. (1995), « Group Services for Holocaust Survivors and their Families », *in* John LEMBERGER (éd.), *A Global Perspective on Working with Holocaust Survivors and the Second Generation*, Jérusalem, JDC-Brookdale Institute, 1995, p. 59-79.

KLARSFELD S. (1978), *Le mémorial de la déportation des Juifs de France*, Paris, Klarsfeld.

KLEIN M. (1921-1945), *Essais de psychanalyse*, Paris, Payot, 1967.

KOGON E. (1950), *The Theory and Practice of Hell : the German concentration camps and the system behind them*, New York, Berkley Books, 1981.

KOGAN I. (1995), *Le cri des enfants sans voix. L'holocauste et la deuxième génération : une perspective psychanalytique*, Delachaux et Niestlé, 2001.

KRYSTAL H. & NIEDERLAND W.G. (1968), « Clinical observation on the survivor syndrom », *in* H. KRYSTAL (éd.), *Massive Psychic Trauma*, New York, International Universities Press.

KRYSTAL H. (1984), « Integration and Self Healing in Post-traumatic States », in *Psychoanalytic Reflections on the Holocaust : Selected Essays*, LUEL S.A., and MARUS P. (éds), New York, KTAV.

LANZMANN C. (1985), *Shoah*, Paris, Fayard.

LANZMAN C. (1997), *Un vivant qui passe. Auschwitz 1943-Theresienstadt 1944*, Éditions Mille et une nuits/Arte.

LATOUR B. (2001), « Factures/fractures : de la notion de réseau à celle d'attachement », in *Ethnospy. Les mondes contemporains de la guérison, Drogues et remèdes*, n° 2, Paris, Éd. Les Empêcheurs de penser en rond, Seuil, p. 43-66.

LEVI P. (1958), *Si c'est un homme*, Paris, Julliard, 1988.

LEVI P. (1963), *La Trêve*, Paris, Grasset, 1991.

LEVI P. (1986), *Les Naufragés et les rescapés*, Paris, Gallimard, 1989.

LEWY G. (2000), *La persécution des tsiganes par les nazis*, Paris, Les Belles Lettres, 2003.

LIFTON R.J. (1986), *Les médecins nazis, meurtres médicaux et psychologie d'un génocide*, Paris, Robert Laffont.

LOMRANZ J. (2000), « The Skewed Image of the Holocaust Survivor and the Vicissitudes of Psychological Research », *Echos of the Holocaust*, n° 6, april 2000.

MAHLER M., FURER M. (1968), « On Human Symbiosis and the Vicissitude of Individuation », vol. 1, *Infantile Psychoses*, New York, International Universities Press, 1972.

MAUSS M. (1923-1924), « Essais sur le don. Forme et raison de l'échange dans les sociétés archaïques », in *Sociologie et anthropologie*, Paris, PUF, 1973.

MESMIN C. (1993), *Les enfants de migrants à l'école*, Grenoble, La Pensée sauvage.

MISSENARD A. et coll. (1982), *L'expérience Balint : histoire et actualité*, Paris, Dunod.

MORENO J.-L. (1959), *Psychothérapies de groupe et psychodrame*, Paris, PUF, 1965.

MUNK E., *La voix de la Thora – commentaire du Pentateuque*, Paris.

NACHIN C. (1993), *Les fantômes de l'âme. À propos des héritages psychiques*, Paris, L'Harmattan.

NATHAN T. (1993), *Fier de n'avoir ni pays ni amis, quelle sottise c'était... Principes d'ethnopsychanalyse*, Grenoble, La Pensée sauvage.

NATHAN T. (1994), *L'influence qui guérit*, Paris, Odile Jacob.

NATHAN T. (1995), « Manifeste pour une psychopathologie scientifique », *in* Tobie NATHAN et Isabelle STENGERS, *Médecins et sorciers*, Paris, Éd. Les Empêcheurs de penser en rond.

NATHAN T. (1996), « Être juif ? » Éditorial, *Nouvelle Revue d'ethnopsychiatrie*, n° 31, Grenoble, La Pensée sauvage, p. 7-12.

NATHAN T. (1997), « Spécificité de l'ethnopsychiatrie », *Nouvelle Revue d'ethnopsychiatrie*, n° 34, Grenoble, La Pensée sauvage, p. 7-24.

NATHAN T. (1998), « Éléments de psychothérapie », *Psychothérapies*, en collaboration avec BLANCHET A., IONESCU S., ZAJDE N., Paris, Odile Jacob, p. 11-96.

NATHAN T. (1999a), *Georges Devereux et l'ethnopsychiatrie clinique*, *www.ethnospychiatrie.net*

NATHAN T. (1999b), « Le mort et son représentant », in *La mort vue autrement*, de DAGOGNET et NATHAN, Paris, Éditions Les Empêcheurs de penser en rond, Synthélabo.

NATHAN T. (2000), « Qu'est-ce que la culture ? » *Université de tous les savoirs*, vol. 6, Paris, Odile Jacob.

NATHAN T. (2001), *Nous ne sommes pas seuls au monde*, Paris, Éditions Les Empêcheurs de penser en rond, Seuil.

NATHAN T. (2004), *Du commerce avec les diables*, Paris, Éditions Les Empêcheurs de penser en rond, Seuil.

NIEDERLAND (1964), « Psychiatric disorders among persecution victims.

A contribution to the understanding of concentration camp pathology and its after effects », *J. Nerv. Ment. Dis.*, 139 : 458-474.
OLINER M. (1982), « Hysterical Features among Children of Survivors », *Generation of the Holocaust*, New York, Columbia University Press, 1990.
OUZAN F. (1995), *Ces Juifs dont l'Amérique ne voulait pas, 1945-1950*, Éditions Complexes.
POLIAKOV L. (1951), *Bréviaire de la haine*, Paris, Calmann-Lévy, 1979.
POLIAKOV L. (1961), *Histoire de l'antisémitisme*, tome II, *De Mahomet aux Marranes*, Paris, Calmann-Lévy, 1966.
POLIAKOV L. (1968), *Histoire de l'antisémitisme*, tome III, *De Voltaire à Wagner*, Paris, Calmann-Lévy.
POLIAKOV L. (1977), *Histoire de l'antisémitisme*, tome IV, *L'Europe suicidaire 1870-1933*, Paris, Calmann-Lévy, 1983.
POLLAK M. (1990), *L'expérience concentrationnaire, Essai sur le maintien de l'identité sociale*, Paris, Métailié.
POLLAK R. (1997), *Bruno Bettelheim ou la fabrication d'un mythe*, Paris, Éditions Les Empêcheurs de penser en rond, Seuil, 2003.
PROSS C. (1988), « Paying for the Past : The Struggle Over Reparations for Surviving Victims of Nazi Terror », Baltimore, Johns Hopkins, 1998.
RABBI NAH'MAN DE BRESLEV, *Le Tikoun Haklali, une perspective juive sur la pureté*, Jérusalem, The Breslov Research Institute, 1988.
ROLAND C. (1962), *Du ghetto à l'Occident. Deux générations yiddish en France*, Paris, Éditions de Minuit.
ROUSSET D. (1946), *L'univers concentrationnaire*, Paris, Minuit, 1989.
ROUSSET D. (1947), *Les jours de notre mort*, Paris, Éd. du Pavois.
SCHARWTZ-BART A. (1959), *Le dernier des justes*, Paris, Le Seuil.
SCHWARZ Y. et GOLDSTEIN Y. (1987), *La Shoah*, Éd. Maor Yossef, Yerushalayim, 1992.
SINGER I. B. (1955), *La Corne du bélier*, Stock, 1996.
SIRONI F. (1999), *Bourreaux et victimes. Psychologie de la torture*, Paris, Odile Jacob.
SOLKOFF N. (1981), « Children of survivors of the Nazi Holocaust : A critical review of the literature », *American Journal of Orthopsychiatry*, 51 (1), 29-42.
STENGERS I. (1992), *La volonté de faire science*, Le Plessis Robinson, Les Empêcheurs de penser en rond, Synthélabo.
STENGERS I. (1997), *Cosmopolitiques*, tome 1, Paris, Éditions La Découverte et Synthélabo, Les Empêcheurs de penser en rond.
STROUMSA J. (1999), *Tu choisiras la vie, Jacques*, Paris, Éd. du Cerf.
TALABAN I. (1999), *Terreur communiste et résistance culturelle*, Paris, PUF.
TAUBER Y. (1998), *In the Other Chair*, Jérusalem, Israël, Gefen Publishing House.
TISSERON S. (1996), *Secrets de famille mode d'emploi*, Paris, Ramsey Archimbaud.
TOMKIEWICZ S. (1999), *L'Adolescence volée*, Paris, Calmann-Lévy.
VERAG T. (1984), in *Dynamic Psychotherapy*, vol. 2, n° 1, spring/summer 1984, Brunner/Mazel, inc./47.
VEGH C. (1979), *Je ne lui ai pas dit au revoir*, Paris, Gallimard.
WAINTRATER R. (2003), *Sortir du génocide, Témoigner pour réapprendre à vivre*, Paris, Payot.
WARDI C. (1983), « Le cliché de la "déshumanisation" des victimes de la Shoah ou la fascination du mal », in *L'ange exterminateur*, édité par

Gillibert et Wilgowicz, Édition de l'Université de Bruxelles, Cerisy, *Revue de l'Université de Bruxelles*, 1993/3-4, p. 91-104.

WARDI D. (1992), *Memorial Candles, children of the Holocaust*, Londres, Routledge.

WASSERSTEIN B. (1996), *Les Juifs d'Europe depuis 1945, une diaspora en voie de disparition*, Paris, Calmann-Lévy, 2000.

WELLERS G. (1946), *De Drancy à Auschwitz*, Éd. du Centre.

WEXLER H., DAVID P. & NATHAN T. (1996), « Réflexions ethnopsychiatriques sur la technique d'un guérisseur yéménite en Israël », in *Nouvelle Revue d'ethnopsychiatrie*, n° 31, Grenoble, La Pensée sauvage.

WEXLER H. (2002), *Thérapeutiques savantes juives des désordres psychologiques. Soigner par l'écriture*. Thèse pour l'obtention du Doctorat en psychologie, université de Paris-VIII Saint-Denis.

WIESEL E. (1958), *La Nuit*, Paris, Minuit, 1973.

WIEVIORKA A. (1992), *Déportation et Génocide. Entre la mémoire et l'oubli*, Paris, Plon.

WILGOWICZ P. (1991), *Le vampirisme. De la Dame Blanche au Golem*, Césura, 2000.

WINKLER G. (1981), *Dybbuk*, The Judaic Press Inc., USA, 1997.

WINNICOTT D. W. (1971), *Jeu et réalité, l'espace potentiel*, Paris, Gallimard, 1975.

WORMSER-MIGOT O. (1985), *Le retour des déportés*, Bruxelles, Complexe.

YOUNG A. (1995), *The Harmony of Illusions, Inventing Post Traumatic Stress Disorder*, Princeton, Princeton University Press, New Jersey.

ZAJDE N. (1993), *Souffle sur tous ces morts et qu'ils vivent ! La transmission du traumatisme chez les enfants des survivants de l'extermination nazie*, Grenoble, La Pensée sauvage. Réédition en 1995 sous le titre *Enfants de survivants*, Paris, Odile Jacob.

ZAJDE N. (1995), « Un mort non disloqué. Analyse ethnopsychiatrique des processus de deuil chez la fille d'un disparu en camp d'extermination », *in* NATHAN et coll., *Rituels de deuil, travail de deuil*, Grenoble, La Pensée sauvage, 103-126.

ZAJDE N. (1998), « Le traumatisme », in *Psychothérapies*, en collaboration avec NATHAN T., BLANCHET A., IONESCU S., Paris, Odile Jacob.

ZAJDE N. (1999), *Trauma and identity : new perspectives Relevance of an ethnopsychiatric approach to the second generation www.ethnospychiatrie.net*

ZAJDE N., « Enfant de survivants de la Shoah, traumatisme et identité », *http://www.ethnopsychiatrie.net/activit/Shoa.htm*

ZAJDE N. (1999), « An Ethnopsychiatric Approach to the Treatment of Holocaust Survivors and their Children », Selected papers from *A time to Heal*, Baycrest Centre for Geriatric Care, P. David & J. Goldhar éds, Toronto, Canada, p. 317-330.

ZAJDE N. et GRANDSARD C. (1996), « Kaddish. Rituel de deuil dans un groupe de parole d'enfants de survivants de la Shoah », *Nouvelle Revue d'ethnopsychiatrie*, 31, Grenoble, La Pensée sauvage, p. 119-138.

ZARKA J. (1993), « Récits de vie et témoignage », *in* « L'ange exterminateur », Édité par Gillibert et Wilgowicz, Édition de l'Université de Bruxelles, Cerisy, *Revue de l'Université de Bruxelles*, 1993/3-4, p. 119-127.

Table des matières

Troisième partie

REVUE CRITIQUE DES THÉORIES PSY DU TRAUMATISME DE LA SHOAH

Ouvrage publié sous la responsabilité éditoriale
de Gérard Jorland

Composition : Facompo, Lisieux

N° d'édition : 7381-1655-Y

Dépôt légal : octobre 2005

www.ingramcontent.com/pod-product-compliance
Lightning Source LLC
LaVergne TN
LVHW050842051026
849532LV00006BA/2081